浙派中医系列丛书

专科卷

总主编　范永升
副总主编　张光霁

骨伤卷

童培建　主编

全国百佳图书出版单位
中国中医药出版社
·北京·

主编单位　浙江省中医药学会　浙江中医药大学

图书在版编目（CIP）数据

浙派中医系列丛书．骨伤卷 / 童培建主编．-- 北京：
中国中医药出版社，2024. 12
ISBN 978-7-5132-9144-6

Ⅰ．R242

中国国家版本馆 CIP 数据核字第 2024GC6636 号

中国中医药出版社出版
北京经济技术开发区科创十三街 31 号院二区 8 号楼
邮政编码　100176
传真　010－64405721
北京盛通印刷股份有限公司印刷
各地新华书店经销

开本 787×1092　1/16　印张 18.25　字数 327 千字
2024 年 12 月第 1 版　2024 年 12 月第 1 次印刷
书号　ISBN 978－7－5132－9144－6

定价　80.00 元
网址　www.cptcm.com

服 务 热 线　010-64405510
购 书 热 线　010-89535836
维 权 打 假　010-64405753

微信服务号　zgzyycbs
微商城网址　https://kdt.im/LIdUGr
官 方 微 博　http://e.weibo.com/cptcm
天猫旗舰店网址　https://zgzyycbs.tmall.com

如有印装质量问题请与本社出版部联系（010－64405510）

浙派中医系列丛书·专科卷

编撰指导委员会

编委会

总 主 编 范永升

副总主编 张光霁

编　　委（以姓氏笔画为序）

马睿杰 包利荣 吕立江 朱德明 刘英超
江凌圳 张光霁 陈 华 陈 健 范永升
郑 洪 赵 虹 钦丹萍 徐光星 黄 平
崔 云 章 勤 童培建 楼 彦

学术秘书 谢冠群 楼 彦 方敏娟 林 瑶 王 婷
马昇越

《骨伤卷》编委会

主　审　肖鲁伟

顾　问　华　江

主　编　童培建

副主编　姚新苗　史晓林　刘　迅

编　委　（以姓氏音序为序）

陈国茜　胡雪琴　金红婷　金　甬

凌义龙　卢建华　吕帅洁　全仁夫

吴惠明　夏永法　喻勤军　张玉良

赵云珍　周　健

致 谢

衷心感谢在《骨伤卷》编写过程中所有帮助过我们的工作人员，有你们的支持才使这本书的编写出版得以实现，谨此致谢！

（以姓氏音序为序）

鲍荣华　陈　琪　陈文哲　方伟利　丰　杰
傅宏伟　黄立毅　金海斌　李京贤　林武杰
刘海峰　刘江源　刘　康　刘　全　马海珍
钱毓萍　沈兴潮　沈钦荣　王　超　王超平
王萍儿　王喜波　王　旭　王智杭　曾庆贺
张　辽　张瑞坤

于 序

中医药学是中华民族的伟大创造，是中国古代科学的瑰宝，也是打开中华文明宝库的钥匙。它蕴含着中华民族几千年的健康养生理念及实践经验，凝聚着中国人民和中华民族的博大智慧，为中华民族的繁衍生息作出了巨大贡献。党和政府历来高度重视中医药工作，特别是党的十八大以来，以习近平同志为核心的党中央把中医药工作摆在突出的位置。2019 年全国中医药大会召开期间，习近平总书记对中医药工作做出了重要指示，要求遵循中医药发展规律，传承精华、守正创新，充分发挥中医药防病治病的独特优势和作用。为中医药发展指明了前进方向，提供了根本遵循。

浙江作为中医药发祥地之一，历史悠久，源远流长，名医辈出，流派纷呈，在我国中医药学发展史上具有重要地位和作用。2017 年，以首届全国名中医、浙江省中医药学会会长范永升领衔的专家团队率先提出“浙派中医”作为浙江中医学术流派的统一称呼，很快得到了浙江乃至全国中医药界的认可。近年来，浙江省中医药学会更是在传承发展“浙派中医”方面做了大量卓有成效的工作，如启动“浙派中医”宣传巡讲活动；连年开设“浙籍医家”朱丹溪、张景岳、王孟英等专题研讨会；在世界中医药大会上设立“浙派中医”专场，开展国际交流活动；在全国率先发布“中西医学协同发展杭州共识”，开设“浙里新医学·中西医对话”品牌学术论坛等。这些工作不仅促进了浙江中医药学术的发展与进步，也在全国中医药行业中发挥引领和示范作用。

近日，喜闻浙江省中医药学会编撰的“浙派中医系列丛书”即将面世，这是浙江省中医药学会积极响应国家关于促进中医药传承创新发展的号召，深入挖掘和整理“浙派中医”学术思想精华的又一重要成果。这套丛书包括“地方卷”12册、“专科卷”9册。丛书全方位、多角度展示了浙江中医药的历史脉络、地域特色、医人医著、学术思想、临证经验、发展现状等内容。两套丛书内容丰富、研究系统、实用性强，对了解浙江中医药的发展历程具有重要的临床价值和文献价值。希望浙江中医界的朋友们再接再厉，不断深入挖掘“浙派中医”的学术内涵与临床经验，出版更多的精品力作，为弘扬中医药文化，促进“健康中国”建设做出更大的贡献。是为序！

于文明

写于甲辰寒露

注：于文明，国家中医药管理局原局长，中华中医药学会会长

葛 序

浙江位居我国东南沿海，地灵人杰，人文荟萃，文化底蕴十分深厚，素有“文化之邦”的美誉。就拿中医药来说，在其发展的历史长河中，历代名家辈出，著述琳琅满目，取得了极其辉煌的成就。

由于浙江省内地域不同，中医传承脉络有异，从而形成了一批各具特色的医学流派，使中医学术呈现出百花齐放、百家争鸣的繁荣景象。其中丹溪学派、温补学派、钱塘医派、永嘉医派、绍派伤寒等最负盛名，影响遍及海内外。临床各科更是异彩纷呈，涌现出诸多颇具名望的专科流派，如宁波宋氏妇科和董氏儿科、湖州凌氏针灸、武康姚氏世医、桐乡陈木扇女科、萧山竹林寺女科、绍兴三六九伤科等，至今仍为当地百姓的健康保驾护航，厥功甚伟。

值得一提的是，古往今来，浙江省中医药界还出现了为数众多的知名品牌，如著名道地药材“浙八味”、名老药店“胡庆余堂”等，更是名驰遐迩，誉享全国。由是观之，这些宝贵的学术流派和中医药财富，很值得传承与弘扬。

有鉴于此，浙江省中医药学会为发扬光大浙江省中医药学术流派精华，凝练浙江中医药学术流派的区域特点和学术内涵，由范永升教授亲自领衔，组织相关人员，凝心聚力，集思广益，最终打出了“浙派中医”这面能代表浙江省中医药特色、优势和成就的大旗。此举，得到了浙江省委省政府、浙江省卫生健康委员会和浙江省中医药管理局的热情鼓励和大力支持。《中共浙江省委 浙江省人民政府 关于促进中医药传承创新发展的实施意见》提出要“打造‘浙派中医’文化品牌，实施‘浙派中医’传承创新工程，深入开展中医药文化推进行动计划；加强中医药传统文献研究，编撰‘浙派中医’系列丛书”。浙江省中医药学会先后在省内各地多次举办有关“浙派中医”的巡讲和培训等学术活动，气氛热烈，形势喜人。

为深入挖掘和传承“浙派中医”的学术内涵、发展规律、临床经验，浙江省中医药学会于2022年7月1日联合浙江中医药大学启动了“浙派中医系列丛书”地方卷和专科卷的编写工作。“地方卷”包括省中医药发展史1册和各地市中医药发展史11册，展现各地中医药发展的历史积淀、特色与优势。“专科卷”共9册，分别论述了内科、妇科、儿科、针灸、推拿等专科发展脉络、名人医著、发展状况等。本套丛书经过大家的辛勤努力，历经两年余，现已完成，即将付梓。我为此感到非常欣慰。这套丛书对传承浙江中医药而言，具有基础性的作用，十分重要。相信丛书的出版将为深入研究“浙派中医”提供有力支撑，以及借鉴和帮助。

我生在浙江，长在浙江，在浙江从事中医药事业已经六十余年，虽然年逾九秩，但是继承发扬中医药的初心不改。我十分感谢为“浙派中医系列丛书”地方卷和专科卷编写出版付出辛勤劳作的同志们。这套丛书的出版，必将为我省医学史的研究增添浓重一笔，必将会对我省乃至全国中医药学术流派的传承和创新起到促进作用。我更期望我省中医人努力奋斗，砥砺前行，将“浙派中医”的整理研究工作做得更好，把这张“金名片”擦得更亮，为建设浙江中医药强省做出更大的贡献。

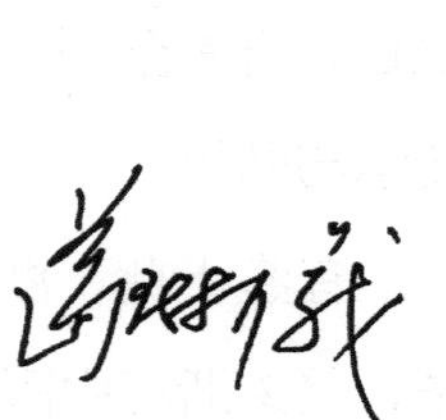

写于甲辰寒露

注：葛琳仪，国医大师、原浙江中医学院原院长

前言

浙江地处东海之滨，物华天宝，人杰地灵，文脉悠久，名医辈出，在中医发展史上具有重要地位和作用。千余年来，浙江的医家们不断传承发展，守正创新，形成了众多独具特色的医学流派，使浙江中医学术呈现出百花齐放的繁荣景象。2009 年在浙江中医药大学本科办学 50 周年之际，我牵头编写了《浙江中医学术流派》，提出了浙江中医药的十大学术流派。随着社会的不断发展，许多省都有了各具自身特色的流派名称，如黑龙江的龙江医派、广东的岭南医学、云南的滇南医学、安徽的新安医学等。我省如能提炼一个既能代表浙江中医药学术流派，又能涵盖浙江全域的综合称谓，则有利于浙江中医药对外交流与合作，也有利于促进浙江中医药的传承与创新。

2015 年我向时任浙江省中医药学会会长肖鲁伟教授汇报了这一想法，得到肖会长的肯定与支持。此后，由我牵头，组织相关人员，梳理了浙江中医药有关文献，调研了全国各地的基本状况，提出了综合称谓的初步方案，邀请了严世芸等全国著名专家进行论证，最后经浙江省中医药学会第六届理事会第五次会议表决通过，一致同意把“浙派中医”作为浙江中医药及其学术流派的综合称谓。2017 年 7 月 1 日正式向社会发布了这一决定，在推出“浙派中医”历史十大流派的同时，又凝练了“浙派中医”的八大特色，分别是源远流长、学派纷呈、守正出新、时病诊治、学堂论医、本草增辉、善文载道、厚德仁术。

“浙派中医”发布后，社会反响热烈。浙江省中医药学会在全省范围内广泛开展“浙派中医”宣传巡讲；《中国中医药报》开设专栏并长篇报道了“浙派中医”有关内容；在意大利等地召开的世界中医药大会上设立“浙派中医”专场，得到了国内外中医药界的广泛认可。《中共浙江省委 浙江省人民政府 关于促进中医药传承创新发展的实施意见》提出要“打造‘浙派中医’品牌，实施‘浙派中医’传承创新工程，深入开展中医药文化推荐行动计划”。《浙江省中医药发展“十四五”规划》也提出要“加强中医药文化保护研究，梳理浙江中医药发展源流与脉络，整理医学文献古籍，编撰‘浙派中医系列丛书’”。浙江省中医药研究院中医文献信息研究所江凌圳主任牵头编撰出版了“浙派中医原著系列丛书”。

整理“浙派中医”地方、专科发展史，挖掘其中的内涵、特色及其规律，是一项研究“浙派中医”的基础性工作，极为重要。为此，在我的提议下，浙江省中医药学会于 2022 年 7 月 1 日启动“浙派中医系列丛书”地方卷和专科卷的编撰工作。该套丛书由浙江省中医药学会、浙江中医药大学牵头编写。地方卷共计 12 册，包括浙江省中医药发展史 1 册和 11 个地市中医药发展史各 1 册，系统介绍浙江省内 11 个地市中医药文化的独特魅力和历史积淀，展现不同地域“浙派中医”的特色和优势，这不仅是对地方中医药资源的梳理和整理，更是对“浙派中医”整体文化的一次全面展示。同时，为完整反映浙江省全域中医药整体发展脉络，我们又编撰了《浙派中医史》，使“浙派中医”各地特色与整体发展相互印证。专科卷第一辑共 9 册，分别针对内科、外科、妇科、儿科、针灸、推拿等专科领域进行深入整理，每一册都汇集了历代浙江医家在各自领域内的学术建树和临床经验，全面展示了“浙派中医”临床各科的历史发展过程、医家医著、学术思想、发展现状等内容。

本套丛书的出版，全景式、立体式展示了“浙派中医”地域与专科的独特魅力，为医学工作者和研究者提供了宝贵的参考和借鉴，同时为大众了解和学习浙江中医药提供了一套有益的读物。丛书的出版必将为提升浙江中医药的整体水平，促进健康浙江建设发挥积极作用。

从书编撰出版过程中，得到了浙江省中医药管理局领导的关心与指导；编写人员克服了时间紧、任务重等诸多困难，忘我投入；编写专家组细致严谨，倾注了大量心血；中国中医药出版社的领导及王秋华编辑也给予了大力支持；国家中医药管理局原局长、中华中医药学会会长于文明，第三届国医大师葛琳仪教授百忙中拨冗作序，体现了对“浙派中医”的关怀与厚爱。在此一并表示衷心感谢！

“路漫漫其修远兮，吾将上下而求索。”这套丛书的完成只是整理研究“浙派中医”基础性工作的一部分，今后的整理研究依然任重而道远，希望我省中医药界的同道们，牢记使命，薪火相传，为“浙派中医”的发扬光大而不懈努力！

范永升

2024 年 10 月 8 日

注：范永升，浙江省中医药学会会长，浙江中医药大学原校长，首届全国名中医

编写说明

中华民族是历史上极具创造性的民族之一，有着悠久的历史和璀璨的文化。早在远古时期，我们的祖先就在这片土地上繁衍生息，并学会了制造工具及使用工具。从旧石器时代到新石器时代，再到后来的青铜时代，石器发展越来越精细化，在此过程中，人类学会了用石器治疗疾病，出现了砭石疗法，这是中华民族几千年来与疾病作斗争积累起来的宝贵经验。随着奴隶社会和封建社会的出现，生产力水平较前有了质的提升，医学也在社会稳定发展中孕育而生，以治疗伤病为主的中医骨伤科学由此萌芽。考古工作者发现在夏代就已经出现了由石器制备而成，用以治疗疾病的石针、骨针。不仅如此，商代的冶炼技术发展较快，从出土的文物来看，作为医疗器具的砭石为用青铜制成的刀针所替代。商代后期汉字发展已基本成熟，从甲骨文中发现了与骨伤科疾病相关的内容，如疾手、疾肘、疾骨等，还有关于按摩、外敷药物等的记载。

随着朝代的更迭，我国由奴隶制社会进入封建社会，政治、经济、思想文化等各方面都有了明显的进步，中医骨伤科治疗疾病的理论初步形成。例如，1973 年在长沙马王堆出土的医学帛书《足臂十一脉灸经》中记载了“折骨绝筋”，即闭合性骨折，《阴阳脉死候》则对开放性骨折有所描述，《五十二病方》中有关于“骨伤”“骨瘤”“骨疽”的记载。至隋唐、五代时，战乱频发，骨伤科疾病较多，这为骨伤科的临床实践提供了对象，我国的骨伤科诊疗技术进一步发展。晋代葛洪所著的《肘后救卒方》中已经有关于颞下颌关节脱位复位方法的记载，《刘涓子鬼遗方》中有对创口感染、化脓性疾病有不同治疗方法，《诸病源候论》则对金疮化脓感染的病因病机进行了论述，并提出了清创疗法的相关要点。蔺道人所著的《仙授理伤续断秘方》是我国现存最早的一部骨伤科专著，分别论述了“骨折”“脱位”“内伤”三大类疾病，总结出了一套独特的正骨、复位手法。该书还记载了各种关节脱位的复位手法，如治疗髋关节脱位采用手牵足蹬整复手法、治疗肩关节脱位采用椅背整复法等。

中医骨伤科学不断传承发展，学术思想交织融合，流派纷呈。各代朝廷越来越重视医学的发展，宋代设立了“太医局”，设立了“疮肿兼折疡科”，元代设立了“太医院”，分设十三科。宋代的《洗冤集录》是我国最早的法医学专著，对全身的骨骼、关节均有较为详细的论述。太医局编撰的《太平圣惠方》内容丰富，涵盖了宋代以前的骨伤科救治经验，载有刀、针、钩等手术器械的相关内容，强调骨折复位、脱位复位的重要性。元代危亦林所著的《世医得效方》中的“金镞正骨科”对前人的治伤经验进行了总结，并形成了自己的独特创新理论，比如世界上最早的“悬吊复位法”治疗脊柱骨折的记载就出自本书。

自明清起，中医骨伤科进入了蓬勃发展的阶段，出现了许多学术造诣高深的医家，他们总结前人的经验，并提出自己的见解，形成新的理论思想。明初太医院即设有“接骨”“金镞”，属于骨伤科范畴。《金疮秘传禁方》将骨擦音作为检查骨伤科患者的方法，同时还有对开放性骨折治疗方法的论述。《普济方》汇总了15世纪以前治疗骨伤科疾病的方药，并介绍了12种骨折脱位的复位方法。明代薛己的《正体类要》记载了骨伤科内伤医案并介绍了损伤诸方，是骨伤科内伤专著之一，重视整体辨证，其“气血学说”和“平补法”对后世影响深远。1644年清代太医院设九科，其中又有“疮疡”“正骨”科。吴谦等所著的《医宗金鉴》较为系统地总结了清代以前骨伤科的救治经验。不仅如此，清代沈金鳌对骨伤科内伤疾病的病因病机、辨证论治皆有所阐述，为后世所推崇。

此后，中医骨伤科学进入迅速发展的阶段，骨伤科学术思想各具地域特色。浙江地处东海之滨，自古经济繁荣，文化底蕴深厚，人才辈出，中医药事业发展源远流长，上可追溯至石器时代，下可参考现今的学术思想。浙派中医骨伤科在众多学派中脱颖而出。南宋时期，著名正骨科医师嵇清、张二大夫等随宋室南渡，迁居临安府，其治疗骨伤科疾病的技艺高超，造福一方百姓，后世越来越多的医家从事中医骨伤专科诊疗工作，撰写了大量骨伤科相关专著，其丰富的学术思想内涵和卓越的医疗成就对当地的繁荣昌盛乃至中医学的发展产生了极其深远的影响。

本书编委会

2024 年 8 月

目 录

第一章　浙派中医骨伤科源流

第一节　明代浙派中医骨伤科的形成 …………………………003
第二节　清代早期浙派中医骨伤科的发展 ……………………014
第三节　清代中期至民国时期浙派中医骨伤科的发展 ……024

第二章　浙派中医骨伤科流派传承

第一节　浙派中医骨伤科流派 ………………………………035
第二节　浙派中医骨伤科专业院校教育 ……………………128

第三章　浙派中医骨伤科学术特点

第一节　内治法 ……………………………………………135
第二节　外治法 ……………………………………………142
第三节　功法 ………………………………………………146

第四章　浙派中医骨伤科名医荟萃

第一节　古代名医（1840年以前） …………………………153
第二节　近代名医（1840～1949年）…………………………156
第三节　现代名医（1949年以后） …………………………169

第五章　浙派中医骨伤科名著精要

第一节　明代 ……………………………………………………213
第二节　清代 ……………………………………………………228

第六章　浙派中医骨伤科特色

第一节　特色制剂 ……………………………………………241
第二节　特色手法 ……………………………………………248

第一章 浙派中医骨伤科源流

第一节　明代浙派中医骨伤科的形成

一、明代医学发展的背景

元末明初，国家百废待兴，遗留的问题诸多，包括战后生活设施重建、社会生产发展、军事振兴、经济复苏、百姓安抚等。战乱之后，必有疫病，环境破坏加剧及卫生条件变差，加速了疫病的流行，加快了医家对病因学的研究，促进了当时温病学的发展。同时，战争导致军队死伤无数，骨折筋断是战场上最常见的疾病之一，通过对大量伤员进行救治，临床医生对骨伤科疾病的诊治能力得到了提高，这也为骨伤科的发展提供了实践基础。明代是中医学发展的鼎盛时期，此时的中医药发展受到了政治经济、儒家文化、理学兴起、世医制度、医学教育等多方面的影响。明代建立后社会稳定，经济稳步发展，百姓安居乐业，使中医学各科综合汇通，创新发展，大量医学全书、专科典籍的著成对后世具有重要的指导意义。

二、促进明代中医学发展的因素

（一）社会生产与社会经济

明洪武年间（1368 ～ 1398 年），开国皇帝明太祖朱元璋建立了一套行之有效的税收制度，不仅使战后初期百姓的生存压力减轻，而且使政府凭借这套税制长期保持收支盈余和财政储蓄。同样，朝廷在社会复苏工作，如垦荒开田、兴修水利、轻徭薄赋、增长人口等方面，均采取了积极措施，充分调动了农民的生产积极性。更为重要的是，明太祖以前朝为鉴，深知出兵讨伐、再行战事会使尚处于襁褓时期的国家再陷险境，于是乎下令曰：朕闻王者使天下无遗贤，不闻无遗利。今军器不乏，而民业已定。无益于国，且重扰民。

天下始定，民力财力俱困，需休养生息，明太祖制定了一系列政策，要求当朝官员以身作则，为政清廉，大力发展农业经济，提高土地利用率，致力于社会生产力的发展；释放奴隶与战犯，鼓励百姓从事农耕；兴修水利，治理黄河，明史曾记载太祖诏河南参政安然发民夫三万人塞之。农具的发展，如手摇小型水车、拔车，疏利水田的膛钉、藤刀，耕种旱地的漏锄等，使传统农业经济的发展达到了新的高度。

（二）尊医重教与科技发展

明代建立之初，因战争导致能够从事社会生产的劳动力严重不足，同时疫病流行，急需发展医学和培养人才。明太祖时期，朝廷设置了不同品阶的医学提举司，后改为太医监，此后又提高太医院官员的官位，将太医监改名为太医院，于 1373 年设立了宦官机构御药局，负责皇室用药的收集管理工作，同时为补充太医院人才，令官外行民间，访天下名医，精通医术者可进朝供职，亦可由州府职官保举名医，考核通过后选用供职，不过者治罪连坐，这些举措在一定程度上保证了当时太医的质量。太祖五子朱橚（周定王）主持收集，教授滕硕、长史刘醇等人执笔汇编了当时最大的方书《普济方》。李时珍在任职太医院期间，深入研究和分析历代相关医籍，发现本草专著的作者对许多药物的认识仅停留于纸上猜测，且专著在流传过程中出现了不少错误，于是为亲自实践，辞职入深山中闻气味、尝百草、观疗效，历时 27 年完成了临证用药旷世之作《本草纲目》。

早在洪武年之前（1368 年前，吴元年间），朱元璋设国子学，后增设北京国子监，学子人数众多，逐渐发展至府州县遍设学府，教育的普及不只促进了医学的传播，更促进了科学技术的发展。明初的印刷术在继承元代技术的基础上有所改进，15 世纪末铜活字印刷术的出现，以及明万历年间（1573 ～ 1620 年）流行的套版印刷术，给医学典籍的传承带来了积极的影响。

（三）开放思想与对外交流

历史长河，斗转星移，不同文化深入交融，全国各民族之间，以及与世界的交流使人们的意识形态发生了改变，经济、文化、科技得到了空前发展。明代资本主义萌芽，商品经济快速发展，农业和手工业的繁荣共同造就了明代盛世。也正是在这样的社会背景之下，传统思想和社会秩序逐渐遭到冲击，人们在日常生活中的行为也呈现出一种异于往常的状态，明代的社会风气空前奢靡，人们不再满足于山珍海味和服饰华丽，大量僭越行为出现，文士之人不以写欲为耻，这种奢靡之风在一定程度上加速了传染病的传播，同时反向促进了当时各医家对传染病的研究。

明初出台的一系列改革措施，使得社会稳定繁荣，为对外开放与交流奠定了基础。社会生产力的发展促进了出口贸易，促进了社会经济的繁荣。随着国家政治、经济、文化、军事的逐步发展，明代具备了对外开放、对外贸易的基本条件。当时，朝鲜与我国的医学交流密切，常聘请医生前往朝鲜诊病，并派本国医生前来求教。朱元璋称帝后，我国与日本的物资交流络绎不绝。郑和是我国历史上最伟大的航海家之一，在近 30 年的时间里，先后到访 30 多个国家和地区，打通了印度洋航路。郑和七下西洋，得益于罗盘等的发展与造船技术的提高，扩大了明代的政治影响和对外贸易规模，促进了中药材的交流，从国外带回了苏木、硫黄、琥珀、胡椒等。此外，西方的传教士相继访华，带来了海外的医学知识，尤其是解剖学的传入，影响深远。

（四）哲学思潮与宗教信仰

宋明时期是中国医学理论史辉煌的时期之一，伴随着哲学思想的变革与动荡，先有先秦诸子百家思想与秦汉医学的融合，后有宋明理学与医学的结合，都促进了医学思想的哲学化进程。

明初理学兴盛，以朱熹学说为主流。理学的兴起对中医学的影响，较先秦诸子百家有过之而无不及。“太极”的发展使得朱熹理学的发展达到高峰，太极为理，天地运作之本源，世间万物之法则。朱熹关于太极、理的动静，以及气之动静的论述，在一定程度上促进了中医基础理论在当时的发展。纵观明代哲学家的思想，“一元论”即理气合一，得到了极大的推崇。张景岳的医学思想深耕于此，始于《黄帝内经》的元气论，立足于理学思想，指明了气的本质和基本属性，将气视为万事万物的本源。阴阳一体的思想在张景岳的医书中得到了充分的体现和证明。在当时，理学思想进一步促进了“阴阳一体”“阴阳对立”“水火命门”的发展。

明初实行开放包容的民族宗教政策，在当时多民族并存的社会背景下，对安抚民心、维护社会稳定、巩固政权起到了极为重要的作用。朝廷以儒家学说为主要指导思想，但也有对佛家、道家的扶持和崇奉政策，从明太祖的《三教论》中可看出其政策是比较宽容的。道家的养生术与炼丹术蕴含着当时较为先进的医学知识，丹药的发展推动了外科“枯痔药剂”及“砷汞”等化学药品提炼技术的发展。同时，朝廷允许修建寺院、道观，对僧人与道士一视同仁，并制定了宽松的律法，促进了当时文化交流的发展，求学者可通过拜师、交游等途径分享有限的资源，为明初各医学流派的传承、交流和发展奠定了基础。

三、明代骨伤科发展的基础

宋金元时期医学发展呈现百家争鸣、蓬勃发展的局面，涌现出了一批医学成就极高的医家，为明代的骨伤科发展奠定了基础。他们重视病因的发展、手法的创新、医疗器具的改善、方药的总结，不仅继承前人的学术思想，还不断地提出新的理念，形成不同的思想流派。此时期是我国骨伤科发展进入鼎盛阶段的开端。

当时关于骨伤科的学术观点之一便是“折伤专主血论，非如六淫、七情，有在气、在血之分”，这一观点出自明代李梴的《医学入门》。《玉机微义》对此也有相关阐述：外受有形之物所伤，乃血肉筋骨受病……所以，损伤一证，专从血论。当时的骨伤科对“瘀”的病机认识进一步加深，强调有瘀血就不能生新血，从而提出“瘀不祛则骨不能接”。活血化瘀这一核心治则也反映在中药内治、外治法上，表现为在当时的方剂中，大多纳入活血化瘀药，如当归、乳香、没药、苏木、川芎、白芷、桃仁、红花、血竭等。外治法种类繁多，比如骨折初期常用活血化瘀、消肿止痛类药，损伤后常选续筋接骨类药用于修复，损伤后经脉痹阻不通时常用温通经络类药，另有止血收口、清热解毒、生肌类药等。

明代伤科医著众多。于永乐年间问世的《普济方》汇总了15世纪以前的伤科方药，并首次介绍了12种骨折脱位的复位与固定方法。治疗肩关节脱位的手牵足蹬法流传至今：左肩脱落者，用左足蹬定，右肩脱落者，用右足蹬定，拿住手腕近肋，用力倒身扯拽，可再用手按其肩上，用力往下推之……用软绢卷如拳大，垫于腋下。又如：凡胸前跌出骨不得入……却以手于其肩掬起其胸脯，其骨自入。该法用以治疗胸锁、胸肋关节脱位及前肋骨折移位。该书还详细记载了桡骨远端骨折手法复位的要领及夹板固定方法。

明嘉靖二年（1523），异远真人所著的《跌损妙方》记载了全身的57个穴位，并以经络穴位、气血转输为诊疗思路，偏重于研究手法诊治伤科疾病，推崇循穴治伤，首创“血头行走穴道”和“致命大穴”的论点，其“用药歌”对后世骨伤科影响重大，临床上常用川芎、乳香、没药、苏木、木香、乌药等活血行气药物。不同于异远真人等人，以薛己为代表的医家多论述伤科内伤医案，薛己所著的《正体类要》是我国现存最早的骨伤科内伤专著，是平补派的代表之作，强调整体观念，提倡用药温补，反对用药寒凉。书中记载：且肢体损于外，则气血伤于内，荣卫有所不贯，脏腑由之不和，岂可纯任手法，而不求之脉理，审其虚实，以施补泻哉。薛己认为，肢体受到损伤，气滞血瘀于内，则营卫失调，脏腑不和，虽可用手法等外治法促进损伤愈合，但同样不能忽视脉象、虚实辨证对疾病诊治的指导作用，强调八纲辨证、脏腑辨证，用药主张补益气血、调补肝肾，而行气活血次之。书中亦载有外治之法，如外敷、外洗、吹鼻、点眼、掺药、擦药、灸法、熨法、搓揉、按摩、推拿等十余种。在附骨疽、多骨疽的治疗上，薛己将中医辨证引入伤科临床，以“托”为贵，并贯穿温、清、消、补、下、和各法，编撰的《外科枢要》根据附骨疽的不同分期采用相应的方药，另有针刺排脓、隔蒜灸等外治法。

明代著名医家王肯堂所著的《证治准绳》中包括杂病、类方、伤寒、疡医、幼科、女科六科内容，首载椅靠法复位治疗肩关节脱位，此法利用杠杆原理整复肩关节脱位，沿用至今。书中首次提出：唯宜先逐瘀血，通经络，和血止痛，然后调气养血，补益胃气无不效也。书中还提出对于损伤三期，应分别采用攻、和、补的治则。

凤阳门骨伤流派形成于明初至明隆庆五年（1571）。该流派医者当时于阵前救治明军骨伤将士，因此朱元璋对此门派十分重视，使其发展成明初至中后期的主流宫廷正骨流派。凤阳门师传秘籍《铜人簿·千手大法》中记载了正骨手法，其特点为灵活多变、实用性强。当时关于开放性骨折的治疗，已经形成了早期的无菌观念，诊治伤口时会用消毒后的器具剔除腐肉死骨，再给予化腐生肌的药物促进愈合。凤阳门骨伤流派学术思想流传至今，后世对其治疗骨伤科疾病的思路进行传承并加以研究改善，形成了该流派的临床特色，如凤阳门千手大法治疗科利斯骨折，手法治疗腰椎间盘突出症、膝关节筋伤、锁骨骨折、肩关节周围炎（简称“肩周炎”），生肌散治伤，等等。

明代不仅形成了系统的中医学理论，而且医学分科进一步细化，越来越多的医家从事骨伤专科，促进了骨伤科内治法与外治法的蓬勃发展，不同流派的伤科学术思想交流融合，逐渐形成了一系列完善的骨伤科诊疗方法，对浙派中医骨伤科的兴起产生了巨大影响。

四、明代浙派中医骨伤科的兴起

浙江地处东海之滨，钟灵毓秀，人杰地灵，经济繁荣，文化传承历久弥新，为中医药事业的发展提供了深厚的文化底蕴。浙江中医药事业源远流长，可追溯至七千年前的新石器时代。余姚河姆渡遗址出土了外科工具，黄帝时期的桐君著有《桐君采药录》，唐代宁波籍陈藏器著有《本草拾遗》，宋代青田陈言著有《三因极一病证方论》，元代有著名医家朱丹溪。浙派名医人才辈出，流派众多，诸如远近闻名的丹溪学派、永嘉学派、绍派伤寒、钱塘医派等，按临床学科分类涉及内科、妇科、伤科、儿科、骨伤科等。

明代是浙派中医骨伤科兴起的开端，在众多专科学派中脱颖而出，许多医家在其著作中将伤科独立成篇，并系统地论述了骨伤科相关疾病的病因病机、治则治法。自唐代始有蔺道人撰写的《仙授理伤续断秘方》，该书是目前已知最早的伤科专著。此后的宋元时期虽然医学仍高速发展，但是伤科专科论著寥寥无几，仅见《世医得效方》流传下来。明清时期，逐渐出现了多部伤科专著，如明代青田刘伯温所撰《秘传刘伯温家藏接骨金疮禁方》《金疮秘传禁方》《刘伯温先生跌打损伤秘方》等。关于上述医著是否均出自刘伯温之手，或是以刘伯温为名，现已经无法考证，但刘伯温作为明太祖朱元璋的军师，有“军中子房”之称，协助朱元璋平定天下，曾向民间广泛征集治伤秘方，并亲自将来自全国的伤科秘方编撰成册，为后世骨伤科的繁荣发展奠定了基础。

戴思恭（1324—1405），字原礼，号肃斋，婺州浦江（今属浙江省诸暨市）人，著有《秘传证治要诀及类方》《本草摘抄》《类证用药》《推求师意》，校补有朱丹溪的《金匮钩玄》等。早年弃儒学医，师从朱丹溪，其对六郁辨证有其独到的见解，其著虽未系统论述骨伤科相关疾病的治则治法，但深刻地阐明了郁证引起的升降失常可导致周身疼痛及关节肿痛，对伤科及内伤杂病具有重要的指导意义：郁者，结聚而不得发越也。当升者不得升，当降者不得降，当变化者不得变化也，此为传化失常，六郁之病见矣。气郁者，胸胁痛，脉沉涩；湿郁者，周身走痛，或关节痛，遇阴寒则发，脉沉细……名医赵献可，字养葵，自号医巫闾子，鄞县（今属浙江省宁波市）人，其命门学说对后世骨伤科的发展起到了指导作用。

《医学折衷》成书于1396年，作者为明代徐用诚，字彦纯，浙江会稽人，立论以《黄帝内经》为本，旁采金元诸家，书中涉及痿证、损伤等17门，后刘宗厚仿其体例续增疮疡、虚损、腰痛、痹等伤科相关内容，改名为《玉机微义》，全书知识内容广博，多次复刊。《医学折衷》已亡佚，《玉机微义》流传至今，现存版本20余种。明刻本《玉机微义》于明正统元年（1436）刊行。由于年代久远，其序、跋已残佚，卷端不著撰人，先后由日本学者及我国清末学部参事罗振玉收藏。1981年，天津中医药大学图书馆曾购得明正统陕西官刻本一部。徐彦纯在对腰痛的病因研究方面参考了《黄帝内经》“诸经皆致腰痛”的观点，除此之外，还引用了《脉经》中对腰痛的论述并阐明了自己的观点，如“腰痛为虚宜补”等。腰痛的治法除注重针刺法外，还提到了治风、治寒湿、治风寒湿、治湿热、攻下、理气、理血、通关节、补益9种治法。

张景岳（1563—1640），本名介宾，字会卿，号景岳，别号通一子，因善用熟地黄，人称“张熟地”，浙江绍兴府山阴（今属浙江省绍兴市）人，明代杰出医学家，温补学派的代表人物及创始人。其所著的《景岳全书》中属于现代慢性筋骨病范畴的中医病名包括风痹、腰痛、胁痛、鹤膝风、痿证、痉证、中风、非风、虚损等。书中记载了有关痹证的内治法：诸痹皆在阴分，亦总由真阳衰弱，精血亏损，故三气得以乘之。张景岳提出治疗痹证时不要一味祛邪，要注意培护真阳，补养气血：是以治痹之法，最宜峻补真阴，使血气流行，则寒邪随祛。若过用风湿痰滞等药，而再伤阴气，必反增其病矣。对于慢性筋骨病的论治，书中强调：虚弱者，理宜温之补之，补乃可常用。对气血亏虚者，张景岳创立了大补元煎、五福饮、七福饮等诸多培补气血之方剂，重用熟地黄、人参、当归及血肉有形之品，扶阳的同时又重视阴中求阳。张景岳论治慢性筋骨病崇尚温补，提出“阳非有余，真阴不足”的观点，强调元阴元阳的重要性，主张滋养补益，反对寒凉攻伐。张景岳亦擅长用灸法，《类经图翼》云：凡用灸者，所以散寒邪，除阴毒，开郁破滞，助气回阳……经脉痹阻不通，气血运行不利，不通则痛，正是痹证的主要病机特点之一，用灸温之可通行血脉而除痹，选穴多以气血充沛的足太阳膀胱经穴为主。张景岳将宋明理学引入医学思想领域，认为“万事不能外乎理，而医之于理为尤切”。由此，中医学发展不再过分注重对方剂的研究，逐步向病理学时代发展。张景岳治病但求其本，治学严谨，有深厚的儒学功底和宽阔的学识，对中医学事业的发展有着不可磨灭的功劳。

杨继洲，又名济时，明代三衢人（今浙江省衢州市），出身于医学世家。历代医家观点不同，或针重于灸，或灸重于针，或独重方剂，而杨继洲倡导临床治疗须针、灸、药三者并用，灵活采用相应治法，以取得最佳的疗效。杨继洲在家传医书《卫生针灸玄机秘要》的基础上，结合其临床经验加以拓展，并附其诊疗病案，撰成《针灸大成》一书。该书医案部分内容丰富，涉及内、外、妇、儿、骨伤科，书中记载了手臂屈伸不利、腰痛、两腿风、痹证、痿证等骨伤科相关疾病的内容。《针灸大成》中与腰痛病有关的针灸处方条文共87条，如《针灸大成·刺腰痛论》24条、《针灸大成·骨空论》1条、《针灸大成·缪刺论》2条、《针灸大成·胸背胁门》4条、《针灸大成·手足腰腋门》8条等，临床治疗遵循少而精、执简驭繁、针药并用的原则。《针灸大成·玉龙歌》云：膝盖红肿鹤膝风，阳陵二穴亦堪攻。《针灸大成·八脉图并治症穴》曰：肾虚腰痛，兴动艰难——肾俞、脊中、委中。闪挫腰痛，起止艰难——脊中、腰俞、肾俞、委中。虚损湿滞腰痛，行动无力——脊中、腰俞、肾俞、委中。杨继洲亦擅长艾灸治疗腰痛，如《针灸大成·马丹阳天星十二穴治杂病歌》云：承山名鱼腹，腨肠分肉间，善治腰疼痛……针七分，灸五壮……昆仑足外踝，跟骨上边寻，转筋腰尻痛……针五分，灸三壮。

明代已有骨伤科专著出现，刘基（1311—1375），字伯温，浙江青田（今属浙江省温州市文成县）人，元末明初政治家、文学家，明代开国元勋。《秘传刘伯温家藏接骨金疮禁方》序曰：我太祖临戎则心苦，有切肤之痛，故恒破钱粮巨万，招致方外名人及诸奇医，并求接骨出镞、内伤跌仆、金疮种种异术，遍寻起死回生之妙诀，不待言而心恳切矣。又择选经验者，录出成帙，藏之禁中，以为国家征伐斗战之备用。该书详细论述了骨折的各类整复、固定方法，以及内服方药。书中提出用“拔捺法”治凡手腕出骱者，医人用左手仰掌托捻被伤手臂，又用右手在下节近手处骱一把，拿定其退缩，尽力一扯，即入故位。书中还记载了有关肩臂脱骱的复位方法。对于骨折跌出皮肉之外者可采用“修整法”，用麻药麻定后用锉刀锯齐。书中在“夹缚法”部分论述了用杉木皮缚定伤处，此法沿用至今。书中亦有对清创缝合术的描述：凡伤气喉者，先用银丝缝好，外用草药敷之，日换二次。“宜忌类”对使用宜忌进行了论述：凡浑身无辜作痛，宜服排风汤。凡服伤损药，须忌生冷、牛羊一切发物……书中亦有根据损伤部位、症状等分类论治的内容，如行血归经散用于打血海者，四骨散用于治跌打损伤之后筋骨疼痛不能伸缩者，地龙散用于夹打不痛者并治筋骨疼痛，趁痛丸用于跌仆损伤及走注历节诸风、软风疼痛者。《金疮秘传禁方》同为刘基所著，首次记载了用手触摸后的骨擦感对诊断骨折的意义：凡左右损处，只相度骨缝，仔细捻捺忖度，便见大概。

张时彻（1500—1577），宁波府鄞县（今浙江省宁波市）张家潭村（今属古林镇）。明嘉靖年间（1522～1566年）任职兵部尚书，其所撰写的《急救良方》是一本兵家伤科相关的急救手册。书中有关于“救木石压死，并跌伤从高坠下跌死”“扑打坠损，恶血攻心，闷乱疼痛”等治疗方法的论述。

明代已有骨伤科专科流派形成，如绍兴“三六九”伤科、宁波劳氏伤科、嘉兴罗氏伤科等，它们的发展历经数百年，名噪江浙一带。绍兴“三六九”伤科，原名“下方寺里西房伤科”，源于少林。该流派创始人稽幼域，河南开封府人，自幼随少林武师徐神翁习武学医，随宋高宗迁都南渡至杭城，“三六九”

伤科在稽幼域去世后传于其子绍师，直至明清宏达祖师授业于南洲和尚，再传于张梅亭、王春亭。梅公自幼好学聪敏，独得寺庙住持秘传。相传其每逢农历“一、四、七”在家中坐诊，“三、六、九”至绍兴游诊，此为“三六九”伤科名称之由来。“三六九”伤科学派现存的医书有稽幼域所传《下方寺西房秘传伤科》，张梅亭著、王俊林修编之《下方寺西房跌打大成》，另有《下方寺里西房伤科秘本》《里西房方药集》及其他零星抄本。“三六九”伤科不仅有骨折、脱位复位等方法的论述，还有开放性骨折的治疗方法。其所传医书记载有类似现代医学“骨折对位对线”“植骨术”“夹板固定”等概念，如《伤科秘本》所述，“凡跌打损伤，骨入出内外，折断处两头必如锋刃，或长短不齐，不能复入者，用麻药麻定，方用挫之，或用小铜锯锯齐，然后按入敷药、膏药外用，棉纸数层，再用粉厘板夹好”。“凡跌打肿，患处或不令人着摸……如骨内有声，便知骨碎，用刀割开，如有血来，再用止血散，并麻药住，然后取出碎骨，以别骨补好，狗骨可代，羊骨可代……”再者，《跌打大成》中记载了关节骨折脱位等复位固定技术，如下颌关节脱位、肩关节脱位、髋关节脱位等，复位方式众多，内外兼治。“三六九”伤科受少林派伤科的影响，注重气血转输的同时，按经络穴位分治损伤，“伤骨必亦伤筋，肾藏精，精生髓，髓养骨。筋伤则内动于肝，骨伤必及于肾”，认为损伤致气血瘀滞，骨折必定损于肝肾，治疗以调气血，补肝肾。此外，“三六九”伤科还有种类繁多的方药剂型，包括内服外用的汤剂、丹药、丸、膏、酒剂、散剂等。

劳氏伤科起源于明嘉靖年间（1527年以前），历经近500年的传承，在宁波乃至浙东地区享有较高的声誉。《余姚县志》记载：明代尚有……劳双龙等人皆以医术名闻于两浙。劳氏伤科的创始人为浙江余姚（今属浙江省慈溪市）人劳天池，著有《劳氏家宝》一书，成书于明嘉靖六年（1527），其学术思想源自《黄帝内经》《难经》及《仙授理伤续断秘方》等。该书主要阐述伤损证治、用药要诀，以及接骨入骱手法、失枕、刀斧磕伤等治法，对伤科基本理论、解剖、病因病机、辨证、脉候、治则、穴位、方剂、手法、绑缚、预后、禁忌皆有论述。对于解剖方面，该书充分借鉴了《洗冤集录》中的相关内容，并取其精华，去其糟粕。对于脉候，该书认为脉候可反映患者病情的严重程度：刀斧磕伤头颅额角者，防其身发寒热，一见即以金疮药封之，护风为上，尤须诊脉，沉细者深而易治，洪大者危而难医。该书记载：凡踢打跌仆损伤，男子伤上部易治，伤下部则难治，因其气上升故也。妇人伤下部者易治，伤上部则难治，因其气下降故也。凡伤须验在何部，按其轻重，明其受伤之久新。

男子气从左转属阳，女子血从右转则属阴。要分气血论之，此症既受，必伤脏腑，脉络又伤，验其生死迟速，然后看症用药。上述所讲即凡受伤者，要明确其受伤的部位、损伤轻重程度，辨明新伤与陈伤，兼顾气血辨证、脏腑辨证，充分了解患者的预后，才可对症下药。《劳氏家宝》内容丰富，极具学术特色，注重整体辨证，将辨气候、辨损伤部位、辨损伤轻重、辨气血与脏腑、辨预后相结合，不仅继承了《仙授理伤续断秘方》的七步辨证法及《世医得效方》辨部位损伤的方法，而且形成了自己的整体辨证法，后世医家根据其用药经验，总结归纳出不同时期应采用不同的损伤内治法。

罗氏伤科历史悠久，起源于山东，明末崇祯年间（1628 ～ 1644 年），先祖南迁至浙北嘉兴县（今属浙江省嘉兴市），延续至今。第一代传人罗格仪自幼因家境贫困而外出打工，逢东家聘拳师授武于二子，罗格仪用心观摩，私下勤练。拳师又精通医术，精通于跌打损伤的治疗，罗格仪细心学习，后获得拳师指点，医术大有精进，且掌握伤药的应用，不久便辞工返乡，返乡后于清嘉庆年间（1796 ～ 1820 年）在嘉兴创立罗氏伤科，服务乡里，自此“罗氏伤科”声名渐起。第四代传人罗振玉（1892—1975），字昆仑，生于嘉兴，继承家学，熟谙伤科医理，擅长接骨上骱，其平生写就《骨折篇》文稿及医案数册。他治学勤奋，医德高尚，为人温良恭俭，深得病家推崇。1956 年，浙江省卫生厅（现浙江省卫生健康委员会）聘请罗振玉到浙江省中医院组建中医伤科。罗振玉将其自创的伤科药膏贡献给医院，成为浙江省中医院的经典膏药方——散瘀膏。散瘀膏可用于各种跌打损伤，以及伤后夹风寒外邪、筋结、筋粗、拘急、酸痛、闪挫伤筋、关节扭挫、触痛拒按，亦可用于骨折、脱位之固定。问世半个多世纪，至今仍深受好评。

罗振玉医技高超，正骨手法巧妙，擅长“四两拨千斤”，讲究筋骨并重，凡遇骨伤，摸其伤肢即可知晓是骨折还是脱臼，是横向还是纵向。除正骨手法外，罗振玉还充分运用膏、丹、丸、散剂和杉树皮夹板等，综合治疗骨折、软组织损伤。其用药特点为注意养胃，少而精练。罗振玉临床治疗通常只用八味药，因此杭城百姓称其为“罗八味”。

不同于历代伤科专家推崇的“专从血论”，罗氏伤科认为损伤不仅要从瘀论治，还要从湿而论，并贯穿伤科诊治的全过程，提出了治湿十法。湿邪既是病理产物，又是致病因素，致病广泛。湿邪为患，夹风、痰、瘀、热，易致筋骨疼痛，腰骶重着，关节酸痛、肿大、屈伸不利。治湿十法主要包括逐瘀利水法、清热利湿法、祛风胜湿法、健脾燥湿法、清暑利湿法、宣壅逐湿法、温化水湿法、和胃燥湿法、益气通络利湿法、解毒化湿法。

五、明代浙派中医骨伤科发展对后世的影响

明代是我国历史上政治比较稳定、经济高速发展的朝代，明代中后期手工业兴起，商品经济推动着对外交流、科学技术和文化发展，加之明代推崇、重视医学教育，医学水平有了明显提高，出现了人痘接种术和传染病学，对西医学的疫苗技术有一定的启发。明代医学仍主要受传统文化和传统思维方式的影响，但外来文化对当时的思想有一定的冲击，中医学理论特色进一步发展，通过创新发展，以及对临床经验的概括，明代医学形成了其特有的医学特色。骨伤科在中医学里大多独立为一科，有着自身的发展轨迹，在明代尤为明显，出现了不少伤科专著。不同的伤科学派特点不同，不同思想的碰撞促进伤科学术思想不断进步，使得骨折和关节脱位的诊治在解剖学的基础上进一步发展，同时出现了不少有关开放性骨折的治疗技术及植骨术，虽然方法有局限性，但就当时的学术思想及科技水平而言，不失为伤科的一大历史性进步。浙派中医骨伤科理论丰富，成果如星辰般闪耀，百家争鸣，“三六九”伤科有关于开放性骨折的诊治思路和治疗方法，劳氏伤科有解剖学理念及七步辨证法，罗氏伤科精通手法治疗骨伤科疾病且外用伤膏效果显著。明代骨伤科的创新发展为明代之后骨伤科的进一步发展奠定了基础，促进了解剖学、伤科诊断学、损伤治疗学的发展。

（卢建华　姚新苗）

第二节　清代早期浙派中医骨伤科的发展

一、清代早期医学发展的背景

“康乾盛世”时期，经济发展呈现出良好的态势，农业、手工业和对外贸易快速发展，商业贸易十分繁荣，各种商品行销海内外，四方流通，联系更加密切，同时推动了思想文化的传播。在人口增长方面，清康熙六十一年（1722），全国人口突破一亿五千万，后雍正即位，进一步施行“摊丁入亩”政策，等同于取消了千百年来实行的“人头税”，其结果是全国人口大大增加，至清乾隆五十五年（1790）突破三亿大关，约占当时世界人口的1/3。“康乾盛世时期”，清代的领土几经扩张，到清乾隆年间平定新疆，形成了空前“大一统”的多民族国家，史称“汉、唐以来未之有也”。国家的统一稳定使各民族之间的交流和联系得到了加强，在一定程度上促进了医学的发展。在思想方面，为了巩固统治，康熙等人大力推行宋明理学，把孔子，祭朱熹，将其列入十哲，并亲撰“圣谕”用以弘扬。雍正还规定《圣谕广训》必须家喻户晓，人人都要能够背诵。儒臣大受宠用，《朱子全书》《性理精义》等四处发送。尽管在康熙晚年发生过南山案，但对反清思想，康熙在大部分情况下还是以宽容的态度对待，不少著作，比如僧函可的《千山诗集》、顾炎武“违碍之处触目皆是”的《顾亭林诗文集》和王夫之的《读通鉴论》都陆续结集出版，同为明末清初著名学者黄宗羲在其著作《留书》和《明夷待访录》中激烈批判清朝统治者，但在晚年一改“太平有策莫轻题”之初衷，书中称清朝为“圣朝”“国朝”，称康熙帝为“圣天子”，称清军为“王师”，甚或一改《明夷待访录》之用中性干支纪年而采用清朝正朔，以致有学者指出，进入清康熙年间（1662 ～ 1722 年），江南大部分儒士的态度逐渐转变，放弃了反清斗争并且承认清朝统治的合法性，这对社会稳定起到了一定的促进作用。

社会稳定、经济发展、民族统一等诸多因素促进了医学事业的发展。清康熙年间有不少精通医术的传教士，如张诚和白晋等，向中国传授西方医学，并且被容许入职朝廷、建立实验室传授解剖学知识。法国传教士巴多明用满文翻译人体解剖学方面的著作，并命名为《钦定格体全录》，巴多明和白晋也在康熙的支持下翻译出了有关人体血液循环的著作，并且在北京传播相关知识。西方传入的医学知识和理论亦引起了中医学界人士的注意，比如清初刘献廷研究过《人物图说》等西方医学著作，乾隆年间著有《医林改错》的医学家王清任亦十分重视解剖学：著书不明脏腑，岂不是痴人说梦，治病不明脏腑，何异于盲子夜行！由于传教士内部存在争议，罗马教皇发出“禁约”，并两度派特使晋见康熙，要求改变利玛窦的传教法度，禁止中国天主教徒参与祭孔、祭祖等，于是遭到康熙斥逐，最后下谕：以后不必西洋人在中国行教，禁止可也，免得多事。但实际上，传教士仍在中国各地活动。雍正时期，广东、福建等省地方官屡有与外国人士相关的负面报告，情况已与康熙时期有所不同。后来，朝廷又考虑到边疆之患及思想体制淆乱，于是下令闭关锁国，商人及知识分子一概不准到海外贸易、考察。

在上述背景下，清代前中期的医学发展呈现出了比较错综复杂的局面，中医学传统的理论和实践经过长期的历史检验和积淀，至此已臻于完善和成熟，无论是总体的理论阐述，还是临床各分科的实际诊治方法，都已有了完备的体系，而且疗效在当时的条件下是卓著的，与世界各国医药状况相比还略胜一筹，尤其是温病学派的形成，在治疗传染性热病方面，对降低死亡率、预防传染起到了积极作用。其中，通过人痘接种预防天花方法的大力推行，更是中国乃至世界医学史上光辉灿烂的一页。解剖学的革新趋向也说明了中医学在努力寻找新的突破口。但是，长期的闭关自守、浓厚的尊经风气使这一时期的医学停滞于既有的“完美”，未能真正全方位地有所突破。西医学传入的势头在清初之后不久就低落下来，新鲜的知识和观念没有机会进入我国社会，这种冲击到清代晚期才真正到来。中医界在寻找多途发展，但时机还没有成熟。

二、促进清代早期中医学发展的因素

（一）社会生产与社会经济

清代前期由于国家局势相对稳定，江南鱼米之乡有比较厚重的经济基础，再加上经济重心由南向北移动，促进了江南小商品经济的发展热潮，为农业及商业发展提供了非常必要的人力资源。清代前期江南经济飞速发展，与天时、地利、人和均关系密切。明代末期各种战乱的主战场基本上都在北方，南方地区受破坏的程度比较轻，再加上自古以来南方经济都要强于北方经济，所以清代建立之后江南地区的经济水平依然稳步上升，手工业比较发达。《红楼梦》的作者曹雪芹的祖父就曾是康熙时期的江宁织造，而曹家也因此成为当时社会中的权贵阶层。之所以会出现这种现象，主要是因为清代的丝织业在手工业中占比非常大，并且还因此形成了很多丝织业重镇，比如江宁、苏州、杭州、佛山、广州等地，就都是当时的重要丝织品生产基地。当时的皇室成员及达官贵人，无论是官服还是常服都以绫罗绸缎为原料，这就在一定程度上增加了江南地区的经济收入。在丝织业如火如荼发展的过程中，江南一些地区的棉织业也日益火爆。在这种商业需求的刺激之下，棉织业生产工具也得到了很大改善，这就直接促进了棉织业产能的提升，进而为江南地区的经济发展做出了重要贡献。由于清代瓷器和丝织品驰名中外，所以当时江南沿海地区都出现了对外贸易，景德镇瓷器，以及河南、东北的棉花，都曾经作为商品出口境外。当然，苏州地区的丝、棉织品，以及南京的锦缎等，都曾成为世界各国人民的宠儿。实际上，清代前期江南商业繁荣，最突出的体现就是出现了地域性商业团体，比如大家耳熟能详的浙商、徽商等，就是当时社会中比较活跃的商业团体，时至今日依然在为经济发展做贡献。钱塘自古繁华，江东子弟多才俊，开放包容、兼收并蓄的江南文化孕育出一代代的豪杰才俊，江南医学流派便是一道独特的风景线。

（二）尊医重教与科技发展

清代康熙时期以来，医家尊崇经典，呼之而起的经典医书注家盛极一时。他们做了大量考证与注释工作，对古典医籍的整理研究产生了很大影响。明嘉靖以后，蜀、闽两地的书坊受到战乱等因素的影响，其刻书业已式微，逐渐被繁华富庶的江浙地区的书坊代替。明万历到崇祯的数十年中，南京、苏州一带的刻书业迅猛发展。据缪咏禾《明代出版史稿》所考，明代民间书坊有 400 余家，其中杭州有 36 家，金陵有 104 家，苏州有 67 家，可见杭州、南京、苏州三地的书坊数量约占全国书坊数量的一半。但是，明代金陵书坊的刻书活动在明代初期并不活跃，可考书坊不足 10 家。据《中国印刷史著录》记载，到了明代嘉靖、万历年间，金陵书坊有 93 家之多，“多于建阳 9 家，更远远超过北京”，当时金陵的书坊大多集中在三山街至内桥一带，明代胡应麟《少室山房笔丛》卷四载：凡金陵书肆多在三山街及太学。由明至清，南京的三山街一带容纳了数十家声名远播的民间书坊。清初孔尚任所作《桃花扇·逮社》对三山街书坊盛况有这样的赞誉：天下书籍之富，无过俺金陵；这金陵书铺之多，无过俺三山街。据《江苏刻书》统计，明清江浙一带的书坊众多。总而言之，明代中叶以来，江浙地区的书坊刻书业十分发达，对知识、文化的普及与传播起到了重要作用，满足了社会大众不同层次的需求。《中国古代书坊研究》道：官刻与私刻基本上不供应市场，且刻书的内容、范围、种类都比较局限，远远不能满足社会大众对文化知识的渴求。书坊刻书立足于市场和社会各阶层对书籍的需求，其最大的特点是社会性。书坊刻书不仅种类多、数量大，而且营销四方，流传各地。正是书坊的社会性使大量古医籍得到了整理与刊刻，对中医学的传播与发展起到了巨大的推动作用。

从坊刻书籍的内容来看，大体以通俗文学作品及与日常生活相关的实用书为主，这使中医古籍的刊刻与传播达到了前所未有的高潮。明代中期以后，民间书坊大规模地刊印了内容丰富的医籍。明代黄虞稷的《千顷堂书目》收录的医籍多达500余种。明代金陵周日校、十竹斋、唐氏富春堂、雷鸣、吴县陈长卿等书坊刊刻医籍达到了前所未有的规模。据《江苏刻书》所考，明清时期江浙地区书坊所刻医书达65种，其内容涉及医经、医案、方书等各个方面，在江南地区，坊刻医书已经成为医籍出版发行的生力军，且以方书、本草著作的刻印量最多，在临证各科中，以儿科与妇产科著作数量为多。明清时期江浙地区可谓名医众多，医派林立，本草学和临床学尤为突出。由此可见，明清时期江浙地区书坊刻书的活跃，医学典籍的大规模出版对江浙地区医学的发展起到了巨大的推动作用。另外值得一提的是，以出版市场为导向的书坊，还大规模地刊印了养生医籍。

（三）开放思想与对外交流

清代早期，顺治和康熙都曾优渥礼遇明末来华之传教士汤若望、南怀仁等，康熙甚至请他们入宫讲学，使自己成为中国历史上最通科学知识的皇帝。汤若望除被授钦天监实职外，还得到了正一品的荣誉。传教士带来了西医学知识，与中医学知识有了广泛的交流。同时，清代早期的医学教育开始普及，分为内教和外教两种。在医学分科方面，顺治时分为大脉、小脉、牛痘、伤寒、妇科、溃疡、针灸、眼科、口腔科、骨科等科，清嘉庆二年（1797）牛痘并入小脉，口腔科和喉科合二为一，清嘉庆六年（1801）骨科划归上驷院，清道光二年（1822），由于朝廷认为针灸不适用于君王，遂颁旨禁止太医院设针灸一科，清同治五年（1866）七科统一治疗，改为大房脉（伤寒、妇科合并）、小房脉、外科。太医院的教学内容主要是《黄帝内经》《本草纲目》《伤寒论》

《金匮要略》及与本专业相关的医学书籍，后来增加了《医方金镜》，并逐渐作为主要教材教授。三年学习期结束后，由礼部官员主持考试，通过考试的学生被标注为博士，没有通过的学生继续学习。未学一年以上者，季度考三次，已名列第一者，缺粮可报礼部补充，不再考。虽然清代地方也设医学，并规定了考试制度，但小范围的政府设正部，州设典部，县设训部，各有一个名额，均未能入。清雍正元年（1723），各省督抚受命，请教为医官，各省一个，准持三年。在此期间，若工作勤恳谨慎，品德正派，则升至太医院，授御医，本省其余医务人员另选，予以补充。

（四）哲学思潮与宗教信仰

中医学由自然哲学、医学科学和医疗技艺三个要素组成，对清初医学的影响可从以下三个方面进行说明。

第一，对中医学自然哲学的影响。明末清初社会动荡，在这一时期出现了一批伟大的先进思想家，如方以智、王夫之、顾炎武、黄宗羲、唐甄、颜元等，他们批判宋明理学，阐发"经世致用"，认为应学习、征引古人的文章和行事，以治事、救世为急务，反对当时伪理学家不切实际的空虚之学，对后人影响很大。明清之际，以顾、黄、王为首的思想家，在批判总结以往学术思想的基础上，将"问学与德性并重"，力斥空谈，倡导务实，大兴考据。钱穆对此评论：……智（方以智）崛起崇祯中，考据精核，迥出其上，风气既开，国初顾炎武、阎若璩、朱彝尊等沿波而起，始一扫悬揣之空谈。考据之风也影响到了医学领域，大量的医学类书和丛书出现，其中类书有《古今图书集成·医部全录》520卷、《医宗金鉴》90卷、《四库全书》医家类191部等，个人丛刊有《张氏医书》7种、《徐氏医书》8种、《冯世锦囊秘录》4种、《黄氏医书》11种等。不少医家对古典医籍进行了整理，如汪昂的《素问灵枢类纂约注》、张志聪的《黄帝内经素问集注》、徐灵胎的《难经经释》、喻嘉言的《尚论篇》等。

第二，出现了大量医学科学方面的论说著作，这里仅以方以智的贡献来说明。方以智先对古代医家的学说提出了疑问，他说：河间、子和、丹溪、东垣、立斋今如聚讼，气有余即是火，而又曰火与元气不相立，何以决之？阳气若天与日，人身以阳气为主。医又言真阳、真阴、真火、真水；实则不二不一，果何以决之？十一脏取决于胆心，无原而用心包，曰心主，曰中，曰小心，曰命门相火，同耶？别耶？又说：虞天民变命门为中枨。而《人镜》分左肾、右命门，何以决之？方以智认为对此应该深入探讨，穷究其本，比如各医家对命门的位置说法不一，他参考了《铜人明堂之图》等，认真研究后认为：

命门一穴，在脊中行督脉第十四椎下陷中两肾之间，与脐相对。夫两肾者，乃生命之蒂，至阴之位也，虽为水脏而相火寓焉。盖太极之理，静为动，本阴为阳基，故冬至子之半，一阳生于至阴之下也。方以智对明代医家虞天民“两肾总号为命门”之说深得其旨，同时指出《脉诀》中“左为肾，右为命门”的说法是荒谬的，是“误以穴名为脏”而出现的错误。在各家关于命门位置的不同观点中，方以智的看法对医学界有很大的启发。

第三，各医家在医疗技艺方面进行了大量的研究。李延昰补订的《药品化义》，提出了“辨药八法”，一曰“体”，即燥、润、轻、重、滑、腻、干；二曰“色”，即青、黄、红、白、黑、紫、苍；三曰“气”，有膻、臊、香、腥、臭、雄、和；四曰“味”，即酸、苦、甘、辛、咸、淡、涩；五曰“形”，即阴、阳、木、火、土、金、水；六曰“性”，即寒、热、温、凉、清、浊、平；七曰“能”，即升、降、浮、沉、定、走、破；八曰“力”，即宣、通、补、泄、渗、敛、散。但当验具体时，观其色，臭其气，嚼其味，这是定法。然不能不臭其气，嚼其味，须煎汁尝之，唯辨此四者为先，而后推其形，察其性，及走经主治之义，就很详尽。书中还指出：医家用药，如良将用兵，药品是兵，主将练兵，必先分别武艺，区别队伍，知其膂力伎俩，可使破敌奏功……余则更加参订，分气血肝心脾肺肾，痰火燥风湿寒，各为一门，逐门之内，排款有序，使良工用药且当，功邪补益，不致混淆。

在18世纪，百科全书非常流行，当时出版的一部重要类书是《古今图书集成》（1723年），由蒋廷锡等受命编纂，共520卷，内容辑录有古典医籍的注释、临证各科诊治、医家传略、医学艺文与记事等。另一本清政府命令纂修的医学丛书是《医宗金鉴》（1742年），由吴谦等人对18世纪以前历代重要的医学著述加以校订、删补，并进行节录编辑，全书共90卷，分15门，包括医学理论、各科诊治、方剂、针灸与运气等内容。1749年起，清代“太医院”规定《医宗金鉴》为医学生教科书，至今仍是重要的参考文献。

当时医家撰写个人专著亦是时尚，用以陈述自己的医学见解，比如张璐（1617—1700）的《张氏医通》（1695年）主要推崇“温补学说”。各类医学基础书籍也相继面世，比如程国彭的《医学心悟》（1732年）一书，简明扼要地论述了中医四诊、八纲、八法及临床各科的诊治，李用粹的《证治汇补》（1687年）也是一部内科诊治专著。这些专著都推升了中医学的发展，推动了各学科的发展与细化。

三、清代早期骨伤科的发展

南宋和金对峙时期，建都临安（今杭州），政治中心南移，经济文化中心也随之南移，江浙地区逐步成为医学知识传播、学术交流的重要区域，也是江南医药文化的首善之地，直到明清，江浙苏杭一带都是全国医药发展的中心。明清时期是中医学承前启后的重要阶段，此时期基础理论与临床医学的发展和创新，对明清医学的发展起到了积极的促进作用，为江南医学的发展奠定了坚实基础。明清时期是中医骨伤科学的兴盛时期，这一时期的骨伤科医家在总结前人经验的基础上，充分发挥了承前启后的作用。清代医学的承前，不是简单地继承前代成果，而是对过去的文献加以整理、校订、研究和归纳，提出了新的理论和治疗方法，形成了不同的骨伤科学术流派，如以内治为主的“平补派”、以手法治疗为主的“武术伤科派”等。手法、固定和功能锻炼是治疗骨伤科疾病的重要方法，清代骨伤科医家在总结前人经验的基础上对上述方法进行了改良，促进了骨伤科的发展，其中最为著名的是夹板超关节固定法，这种固定方法既可以维持复位效果，又不完全固定关节，获得了良好的功能恢复效果。所谓启后，是指在治疗实践的基础上发展中医学，赋予它生机和活力。

中医学在清代取得了长足的发展，这是因为在清代鼎盛时期，全国人口已多达 1 亿，人口的急剧增多使得疑难杂症也越来越多，医生有了更多的病例进行研究。清代的医生可以将医书中的各种药方都进行试验对比，一时间竟排除了许多缥缈无用的古方。人口的快速增加，患者的增多直接导致看病用药的成本下降，因为生病的人大多不富裕，用不起名贵的草药，所以医生只能放弃古方中的一些名贵中草药，转而从普通草药中寻找效果更好的来代替。这种无意之间的做法使得中医学越来越接近生活，许多简单便宜但效果良好的药方得以流传。

在这样的大背景下，医生的社会地位得到了提高。清代的医生还发起了打破门户的运动，这是因为在以前医学并没有被归纳成系统的知识体系，大部分医生的知识来自自己的父亲，这种只传给自己后代的做法严重限制了中医学的发展。清代名医叶天士认为这样只会误人性命，于是拜访数十位名医，集百家之长，同时也将自己的家学传给了其他医生。

四、清代早期浙派中医骨伤科的兴盛

清代早期是浙派中医骨伤科兴盛的高峰，浙派中医骨伤科在众多专科学派中脱颖而出，许多医家在其著作中将伤科独立成篇，经济发达的浙江也涌现了不少著名的伤科流派。

1. 陆氏伤科

陆氏伤科，在清顺治年间（1658年前后）由陆士逵创立。陆士逵（字鸿浙），陆氏伤科始祖，幼年于少林寺习拳术，精通武艺，曾为皇上侍卫，明末清初为避战乱随父躲至江南隐居，而后远走他乡，留居宁波行医。陆士逵初居慈溪陶家山宋湾村，后迁至鄞县城区宁波江东百丈街，平日以石碗铁筷进餐，用铁烟管吸烟，均取其重而练臂力。据传，陆士逵轻功能立于纸灯笼上，硬功可指捏竹碎，壮年时北游齐赵，广交奇术异能之士，得秘方，后专事伤科，用“麻药水”“麻醉剂”减轻患者手术时的痛苦，又自制伤膏、散剂，疗效甚佳，其方守秘甚严，从不示人。陆士逵钻研《医宗金鉴·正骨心法要旨》等经典，融汇临证心得，著有《伤科》一书，详述诸损伤疗法，对皮伤缝合、脱穴复位、骨折正原等诊治的记载尤详。另著有《医经通考》，考证各经典医籍条文，为医界所推荐。陆氏伤科重视望、问、触、摸、叩手法的运用，以及火罐、银针、三棱针、艾等传统治疗工具的应用，以此为基础进行“骨折整复，理筋续骨”，再辅以祖传加味补阳还五汤等秘方内服，以善治内外损伤而盛誉浙东，曾被誉为“浙东第一伤科”。

2. 劳氏伤科

劳氏伤科是浙东中医骨伤的主要流派之一。“劳氏伤科”创始人劳双龙著有《劳氏家宝》一书，据《中国医籍大辞典》记载，该书成书于明嘉靖六年（1527）。该书主要阐述了伤损证治、用药要诀、接骨入骱手法，失枕、刀斧磕伤等的治法，全体骨数、穴道、摘《洗冤集录》尸格及《考骨图》致命处和验证吉凶等，并载有治伤内服、外用方八十一首，内容丰富，对伤科基本理论、解剖、病因病机、辨证、脉候、治则、穴位、方剂、手法、绑缚、预后、禁忌皆有论述，现存1927年抄本，藏于上海中医药大学图书馆。除该书外，尚有《劳氏伤科祖传秘方》等其他劳氏伤科手抄本。

3. 詹氏骨伤

清康熙年间，詹锦鹤传承父辈医技并将詹氏中医骨伤疗法发扬光大。詹氏骨伤以詹氏中医骨伤疗法的独特手法整复、杉树皮小夹板外固定、中药内服外敷的治疗方法为特色，其独特的正骨手法主要包含手摸心会、牵拉扶正、拔伸牵引、侧方推挤、前后提按、屈伸展收、挤夹分骨、环抱扣挤、成角反折、回旋反绕、摇摆触碰、纵向叩击。詹氏骨伤中医特色显著，疗效确切。

4. 南拳伤骨科王骢薪堂学派

王宗茂少年时曾到嵩山少林习武，后来到泉州南少林任教习，寺僧大多武医兼通，因此王宗茂精通武术伤科，擅长伤科医术，善于利用当地草药治病。王宗茂结合南北派正骨术，于温州瑞安创立南拳伤骨科王塑薪堂学派，治疗骨伤疾病时运用触摸、连接、端挤、提拉、按压、揉摩、推撩、拿捏等手法正骨复位，用竹片、杉树皮固定，加以牵引悬吊，配合使用中药外敷、内服，以及隔物灸。

5. "三六九" 伤科

绍兴"三六九"伤科最早起源于南宋绍兴年间（1131～1162年），鼻祖嵇幼域著有《秘传伤科》，他的儿子嵇绍继承父业，一直到明清时期，由其传人宏达法师授衣给南洲和尚，再传给张梅亭。张梅亭每逢农历二、五、八到萧山出诊，一、四、七在寺中，三、六、九在绍兴城中，所以绍兴人民称此流派为绍兴"三六九"伤科。"三六九"伤科以少林武术为基本功，用药强调内治与外治相结合，内治调气扶正，外治活血散瘀、接骨愈伤。现存祖师嵇幼域的《秘传伤科》，张梅亭门人整理的《下方寺西房跌打大成》手稿5卷，以及《下方寺伤科》手抄本。

6. 金华黄氏伤科

金华黄氏伤科学术根基深厚，源于少林、武当流派，其学术理论独树一帜，具有独特的正骨经验和用药特色。黄氏伤科临证重视内外兼治，形成了以手法复位、小夹板固定、功能锻炼、药物内服外敷为体系的骨伤科治疗方法，在浙江中西部地区影响甚大。

五、清代早期浙派中医骨伤科发展对后世的影响

清代建立了较为完善的医疗卫生机构，专设太医院，御药房。太医院作为独立的中央医疗机构，为皇后和宫内人员诊病、备药，还负责其他医疗事务。起初太医院设一院（正五品），左右院各判一人（正六品），负责太医院事务，由10名御医、30名官员、40名博士组成，在掌管自己的事务后，医院官员的人数有增无减。清雍正八年（1730）增设30名食医，清乾隆二年（1737）又设准食医为规。太医院官士习业，御医、吏目、医士、医生各专一科，其中还特设正骨科，同时大力组织编纂本草书及方书，大量校勘古医籍，发展医学教育，组织编撰了《医宗金鉴》，成为学医人的必修书目，也造就了许多儒医兼备者，为医学的发展奠定了良好的基础。御药房是供应宫内所需药物的炮制

及各型成药加工制备的机构，于清顺治十年（1653）设立，由总管首领内监管理。清康熙三十年（1691），裁总管首领内监，改派内管领一人，副内管两人兼管。药库，也称生药库，由医士中选委二员管理，买办药材，两年换，升授吏目。凡各省出产药材至地方，每年照例解运药材，交纳药库，由管库委官验收贮存。所有药材均由药库进口，经掌管药库的医官检验，由御用药房的“苏拉大夫”或民间招募的“闽大夫”切割加工后备用。这些机构大多为统治阶级服务，但客观上培养了医学专科人才，传播了医学知识，促进了医学发展。为了缓解阶级矛盾，清代统治者、地主、士绅纷纷兴办养老院、普安堂、育婴堂、粥厂等，收养弃婴、无行为能力的婴儿和无依无靠的体弱老人，对清初的社会安定和医学发展起到了良好的推动作用。

清代早期，朝廷鼓励学术探讨，并时常资助大型文献的编纂，因此当时有大量全书、类书及丛书刊行，著作颇丰，学术研究深入医学的各个领域，对清初医学的发展产生了多方面的影响。从结构上来说，清代的“接骨”“金镞”“疮疡科”“正骨科”“伤科”均属于中医骨伤科的范畴，这一时期是中医骨伤科发展的成熟兴盛时期，涌现出了许多在学术上卓有成就的医学家及骨伤科专著。这一时期的骨伤科医家不仅对前人的经验进行了总结归纳，还结合自身实践撰写了许多骨伤科专著。可见，清代早期各医家对人体内在骨骼解剖结构的认识已经非常系统和深入，骨伤疾病的诊断思维至今仍指导着临床实践。各医家在这一时期对正骨手法、固定器具、固定方法的总结和革新，以及对方药内治思想的拓展，极大地促进了中医骨伤科的发展，使我国古代中医骨伤科的发展进入了全盛时期。

（全仁夫　姚新苗）

第三节　清代中期至民国时期浙派中医骨伤科的发展

一、清代中期至民国时期医学发展的背景

清代的医学发展，呈现出一个相对错综复杂的局面，中医学的传统理论和实践经验经过长期的历史积淀和检验，已臻于完善和成熟，无论是总体的理论阐述，还是临床各分科的实际诊疗方法，都已具备了相对完善的体系，而且疗效在当时的条件下是非常卓著的，与世界各国医药状况相比也是略胜一筹的。但是，清代统治者对内高压统治，对外闭关自守，政权日趋保守，造成故步自封、因循守旧的社会思潮进一步加剧，中医学的若干创新发展犹如昙花一现，湮没在了历史的长河之中。各种社会矛盾日益暴露，反清斗争接连不断，加上帝国主义入侵，中医学受到歧视，面临重大危机。

二、促进清代中期至民国时期中医学发展的因素

（一）社会生产与社会经济

乾隆皇帝继续实行奖励垦荒、减免捐税的政策，在位期间不仅解决了中国历史上游牧族与农耕族之间日久的冲突，而且采纳了一系列政策来发展边疆地区的经济、文化和交通，巩固了多民族统一，奠定了现代中国的版图。

在统治政策上，雍正的励精图治为乾隆留下了几千万两的国库存银，因此乾隆即位后不久，便下令免除了老百姓在清雍正十二年（1734）以前欠下的税银，施以宽大之政，罢开荒、重视农业、免除赋税等举措不仅减轻了底层老百姓的负担，而且为他赢得了爱民如子的名声。

在经济上，乾隆继承康熙、雍正两朝的政策，比较重视农业生产。他相信

“民为邦本，食为民天”“务本足国，首重农桑”，要求北方向南方学习耕种技术。以前贵州遍地桑树，但不养蚕纺织，他责成贵州地方官向外省招募养蚕纺织能手传授技术，责令地方官注意植树造林，做好水土保持，并且鼓励开荒，扩大种植面积，资助甘肃贫民前去地广人稀的乌鲁木齐垦种。同时，乾隆重视发展商业并给予宽松政策，规定商人到歉收的地方销售粮食可以免关榷米税，允许百姓贩运少量食盐。但是，鸦片战争之后，中国的社会生产力大大降低，社会发展停滞不前。

（二）开放思想与对外交流

自鸦片战争之后，中国逐渐沦为半封建半殖民地社会，西方文化和思想随之入侵，西方国家的先进科学技术知识，比如天文、地理、医学、化学等，都得到了系统的介绍，不仅开阔了国人的眼界，改变了传统的自然观，而且新知识、新技术被运用到生产中，促进了社会发展。西方思想的传入对中国思想界风气转向的影响也是不可忽略的。清代的学术界发生了根本性的转折，在学术界成就了所谓的“朴学”，即实事求是，就事论事，有一分资料说一分话，治学态度严谨。在这种学风的影响下，医学界的发展出现了极大转向，总体来看这个时期的中医学术趋势有两个方向。

其一，注重证据，每一次的议论都必有对应的证据，不尚空谈，方证对应派兴起，比如柯韵伯提出：合此证即用此方，不必问其为伤寒、中风、杂病也。今人凿分伤寒、中风，不知辨证，故仲景佳方置之疑窟。但是，这种学说有一个特点就是不问疾病的原因，只专注辨证，忽略了辨因，使得中医学几千年以来的整体观、天人合一观都不能很好地保存，方证对应学说发展到最后既不需要阴阳五行，也不需要天人合一之类的中医核心思想。

其二，由于实事求是并不能解释所有的医理，于是一部分人会只求方证对应，不管作用机理，只要对证则可用药，另一部分人会穷究医理，于是就有了气化学说。后来，气化学说得到了长足的发展，其发展主要从两方面进行，一方面是经方派的气化论，另一方面是温病学派的兴起。其实，这两个流派成为后世主要流派很重要的一个原因就是中医学问题不可能用西方实证主义思想或者清代考据的思维解决。

（三）哲学思潮与宗教信仰

晚清时期的“西学东渐”让中国第一次正视西方文明，西方医学在此背景下传入中国。1835 年，美国传教士伯驾（1804—1888）在广州创办中国近代第一所教会医院——博济医院。伯驾在华的医疗活动有着明显的帝国主义侵略目的，其后继者，博济医院院长嘉惠临也是一名传教士，他在评价伯驾时公然宣称：在西洋大炮无能为力时，伯驾的医刀劈开了中国的大门。伯驾在我国第一次使用乙醚麻醉实施手术，深得患者信任，为传教士在中国传教打开了局面。此后，教会医疗事业在中国逐渐发展壮大。鸦片战争后，中国沦为半封建半殖民地社会，西方列强纷纷派出传教士到中国各地传教，在传教过程中以医师身份为掩护的不在少数。

19 世纪下半叶，越来越多的传教士深入我国内地传教，他们翻译出版西医书籍和报刊，并创办一系列教会医学院校和护士学校。教会医疗事业是晚清影响力最大的西医事业，它与其他因素一同影响了我国人民西医观的演变。正是在晚清时期，在西医的冲击之下，中医一统的局面被打破，从而形成了近代中国医药观的多元化格局。

三、清代中期至民国时期骨伤科发展的基础

鸦片战争后至中华人民共和国成立前，是中医发展近乎停滞，甚至濒临灭亡的阶段。随着西方文化的侵入，部分国人盲目向西方学习，中医骨伤科受到歧视，基本上处于自生自灭的境地，仅靠祖传或师承延续下来，在此期间涌现出了一批伤科名家，对骨伤科理论与技术的继承发展起到了重要作用，为中华人民共和国成立后中医骨伤科领域的蓬勃发展奠定了基础。

理论方面，晚清名医唐宗海对骨伤血证探讨最深，其在《血证论》中指出：跌打折伤一切，虽非失血之正病，而其伤损血脉，与失血之理，固有可参，因并论之。凡跌打已见破皮出血者，其症“无偏阴偏阳之病”，务从止血为安，“则存得一分血，便保得一分命”。唐宗海倡导治骨伤血证当以补气止血、祛瘀生新、消瘀定痛、通窍活血为法，对后人有很大影响。民国时期骨伤科名医王子平、李广海、高云峰、刘寿山、陆银华等，无不遵其旨意而发挥于临床。对此，上海石氏伤科总结道：理伤仅用外治，气血难复，恢复不易；仅用内治，则筋骨不正。理应调气血，壮筋骨，内服外敷、针刺手法、央缚活动、相互参用，使疗效显著而少后遗、复发之虞。石氏伤科侧重于气血之中的“气”，认为气血兼顾、以血为先是临床常用的治标之法，以气为主的气血兼顾为刻刻留意的固本之计。

诊疗技术方面，晚清名医唐宗海认为，凡失血家忌汗、吐之法，当以和法“为血证之第一良方”，擅长运用小柴胡汤达表和里，升清降浊。安徽徽州名医江考卿在其所著的《江氏伤科方书》中提出了通过检查骨擦音鉴别骨折的

方法。晚清名医赵竹泉在其所著的《伤科大成》中记载了一种通过观察指甲颜色来判断伤情轻重的方法：以我手指甲，掐其手指甲，放手易还原色者易治，少顷始还颜色者伤重，手指甲紫黑色者不治。陈风山、金倜生编写的《伤科真传秘抄》中就要求学骨科者必须十分熟悉骨骼的形态和结构，要求学生在黑夜里用手摸骨骼标本时能正确分辨是何骨。魏指薪就擅长用摸法来判断骨折、骨碎、骨歪等不同，以及筋歪、筋断、筋走之差异，甚至一些经X线检查未见异常的患者，在魏氏的手摸之下都能够得到及时、正确的诊断。出身于骨科世家的林如高自幼练功，将气功运用于骨伤整复的手法之中，提出了触摸、拔伸、持牵、按正、提托、推挤、摇转、反折、理筋、分骨十法，手法熟练，讲求重而不滞，轻而不浮，柔中有刚，刚柔相济，在民国中期即已名传海外，被誉为“整骨神医”。四川名医杜自明，擅长手法治疗，其针对治筋伤难于治骨伤的特点，治骨伤常用牵、接二法复位，用挤、靠二法固定，治筋伤则用点穴按摩配合弹筋拔络，获得了显著疗效。以手法治疗著称的还有北平名医刘寿山，他强调伤科治疗“七分手法三分药”，在骨折复位方面，以“拔不开则按不正”为指导思想，贯彻“欲合先离，离而复合”的原则，这不仅符合骨伤的机制，也暗含辨证原理。刘氏治脱臼，强调一个“摘”字，即用摘法解除关节两端的重叠交锁，以利复位。这些简明之要诀，易于学习者掌握和运用，有利于中医骨伤治疗水平的整体提高。近代中医骨伤科重视内外并治，比如赵廷海主张在整复固定前使用麻醉镇痛药，如消风散、住痛散等，甚至可加痹药（指川乌、草乌等具有明显镇痛麻醉效果的药物），整复后予活血住痛散等活血通络，促进骨伤愈合。王子平就曾集古人之精华，根据自己长期的实践经验，创编了“祛病延年二十势”功法，为骨伤科常见疾病的防治提供了有益的思路和借鉴方法。

四、清代中期至民国时期浙派中医骨伤科的传承与发展

清代中期至民国时期，骨伤科专业的医家人数增多，一些内科医家也开始转向骨伤科，临床经验不断积累和丰富，另外医学基础理论的发展，尤其是朱丹溪的气血学说、赵献可的命门学说、张景岳的温补学说、王与的法医学等，直接指导了骨伤科的诊疗，促进了浙派中医骨伤科的进步，使浙派中医骨伤科得以迅速发展，并开始形成两大医派。

一派受薛己学术思想的影响，在注重骨伤科手法的同时，强调八纲、脏腑辨证，用药以平补为主，故称平补派。陈文治在理论上宗薛己之说，结合自

己的临床体验，强调治伤以补气养血为主，但对骨折脱位的治疗创新不多。胡廷光，字耀山，遵《医宗金鉴》为经，以诸家为纬，博搜伤科诸要，更参以家传之法，汇辑成《伤科汇纂》。胡氏在宗薛己平补学说的基础上，不囿于成方，还收集了当时的民间验方、单方。胡氏在骨伤科手法上多有创新，弥补了陈氏的不足。在诊断上，胡氏提出了功能检查手法，比如肘关节脱位复位后使用的合掌检查法，较原有的摸法更为全面。在固定方法上，胡氏对关节部位的骨折外固定提出推膝盖骨归原的方法，成为后世治疗髌骨损伤的常用之法。对于肩关节脱位，胡氏首次提出使用车转法治疗。胡氏所绘的十四幅骨折脱位手法复位图，是中医骨伤科史上一套比较完善的骨折复位图谱。

另一派为少林寺派，以经络穴位为诊断依据，强调手法复位、点穴疗法及功能锻炼，以武术接骨为主，代表人物为赵廷海、陈元赟等。赵廷海，字兰亭，收集了流传于民间的技击家跌打秘方，于清咸丰二年（1852）编成《救伤秘旨》。书中介绍了拳击伤、骨折的处理步骤和治疗方剂，治疗手法颇有创新，比如对于肋骨骨折，赵氏主张复位后“不必夹”，用粘膏固定，此法至今仍应用于临床。对于足踝关节骨折脱位，赵氏提出超关节的外固定方法。同时，赵氏认为对于手臂骨折应采用功能锻炼的方法。该书载有“十二时气血流注歌”，介绍了36个穴位的救治方药，用药精练，还收载了“少林寺内外损伤方”6首，书后附的“轻重损伤按穴治法”记录了34大穴位伤损按穴治疗的方法，是对少林派伤科经验的高度概括。陈元赟，原名珦，字义都，杭州人，将中医骨伤科知识传播到日本，被日本人民誉为“介绍中国文化之有功者”。

这一时期浙江中医骨伤科的两大医派在各自的发展过程中汲取了对方的长处，出现了逐步融合的自然倾向。例如，胡廷光的《伤科汇纂》曾收录《陈氏秘传》的内容，而《陈氏秘传》的内容与少林寺僧异远真人的《跌损妙方》相似，赵廷海曾对胡氏治疗颈椎骨折脱位损伤的“汗巾提法”作了改进，创“绢兜牵引复位固定疗法”。随着对外开放的实施，西洋武器传入，习武之风转弱，两大医派最后融合为既重手法又重内治的伤科新派，涌现了大批伤科名医和著作。遂安余俊修，字兆秀，著有《跌打精英》一书；乌程（今湖州）汤御龙，字荼光，治病多巧思，亦工诗文；海宁许梿，字叔夏，曾著《折骨补遗考证》；绍兴俞应泰，字星阶，著有《伤科秘诀》；黄岩沈国才，字楚藩，《黄岩县志》谓其“得伤科手术于闽人，接骨续脉，奏效如神”；浦江洪继凭（1833—1898），尝从太平天国军队学得伤科整复手法，传之于世，遂有名望。

浙派中医骨伤科迅速发展，形成了以家传为主要传承方式的骨伤科世医家族。

1. 顾氏伤科

顾氏伤科始于清康熙年间，第一代创始鼻祖顾士圣，最早承袭于少林寺武派，兼收南北伤科，原是医学武功兼长，以疗伤膏药闻名遐迩。擅伤科，调筋接骨，应手捷效，子孙承其业，到第五代开始传医弃武。顾氏数代行医，第五代传人来风公将先祖们的医案整理归纳，写成了《顾氏医录》家传本。第六代传人杏元、杏庄、杏春、杏林兄弟皆得其父真传，杏庄所著《祖传药录》为顾氏伤科增色不少。杏庄长子仁瑞、次子仁生亦皆能绍祖业。

顾氏伤科整复脱臼强调理、捺、端、入，正骨注重柔、拔、捏、合。常用手法有捏挤压揿、提掣复平、对捺挤压、拉颤压纳、推送抱合、屈伸牵捺、挤捺分骨、折旋矫正等。擅长应用小夹板，重视“动静结合”。内治详辨证，重气血，并用家传秘方所制的损伤膏、接骨膏、消瘀清凉膏、活血壮筋膏、陈伤膏、风湿膏等进行治疗。

2. 濮氏骨伤

濮氏中医始于清道光元年（1821），传承至今已有八代，创始人为生于清嘉庆元年（1796）的濮守恩。濮守恩，字继荣。清道光元年（1821），濮守恩在浙江省孝丰县安家落户，悬壶乡里，开“濮济生堂国药号”，济生即普济众生之意，是行医的准则。他对内、外、妇、儿、针灸、推拿、骨伤等科都十分了解，是个全科医生。

濮守恩发现，山区农民劳作时跌打损伤的病例较多，腰背疼痛、筋骨劳伤发病率也很高，于是他采用内外结合的治疗方法提高疗效，联合针灸、推拿治疗，加上温经通络、活血化瘀的中草药外敷或内服，这就是濮氏治疗骨伤疾病最早、最基本的方法。濮守恩开创性采用“取火”的方法，将熊熊燃烧的烈火直接拍击在患者肢体上，治疗痹证及外伤后遗留的麻、肿、痛症。

3. 章氏骨伤

章氏骨伤科源于多山沿海、湿气重的浙江东南地区，章氏中草药内服或外敷具有祛瘀止痛、温经通络、促进骨折愈合的作用，针对沿海地区的湿邪有独特疗效，有南方地域特点，具有典型性和代表性。章氏骨伤科始创于清道光三年（1823），至今已200余年，传承七代，在正骨手法、中药内服、中药外敷、杉树皮固定治疗风湿痹痛及骨折筋伤等骨伤科疾病方面独树一帜，形成了独特的理论体系，成为骨伤科的一大流派之一。

清道光元年（1821），章正传得云游武僧传授伤科，以外疗为主。清道光末年（1850），其子章如奎在黄岩开设保春堂伤科。第三代传人章玉堂总结出了一套内外兼治的理、法、方、药，将中草药与祖传的指法点穴相结合治疗软组织损伤，治疗创伤患者时用儿茶煎汤冲洗清创，用珍珠散生肌收口。

章氏骨伤临证时注重整体观，重视脏腑、气血等关系，重视摸诊，强调手摸心会、筋骨并重，有独特的点穴理筋手法，还总结出了“正骨十法”，认为施术时手法要柔和、轻巧、沉稳、准确，达到“法之所施，病人知痛骨已拢”的境界。

4. 张氏骨伤

张氏骨伤是浙江富阳人张永积在清道光年间创立的，以手法整复、杉树皮夹板外固定、百草伤膏治疗为特色。张永积（1788—1862）始创张氏骨伤，距今已有近200年的历史。张氏骨伤逐步形成了以“整体辨证、手法整复、杉皮固定、内外兼治、筋骨并重、动静结合、功能锻炼”为特点的骨伤诊疗体系，正骨手法独特，中医药特色明显，大幅降低了治疗费用，社会效益显著。

张氏骨伤主要通过言传身教、父子传承、师徒代传而延续。一代又一代的传人在临床实践中不断成熟与完善诊疗体系。手法整复、祖传百草膏（或金黄散伤膏）外敷、杉树皮夹板外固定疗法，堪称张氏骨伤的“治伤三鼎”。

5. 茶亭伤科

茶亭伤科由永春和尚始创于清同治九年（1870）。《萧山县志》记载：茶亭伤科，清同治九年，由永春和尚主持，历时百余年。传说，久治不愈的疮疡经永春治之，方可药到病除。永春还设普济茶汤会，建凉亭施香茶，茶亭之名妇孺皆知，茶亭伤科亦由此得名。永春拥有高尚的医德、精湛的医术，怜贫恤苦，疗效良好，故在民间一直享有较高的声誉，诸暨、绍兴、义乌，以及富阳、余杭等周边地区的患者常慕名前来求医。

永春和尚，俗名柳溪，1832年生人，原籍台州。少时师从名医，修得精妙岐黄，习得精良武功，因在当地毙死恶徒，流落至绍兴，隐姓埋名，以乞讨度日。1870年，柳溪在绍兴街头遇见贩卖土纸的萧山后溪人汤怡林，用草药治愈其头顶久治不效的疔疮。数月后，柳溪按照汤怡林所留地址寻至萧山后溪，宿入静修庵，落发为僧，号永春，开始施德行医。

茶亭伤科自创建以来，一贯注重继承传统的正骨经验，经过几代人的不断实践和积累，在中医理论的指导下，结合现代技术，推陈出新，在诊疗方面形成了独特的理论体系，积累了丰富的临床经验。对于骨伤疾病，茶亭伤科擅长运用手法正骨、自制“敦煌消肿四黄膏”“永春膏”外敷、小夹板外固定及方药内服等方法进行综合治疗，以获得不开刀、疗程短、痛苦少、费用低的佳效。在治疗筋伤疾病时，茶亭伤科充分应用针灸、推拿、穴位注射、小针刀、牵引等诊疗方法，配合经方内服，通过内外兼治的方法获得独特的治疗效果。

6. 陆氏伤科

陆氏伤科曾被誉为“浙东第一伤科”，始于清顺治年间（1644～1661年）。陆银华，号延鋆，生于清光绪二十一年（1895），宁波人。银华幼承庭训，从父习文练武，深得家传之秘，又涉猎诸多名家著作，对叶天士、王清任学说尤为深研，悬壶未久，便已渐露头角，声名日噪，求诊者与日俱增。中华人民共和国成立后，陆银华对医术更是精益求精，整骨上骱，手法娴熟，常能解除痛苦于须臾间。陆银华晚年医名大噪，闻名遐迩，求治者日以百计，危重伤损，多能化险为夷，特别是对头部内伤、“海底”伤、胸胁内伤等的诊治，环环相扣，自成一体，以“心脑并论”“治心为先”为理论基础，创制了以镇心安神功效为主的琥珀安神汤，用于治疗头颅内伤，疗效卓著；对骨折的治疗提出了“静如磐石不移，动似钟摆有律”的原则，即在骨折整复后，为有利于骨折愈合，防止重新移位，可采用具有良好固定性能的杉树皮做夹板固定，但静中要动，要有节有律，要依次、渐进活动，这是加速骨折愈合和功能恢复的重要措施；对骨折内治法提出了“血溢宜止勿迟疑，活血祛瘀紧相连，补肝益，肾调气血，不碍脾胃惜后天”的原则。陆银华从游者甚众，桃李遍布省内外。陆氏伤科蔚然成派，子侄辈皆传其业，并有医名。

7. 李氏骨伤科

李氏骨伤科始于明崇祯年间（1628～1644年）。李汝安，生于1909年，李氏骨伤科第12代传人。李汝安先生“青出于蓝而胜于蓝”，毕生坚持出诊、上山采药，每逢端午、七夕、重阳等都要陪伴母亲炮制祖传末药，配制药丸、散剂、膏药。在母亲的精心培养下，李汝安对李氏骨伤科特色医疗心领神会，医德、医术日渐提升。经过几十年的临床实践与不断探索，李汝安在骨伤科领域迅速崛起，进一步把祖先开创的李氏骨伤科特色医疗推向了一个新的起点。李汝安声名鹊起，求治者应接不暇，在方圆数百里颇有声望，其临床应用的正骨、理筋手法日臻完善，尤其是其倡导的“三眼齐对”立体思维方式对骨伤科临床诊疗影响深远。

清末至民国时期，时局动荡不安，中医学发展一度停滞不前，但同样涌现出了许多富有创新精神的伤科医家，他们强调实践，不断提出新的理论和观点，在伤科领域形成了不同的学术流派，推动中医骨伤科学更趋完善。

五、清代中期至民国时期浙派中医骨伤科发展对后世的影响

清代中期至民国时期（1912～1949年）是中华民族历史上从鼎盛到衰退的动荡不安时期，特别是鸦片战争之后，中国逐渐沦为半封建半殖民地社会，随着西方文化的入侵，中医受到歧视，骨伤科面临危机。那时的人们常将骨伤科医生视为“走江湖卖膏药之下九流”，浙派中医骨伤科处于花叶凋零、自生自灭的境地。在此期间，骨伤科著作甚少。中医骨伤科的延续以祖传或师承为主要方式，医疗活动只能以规模极其有限的私人诊所的形式开展，这种私人诊所在当时不仅是医疗单位，也是教徒授业的教学单位。借此，许多宝贵的学术思想与医疗经验才得以流传下来，为中华人民共和国成立后浙派中医骨伤科的传承和发扬保留了可能。清代中期至民国时期较著名的流派，诸如宁波慈溪劳氏伤科、宁波江北陆氏伤科、绍兴顾氏伤科、湖州安吉濮氏伤科、台州章氏伤科、杭州富阳张氏伤科、杭州萧山李氏伤科等，各具特色，在当地影响深远。

（金红婷　姚新苗）

第二章 浙派中医骨伤科流派传承

第一节　浙派中医骨伤科流派

一、“三六九”伤科

（一）流派起源

绍兴“三六九”伤科，即“下方寺里西房伤科”，源自少林，医武同宗，讲究手摸心会、点穴通经、分筋错（正）骨、功法习练，擅以中药内服、膏药外敷收效，传承多代而历久弥新，享誉浙东。“三六九”伤科始于南宋高宗绍兴年间，已有800多年历史，鼻祖稽幼域，祖籍河南开封，幼年时拜少林武师徐神翁为师，修习武功和医术，后护驾康王至临安（今杭州），创“善风草堂”悬壶济世。稽祖传其子名曰绍师，继伤科之脉，迄今杭州太庙遗址旁仍有“稽接骨桥”以为史迹。明清之际，宏达祖师一支迁来山阴，居下方禅寺，创立“下方寺里西房伤科”，并授钵于南洲和尚，再传于张梅亭、王春亭。清末民初，“三六九”伤科进入鼎盛时期，以张梅亭为代表人物，授子传徒六门，分别为张氏、王氏、单氏、傅氏、吕氏，以及在杭州一支的徐氏。自清光绪年间（1875 ~ 1908年）起，里西房伤科每逢农历三、六、九至绍兴宝珠桥河沿前应诊，久而“三六九”成为伤科代号而享誉浙东。另有农历二、五、八在萧山凤堰桥应诊，一、四、七在寺内应诊，故以此史料而观，“三六九”伤科之名号当始于张梅亭。

传承至今，“三六九”伤科尚有数十名后人承业，分别在绍兴市柯桥区中医医院、安昌街道社区卫生服务中心、齐贤街道社区卫生服务中心及越城区宝珠桥河沿执业坐诊，年均诊治患者20万人，其中傅氏一脉尤为兴旺，其创业祖师为傅长生。傅长生出身贫寒，13岁进下方寺里西房为小沙弥，随侍下方寺伤科大师单廷魁左右，聪慧好学，勤勉刻苦，独得秘传，至20岁出道行医，医名日盛，后自立门户，始有“三六九”傅氏伤科。“三六九”伤科傅氏一脉的第二代传人傅松樵、傅松春为绍兴市第一批名老中医。2012年6月，绍兴“三六九”伤科被列入第四批浙江省非物质文化遗产名录，傅宏伟为其非物质文化遗产代表传承人，先生秉承家学，勤奋好学，融汇祖传伤科秘技及现代骨科技术，不断发展创新，提炼“三六九”伤科内涵（三法、六药、九器），发表专业论文20余篇，主持厅、市级科研课题6项，其中“‘三六九’伤科治疗胫腓骨骨折与现代手术治疗的临床疗效比较”获得绍兴县（现属绍兴市柯桥区、越城区）科技进步奖三等奖；完成市级科研项目“绍兴‘三六九’伤科学术经验相关性研究”，出版专著《里西房方药集》《下方寺伤科医录》点校本，该课题获得2015年浙江省中医药科技进步奖二等奖；完成省中医药管理局中医基层适宜技术培育项目“竹夹板治疗桡骨远端骨折临床研究”，并通过评审验收。傅宏伟是第七批全国老中医药专家学术经验继承工作指导老师，绍兴市柯桥区中医医院中医骨伤科学科带头人，浙江省中西医结合学会骨伤科专业委员会副主任委员，浙江省非物质文化遗产保护协会第一届传统医药专业委员会副主任委员，浙江省中西医结合学会骨质疏松专业委员会常务委员，浙江省中医药学会整脊分会委员，绍兴市中医药学会常务委员，绍兴市中医药学会骨伤分会副主任委员，绍兴市医师协会骨科医师分会副会长，绍兴市柯桥区医师协会会长，绍兴市柯桥区中医药联盟第一届理事会理事长。

绍兴“三六九”伤科与少林伤科同宗同源。在传统医学领域，民间自古有“红伤宗少林”的说法，所谓红伤就是外伤，因开放性创伤可见创面出血而称“红”。民间自古有“天下武术出少林”之说，指的是少林武术种类繁多，外有拳脚刀枪棍棒，内有行气易筋功法，亦有佛理哲学明心见性，蔚为大观。习武者伤者较多，故在宗门医术中，少林药局之禅武医独树一帜，伤科更是其中较为显目之科别。少林伤科是由武医演化发展而成的，业医者不但要精通医学，还要习练武术，一来能易筋洗髓，使自己更为健康强壮，能更好地为老百姓服务，二来通过习武能明晰人体筋脉骨骼、经络穴道，治疗时能得心应手。495年，印度僧人跋陀前来嵩山落迹传教，建少林寺。527年，印度高僧达摩到嵩山传授禅宗。达摩祖师编制了达摩十八手和心意拳，旨在健体防身，此外还有《诸导气诀》《易筋经》《洗髓经》等传世，为少林武术的形成奠定了基础。历代高僧大多法、武、医兼通，益国利民，闻名于世，更多的僧医拥有精湛的伤科医术，开创了少林武术伤科。

明清时期，中医伤科发展为两大学派，即重视脏腑辨证论治的温补伤科，以及重视经络气血、点穴复位治伤的少林伤科。明嘉靖二年（1523），异远真人经过多年的民间搜集，整理出《跌损妙方》一书，少林伤科的真传秘方才为世人所知。明末至清中晚期，一些拳术技击家继承异远真人的按穴治伤、依穴位而加减用药的治疗方法而自成伤科派系。此后战事纷乱，武术气功门派日益增多，少林寺门徒有流散各地之趋势，再加上江考卿《江氏伤科方书》和赵廷海《救伤秘旨》的问世，少林伤科技法逐渐流传于民间。“三六九”伤科鼻祖稽幼域便是少林伤科传人，护驾康王至江南后将该脉流传至今。傅氏伤科原系“下方寺西里房伤科”，源于少林，医武并蓄，针灸手法并用。

在少林医药书籍当中，绝大部分为关于少林寺伤科的著作，如《少林寺秘方铜人薄》《少林寺跌打急救方》等，民间有《少林寺十二时辰十二穴秘方》《少林寺军阵伤科秘传》《少林寺跌打伤科万应方》等流传，《少林寺伤科》于清道光十三年（1833）刊印。少林伤科理论重视气血经络，在治疗上有极富自身特色的手法，包括“正骨手法”“点穴治病”等，也有一些疗效非常好的药方，如“少林寺十三味总方”等，而“三六九”伤科所传之十三味与此配方相同，此为同宗同源的证据之一。

（二）传承脉络

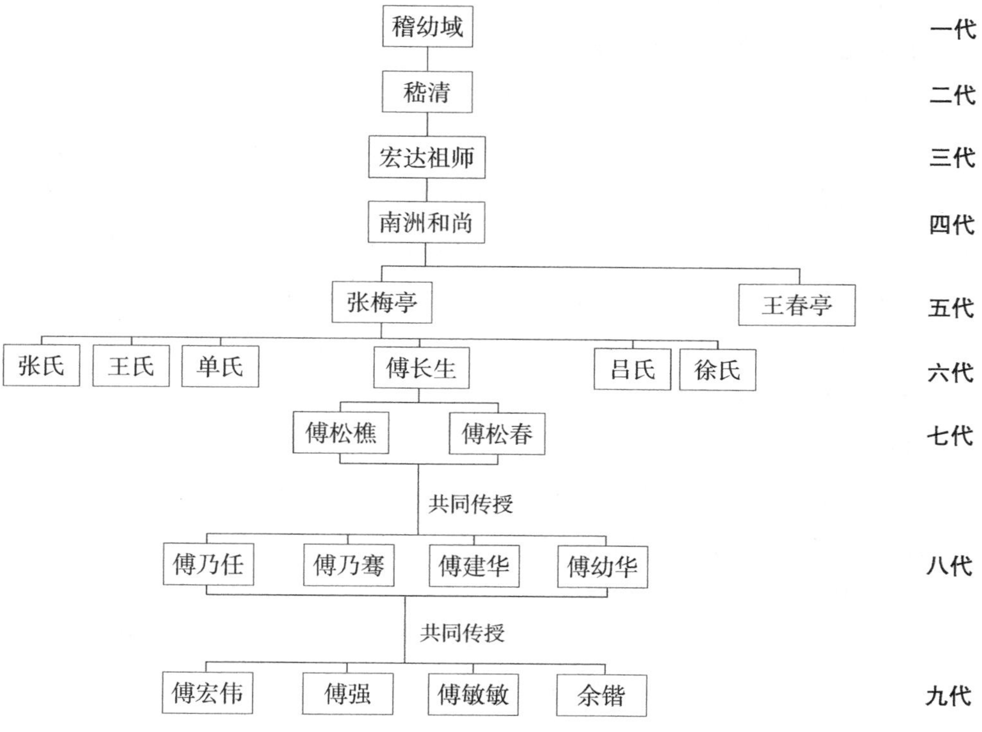

图 2-1 “三六九”伤科历代传承代表人物

1. 第一代：嵇幼域

嵇幼域（生卒年月不详），师从徐神翁习武业医，著有《秘传伤科》，护驾康王南渡后在临安建“善风草堂”，悬壶济世。

2. 第二代：嵇清

嵇清（生卒年月不详），字仁伯，又名绍师，为嵇幼域之子，得祖传治疗骨损金疮秘术，民间称之为“嵇接骨”，曾为宋孝宗治疗骨折，应手而愈，执太医院事，后御赐“嵇接骨桥”，迄今仍在杭州太庙遗址旁。

3. 第三代：宏达祖师

宏达祖师（生卒年月不详），清代接骨名家，受艺于南洲和尚，在下方禅寺里西房为百姓接骨疗伤。《绍兴宗教》记载：清顺治年间（1644 ～ 1661 年），僧广恩西院扩建旧寺。此后为方便百姓就诊而扩大西房场地，绍兴下方寺里西房伤科由此显名。

4. 第四代：南洲和尚

南洲和尚（生卒年月不详），明末清初人，嵇氏返传医术于宗门，南洲和尚得其真传，以治金疮骨损见长，后迁徙至山阴（绍兴）寿量寺，据《绍兴宗教》记载：寿量寺亦称下方禅寺。

5. 第五代：张梅亭、王春亭

张梅亭、王春亭（生卒年月不详），清末民初人，师承下方寺里西房伤科大师。民国时期时局动荡，百姓难以求医，彼时绍兴各路人士纷纷施医施药（如慈善凌霄社等），张梅亭及王春亭为方便百姓就医，每逢农历三、六、九行医船至绍兴宝珠桥河沿，二、五、八至萧山凤堰桥，一、四、七在寺中坐诊。于是，绍兴“三六九”伤科由百姓口耳相传，闻名遐迩。张梅亭授子传徒六门，分别为张、王、单、吕、傅、徐。

6. 第六代：傅长生等

傅长生（生卒年月不详），傅氏“三六九”伤科创业祖师，13 岁进下方禅寺为小沙弥，拜张梅亭为师，自小侍诊师父及师兄单廷魁，得其真传，而后独立行医，德艺双馨，被百姓称为“西房长生”。

7. 第七代：傅松樵、傅松春

傅松樵、傅松春（生卒年月不详），傅氏“三六九”伤科第二代传人，傅长生之子，善于接骨续筋，流芳民间。

8. 第八代：傅乃任等

傅乃任（生卒年月不详），傅氏“三六九”伤科第三代传人，出生于 1944

年，副主任中医师，业医60余年，自幼随祖父长生、父亲松樵学艺，遵循“学、思、悟、践”四字要义，擅用手法接骨续筋、用膏药汤剂疗伤祛病，撰写的多篇论文在国家级及省级学术期刊上发表。如今傅乃任已步入耄耋之年，精神矍铄，仍坚守门诊，业余时间手不释卷，好学乐之。

9. 第九代：傅宏伟等

傅宏伟（生卒年月不详），傅氏“三六九”伤科第四代传人，全国老中医药专家学术经验继承工作指导老师，浙江省非物质文化遗产代表传承人，绍兴市柯桥区中医医院中医骨伤科学科带头人，从医30余年，发扬古义，融汇新知，善于运用“三六九”伤科技艺接骨疗伤，手法细腻，技术精湛，临床治疗时重整体、兼内外，擅用膏药及汤剂，在颈椎病、腰椎病、肩周炎、膝关节病、骨折不愈、骨感染的治疗，以及脑外伤后遗症的康复等方面积累了丰富的经验。

（三）学术特色

1. 辨证重整体，治疗兼内外

“三六九”伤科整体与局部观的主要理论基础是经络气血，以经络为载体，其内涵是气血，而经络将脏腑与四肢百骸贯穿。“三六九”伤科认为局部的外伤（骨折、脱位、筋伤等）终将伤及脏腑，而脏腑的亏损必表现于肢体，前者以创伤（新旧）为主，后者以骨病为主。“三六九”伤科在处方用药时十分重视整体与局部思辨，并非仅仅着眼于以局部治局部，而是放眼于整体。“三六九”伤科整体观的建立，不仅使解剖结构互相联系，更重要的是对中医经络气血思维进行了深入思考和领悟，以经络、脏腑、穴道、部位为辨证依据，综合气血，尤其对津液学说在伤科疾病治疗中的应用有独到见解，在此基础上使用手法及方药体现了“三六九”伤科的治病特色。

“三六九”伤科用药强调“内治与外治相结合，内治调气扶正，外治活血散瘀，接骨愈伤”，据上、中、下三焦理论，拟上伤汤、中伤汤、下伤汤，对于外伤三十六穴道有各自特定的方药可治，类似于引经药，但又有所不同，起到的并非引经作用，而是在“三六九”伤科十三味（延胡索、木香、青皮、乌药、桃仁、赤芍、当归、苏木、三棱、莪术、骨碎补、大黄、砂仁）的基础上突出汤剂在伤处的定位作用，发挥类似于解穴的作用，比如伤及炎火穴（心脏），则在十三味的基础上增加丁香、肉桂等，伤及下海穴（右乳下一寸四分），则在十三味的基础上增加蒲黄、五灵脂等。此类穴道方为门内秘传。另外，伤科医师在处方用药时，需将传统伤科验方或古方与经方、时方有机结合，突出辨证施治。

“三六九”伤科对骨伤疾病进行整体辨证时，总是将气血津液纳入其中综合考虑，比如《膝骨关节炎中医诊疗指南（2020版）》就将膝骨关节炎分为发作期、缓解期和康复期，将中医证型分为气滞血瘀证、湿热痹阻证、寒湿痹阻证、肝肾亏虚证和气血虚弱证，本流派认为在实际诊疗过程中，需注重气血津液辨证，尤其是对于容易出现积液的关节病，津液学说尤为重要。“津”与“液”同源而异质。《灵枢·决气》说：腠理发泄，汗出溱溱，是谓津……谷入气满，淖泽注于骨，骨属屈伸，泄泽补益脑髓，皮肤润泽，是谓液。《灵枢·五癃津液别》说：……津液各走其道，故上焦出气，以温肌肉，充皮肤，为津；其留而不行者，为液。可见，质地较清稀，流动性较大，布散于体表皮肤、肌肉和孔窍，并能渗入血脉之内，起滋润作用的，称为津；质地较浓稠，流动性较小，灌注于骨节、脏腑、脑、髓等，起濡养作用的，称为液。《类经》注曰：津液本为同类，然亦有阴阳之分。盖津者，液之清者也；液者，津之浊者也。津为汗而走腠理，故为阳；液注骨而补脑髓，故属阴。所以，从津液角度看关节积液，可以认为是病伤津液而化为痰浊积于局部，故在临床上见膝骨关节炎患者反复出现关节积液时，必然伤及津液，这就是局部与整体的辨证关系，治疗时结合四诊，在处方用药时除选择祛风湿、通经络之品，如薏苡仁、木瓜、牛膝外，早期可使用生地黄、天花粉凉血生津，后期可使用麦冬、黄芪、白术等补气生津，或再加宣开膀胱气化之品，如五苓散之类，以宣通三焦水液，或取二陈汤之意化痰散结，一补一消，共奏良效。

“三六九”伤科治疗骨伤疾病时常外治与内治相结合。其中，外治法不仅包含手法整复与膏药外用，亦包含用中药煎剂或中药渣湿敷、涂擦、敷贴、洗熨等，常用于损伤后肢体肿胀不退者。急性期用冷敷，即待中药煎剂冷却后涂擦或放入纱布浸湿后敷于患处；慢性期用热敷，热敷时注意温度需适宜，防止烫伤，纱布冷却后更换，一般每次外敷的时间为20分钟。外敷疗法能够促进淋巴、静脉回流，有很好的消肿止痛作用。

2.“三六九”伤科内涵

“三六九”原意为里西房伤科船诊之日数，由当地百姓所称，实际上“三六九”不仅有日数之义，还有深刻内涵，几代伤科人经过实践与理论提升，将本流派学术思想中的理法、技术及器物使用总结为“三法”“六药”“九器”。

（1）三法

三法，指的是在骨伤疾病的诊疗及康复中运用的三大“法宝”，即点穴通经法、分筋错骨法和脊柱平衡法，是从大的概念上总结出的治疗方法，三者既有区别，又有联系，可单独使用，也可联合使用。

①点穴通经法：点穴通经法以少林一指禅为基本功法，医者运用自身内劲通过手指将力道施加于患者相应的穴位及经脉，以开穴行气、疏通经脉。

②分筋错骨法：分筋错骨法分为分筋法和错（正）骨法，其本质是针对“筋出槽，骨错缝”的整复手法及锻炼方法。整复手法包括分筋九式和正骨八法，分筋九式分别为推揉式、摩擦式、按拿式、振颤式、拍击式、托转式、拔抻式、拂柳式、温阳式，适用于筋伤疾病（软组织急、慢性损伤疾病）；正骨八法分别为摸、拔、扯、提、按、摩、推、拿，适用于骨折、脱位等创伤类疾病。锻炼方法为关节功法，包括活肩法、活肘法、铁臂法、活腕法、活胯法、活膝法、活踝法、开胸法、活腰法，是疾病防治一体、养生康复共用的功法。

③脊柱平衡法：“三六九”伤科脊柱平衡法是浙江省非物质文化遗产传承人傅宏伟在家传医学及少林武术的基础上，根据自己数十年的临床经验总结而成的集手法、针法、药物及功法于一体的脊柱综合治疗方法，既有鲜明的传统骨伤特色，又符合现代运动康复医学原理，简便验廉、疗效确切。脊柱平衡法包括脊柱整脊法、脊柱疾病针法、脊柱功法及药物疗法。

（2）六药

“三六九”伤科之“六药”是指六种不同剂型的药物，有膏、丹、丸、散、汤、气雾剂六类，此六药广泛运用于临床，尤其是膏药，颇具特色，是傅氏“三六九”伤科的特色“名片”，绍兴及周边地区的许多患者在治疗后都会敷贴膏药，有些在结束诊疗后还要带走一些留作家庭备用。“三六九”膏药在急性损伤（如骨折、脱位等）和慢性损伤（如颈椎病、腰椎间盘突出症、腰肌劳损等）的治疗上运用广泛，历史悠久。据《里西房方药集》和《下方寺伤科医录》记载，传统“三六九”外用复方膏剂制备工艺复杂，包括以下步骤：炼油→下丹→炼丹→冷却成膏→去火毒→熬膏→加药→摊涂。

材料：大铁锅，1米长的细树枝或大铜勺，香油5kg，纯铅粉3kg。

炼油：在柴火或煤炉上搁大铜锅，加入上等香油，以武火慢慢熬制，要常常看着柴火，时不时地添置，静待香油被煎沸。

下丹、炼丹：待香油熬制成后，改用文火，慢慢倒入铅粉，同时不停地用树枝或铜勺搅拌，并时刻关注火候，否则香油容易外溢，而且搅拌动作需缓慢，幅度不能太大，否则滚烫的油容易溅洒到熬制者的身上。待涨起之油渐退，改用武火熬至油面呈黑色，再改用文火，如此反复近20次，一般需要熬制近3小时，以油滴成珠而不粘手为度。

冷却成膏：停止搅拌，让熬好的膏自然冷却。冷却后的膏药因有很强的黏附性而附着于铜锅内，无法取下，这时需再次添柴加热，用文火慢慢熬至膏药微化，使之能在铜锅内运动而不黏附，随后将整锅膏药基质脱底而出，再次冷却。

去火毒：去火毒是制备膏药必不可少的过程，对时间的累积和环境的要求更高。经过热油和铅粉混合熬制成的膏药性大热、易走窜，现代的很多膏药因在炼制后缺少去火毒这一步骤而在实际应用过程中导致皮肤过敏、损伤等不良反应。"三六九"伤科非常重视去火毒，在膏药基质脱底后将膏药分成块状，置于家中后院的水池15天左右，然后取出晾干，置于地窖中，此时的膏药基质既保留了药用性，又去除了火毒性，是傅氏"三六九"膏药制作之秘传。

熬膏、加药、摊涂：去过火毒之膏药基质可自然风干备用，待需要使用时，根据所需切取适量基质，置于小铜勺内用文火烊化，按5：1的比例加入膏药基础药粉拌匀，再视伤情适量加入掺药，充分混合后倒于膏药布上，用细铁杵将膏药均匀摊涂于布面，待膏药稍冷却后敷贴于相应部位。优质的膏药乌黑发亮、老嫩适中，具有舒适的体感，对骨伤疾病的疗效显著，故有"黑玉断续"之誉。

（3）九器

"九器"是指"三六九"伤科在临床中常用的九种器物，是骨折脱位复位、分筋错骨、点穴通经时应用的器材，包括夹板、桑皮纸、布艺外固定、针具、刀具、艾、罐、砭及点穴通经棒九类。

①夹板、桑皮纸：骨折或脱位经过手法整复后以竹夹板或杉树皮固定，是"三六九"伤科的特色治法之一。选用竹片或杉树皮作夹板，原因在于此两种原料在绍兴及周边地区较多，取材方便，价格低廉，具有韧性、可塑性、弹性、吸附性、通透性、轻巧性，且可被X线透视而不会造成伪影或重影。《里西房方药集》亦有记载：凡夹敷，用杉木皮如指阔，四边排匀，方用绳紧缚三五道，绳头粗如小指大，如扎指，用苎麻，杉木皮须用童便浸过。

材料准备如下。

第一，竹片或杉树皮。可事先准备不同长度、宽度之夹板备用，一般主要用于四肢骨骨折、关节脱位，常用4～5块。

第二，内衬。内衬也就是固定垫，根据不同形状可分为平垫、三角垫、分骨垫等，一般用棉纸制作，古时多用桑皮纸制作，放于夹板与皮肤之间。固定垫利用固定后产生的压力或杠杆力作用于骨折部位，以维持及改善复位后的位置，其形态必须根据骨折的类型选用。

第三，扎带。临床上一般选用布胶和医用绷带。布胶主要用于杉树皮的固定，根据肢体粗细的不同，往往采用螺旋式粘贴法。医用绷带主要用于竹夹板固定，操作时医者一手安放竹夹板，另一手缠绕绷带，双手交替进行，缠绕结束后一般再用三条绷带固定夹板，依次绑扎骨折的中段、远段、近段，松紧要适宜，以活结结束，以便松解调整。松紧度以扎带能上下移动 1cm 为宜，即扎带压力在 800g 左右。

第四，其他。常见的材料包括三角巾、牵引绳、扩张板、重力锤等，在夹板固定后需以合适的姿势对患者予以固定，比如上肢一般用三角巾予以悬吊。有些骨折或脱位还需用牵引绳、扩张板及重力锤等进行固定及牵引。

夹板固定步骤如下。

第一，医者对骨折或脱位予以手法复位，助手持续牵引患肢。

第二，根据患者不同的疾病类型、肢体长度、皮肤状况等，选用并裁剪竹夹板或杉树皮，如需改变角度，可将材料用酒精灯适当加热予以塑形，然后等待材料冷却。

第三，制作黑膏药，敷贴于皮肤上。

第四，将棉纸环形或螺旋形包扎于皮肤或膏药上，若需使用固定垫，则在棉纸表面适当部位予以固定。

第五，医者一手在棉纸和固定垫上依次安放夹板，另一手缠绕绷带，双手交替进行，缠绕结束后一般再用三条绷带固定夹板，依次绑扎骨折的中段、远段、近段，松紧适宜，然后助手解除牵引。

最后，医者用三角巾或绷带对患肢予以适当角度的固定悬吊，并检查四肢末梢血液循环情况。

②布艺外固定："三六九"伤科先人就地取材，以棉布、黄麻布、旧棉花等为原料进行裁剪，制作相应的外固定器物，既能保证固定的效果，又有舒适的体感，且价格低廉。常见的布艺外固定类型有棉布颈托、棉布肋骨固定带、棉布腰托、棉布骨盆兜、小儿股骨干骨折棉布外固定牵引套等。

③针具、刀具、艾、罐、砭、点穴通经棒："三六九"伤科的治疗手段较为丰富，不局限于保守治疗，在较早时便开展了手术治疗，运用各种骨伤科器械及辅助工具，将针具、刀具、艾、罐、砭、点穴通经棒等的作用有机结合，广泛用于各类筋骨疾病。

3. 用药擅引经

“三六九”伤科重视人体筋脉，故其用药也遵循经脉穴道，更有少林伤科三十六大穴道药物，取药物之性味、归经、归穴，并非局限于功效主治。引经用药之丰富，可谓大观，治疗时按穴道、身体部位、脏腑等分经用药。

（1）穴道引经药

人体的三十六大穴道有相应的引经药，比如治疗颈椎病时取仓堂穴（脑后下一寸三分），以藁本、羌活、厚朴为引药；治疗背部筋膜疾病时取肺底穴（背后第七个骨节），以百部、桑白皮为引药；治疗胸部损伤时取正气穴（左乳下一寸八分），以青皮、乳香为引药，或取三贤穴（两乳下一寸两旁开三分），以石菖蒲、枳壳为引药，诸如此类。凡三十六种，配合点穴通经及膏药外敷，可获良效。

（2）部位引经药

身体不同部位的损伤有相应的引经药配之，如头部引以川芎、白芷、藁本、细辛，咽部引以桔梗、甘草，胁肋部引以柴胡、升麻，脐下引以白芷、苍术，腰部引以杜仲、肉桂，等等。

（3）脏腑引经药

五脏所伤，必有其外应。肝之所伤，眩晕、胸胁疼痛、怒气盛等，多因暴怒而起，需缓散之，以当归、川芎、甘草为引；心之所伤，见失魂落魄之象，多因外伤、怨恨之情绪而起，需安定之，以人参、天竺黄、石菖蒲、远志为引；等等。《里西房伤科》曰：调理脾胃，医中王道；节戒饮食，却病良方。医在明理，以平为贵。

（凌义龙　史晓林）

二、劳氏伤科

（一）流派起源

浙东劳氏伤科起源于明代，有文字记载的历史为490多年，其创始人为浙江余姚（今属慈溪境）人劳双龙（字天池），世代家传，劳建民先生是第十一代传人。劳建民广收异姓弟子，目前第十二代、第十三代传人分布于全国各地，在宁波余慈地区最为集中。慈溪市第三人民医院是劳氏伤科传承基地、浙江省非物质文化遗产生产性保护基地，其骨伤科分别是浙江省和宁波市的中医药重点学科。“劳氏伤科”已作为医学商标在国家工商行政管理局（现国家市场监督管理总局）注册。劳氏伤科已被列入慈溪市非物质文化遗产、宁波市非物质文化遗产名录。

自劳天池开始，劳氏伤科世代传承医术，未曾断绝，清代《余姚六仓志》、现代《慈溪县志》《余姚县志》皆明确载有劳天池及近现代传人的行医事迹。《余姚六仓志》记载：劳双龙，字天池，不事章句学，胆识绝伦，行事近强梁，独虚心师长，折节士人，中年得异人传伤科秘方，接骨入穴几几生死肉骨，名闻两浙，至今子孙世传其业。《慈溪县志》记载：在现境各地行医的……有周巷劳氏伤科鼻祖劳双龙，专治跌打损伤，接骨入骱……周巷劳祥和，擅治跌仆损伤，正骨入骱。《余姚县志》记载：明代尚有……劳双龙等人皆以医术名闻于两浙……劳祥和，劳双龙十世孙，从劳双龙起，世擅伤科，代有传人，祥和擅长治疗跌打损伤、头颅外伤、刀斧伤、破伤风、正骨入穴等，先后于周巷平王庙、姚城金锁桥、县东街等处开诊，时人誉其技为"横进直出"。劳氏本有历代家谱，但毁于战乱及"文化大革命"，现仅存劳天池第八代传人以后的家谱，殊为可惜。

（二）传承脉络

1. 第一代：劳双龙

生卒年月不详，生于明嘉靖年间，字天池，不事章句学，胆识绝伦，行事近强梁，独虚心师长，折节士人。中年得异人传伤科秘方，接骨入穴几几生死肉骨，名闻两浙，至今子孙世传其业，专治跌打损伤，接骨入骱。

2. 第二代劳祖光至第九代劳其昌

生卒年月均不详，传承八代，谨遵祖训，具体史料，无从查证，历代医家践行祖传，凡伤须验在何部，按其轻重，明其受伤之新久，男子气从左转则属阳，女子血从右转则属阴，要分气血之辨，此症既受，必伤脏腑，脉络又伤，验其生死迟速，然后看症用药。劳氏伤科在江浙一带声名远播。

3.第十代：劳祥和

劳祥和，生卒年月不详，劳双龙十世孙。祥和擅长治疗跌打损伤、头颅外伤、刀斧伤、破伤风、正骨入穴等，先后于周巷平王庙、姚城金锁桥、县东街等处开诊，时人誉其技为"横进直出"。

4. 第十一代：劳建民等

劳建民（1934—2021），男，劳氏伤科第十一代传人，浙东名医劳祥和之次子，1958年毕业于浙江省中医进修学校（浙江中医药大学前身），早年在慈溪市人民医院、横河区中心医院、周巷伤科医院门诊任骨伤科主治医师，2004年被慈溪市第三人民医院聘为副主任医师，擅长治疗跌打损伤、骨折脱位、肩

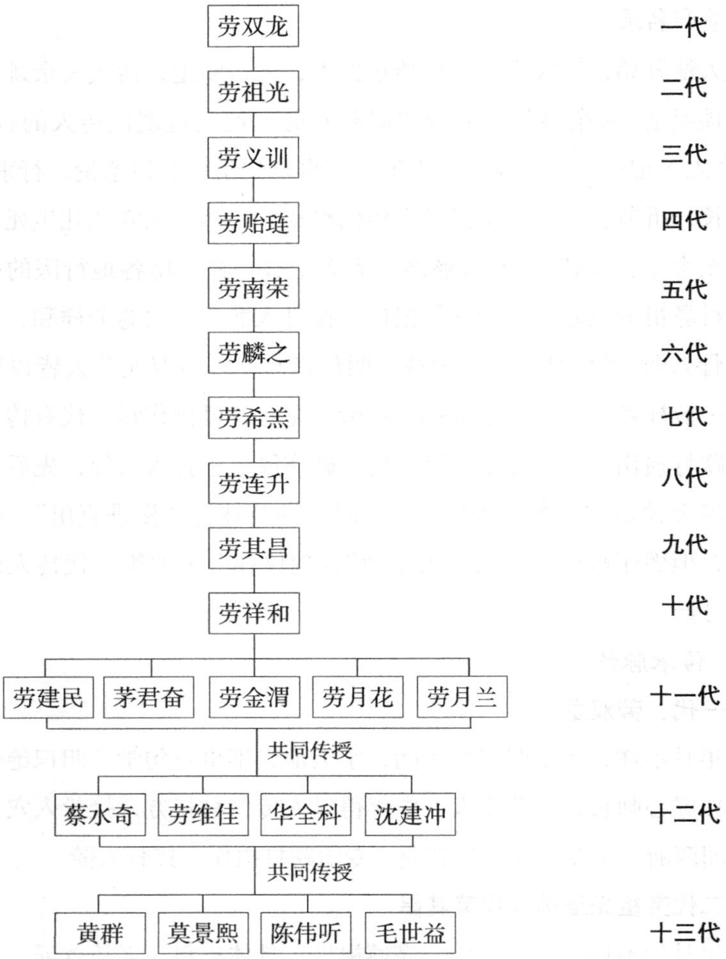

图 2-2 劳氏伤科历代传承代表人物

周炎、骨质增生、腰腿痛等疾病。

5. 第十二代：蔡水奇等

蔡水奇，出生年月不详，男，本科学历，主任中医师，现任慈溪市第三人民医院医疗健康集团书记，同时担任慈溪市政协委员，浙江中医药大学兼职教授，宁波市医学会骨科分会副主任委员，宁波市康复医学会理事，慈溪市中医学会副会长，被评为宁波市领军和拔尖人才，慈溪市 115 人才培养工程第一层次人才，慈溪市第四批非物质文化遗产传承人，曾荣获原浙江省卫生厅全省中医药科教管理工作先进个人、慈溪市科技创新推动奖、慈溪市优秀中青年人才奖、慈溪市卫生系统首届优秀中青年医务工作者、慈溪市名中医等荣誉称号及奖励。

作为学科带头人，蔡水奇潜心做好骨伤科的临床、教学和科研工作，着眼于古方新用、正骨手法与现代医学手段相结合，带领骨伤科人员在临床诊治骨折创伤、筋伤，以及关节置换、微创及脊柱外科手术等方面开拓创新，形成独有的特色。蔡水奇主持或参与浙江省中医药管理局科研课题 3 项，宁波市、慈溪市科学技术局医学类科研课题 6 项，荣获慈溪市科技进步奖 3 项，浙江省中医药科学技术奖 1 项，国家实用新型专利 2 项，在国家核心专业刊物发表学术论文 16 篇，出版论著 3 部。

在蔡水奇的带领下，骨伤科团队连续 3 轮被评为宁波市中医药重点学科，2013 年被评为浙江省中医药重点学科（基层优势类），2014 年“颈肩腰腿痛特色专科”获评浙江省中医药优势病种重点建设项目，2019 年劳氏伤科被列为宁波市中医药传统特色学科。另外，劳氏伤科被评为第二批浙江省非物质文化遗产生产性保护基地，第六批慈溪市非物质文化遗产，第四批慈溪市非物质文化遗产传承基地。

6.第十三代：黄群等

黄群，出生年月不详，男，本科学历，副主任中医师，现任慈溪市第三人民医院医疗健康集团副院长、慈溪市长河中心卫生院院长，担任宁波市中医药学会骨伤分会副主任委员、慈溪市医学会骨科分会副主任委员、中国中医药研究促进会骨伤科分会关节专业委员会委员、宁波市康复医学会骨科专业委员会常务委员，被评选为慈溪市 115 人才培养工程人才、慈溪市医学重点学科带头人，是新一代劳氏伤科的传承人代表，参与宁波市级课题 1 项，作为副主编参与编写专著 2 部，获上海市中医药科技进步奖著作奖 1 项，国家专利 1 项。黄群熟练掌握伤科基本理论、解剖、病因病机、辨证、脉候、治则、穴位、方剂、手法、绑缚、预后、禁忌等理论知识，继承和发扬了劳氏伤科“整体观念”“动静结合”的流派精髓，临床上擅于通过手术治疗复杂四肢骨与关节骨折，擅长运用传统疗法促进四肢骨与关节骨折愈合。

（三）学术特色

劳氏伤科学术思想的传承方式主要为家传，现存的《劳氏家宝》手抄本和《劳氏伤科祖传秘方》是其主要的理论来源。这两本书具有非常重要的学术价值，但因历史及地理等原因尚未广泛传播。

1.《劳氏家宝》《劳氏伤科祖传秘传》

《劳氏家宝》是成书年代较早的伤科专著。“然诸科方论，作者相继，纂辑不遗，而正体科独无其书，岂非接复之功，妙在手法，而按揣之劳，率鄙为粗工，而莫之讲欤。”诚如明代名医薛己所言，中医伤科自西汉到明清以前极少有专著写成，专门从事伤科工作的医生也非常少见，《周礼·天官》中有疡医“掌肿疡、溃疡、金疡、折疡之祝药、劀杀之齐”的记载，自唐代始有蔺道人所著的《仙授理伤续断秘方》，这是目前已知的最早伤科专著。此后，医学在宋元时期虽有极大发展，但伤科专著仅有《世医得效方》流传下来。明清时期，伤科专著开始不断涌现，如《刘伯温先生跌打损伤秘方》《秘传刘伯温家藏接骨金疮禁方》，以及《跌损妙方》（1523 年）、《正体类要》（1529 年）、《证治准绳》（1608 年）等，但仅有较早的几部著名伤科专著成书于明代，其余大多为清代著作。《劳氏家宝》成书于 1527 年，仅稍晚于前三者，早于后两者，其历史价值自不待言。

《劳氏伤科祖传秘传》是一部在当时历史条件下具有先进学术思想的伤科专著，在某些方面已经具有了现代医学知识的萌芽，书中提出的一些伤科诊断与治疗原则，仍然能指导当前中医伤科的临床实践。它的学术思想还在不断地被后人继承和发展。

2. 理论体系完整

明代以前的医书中虽有论及伤科的内容，但多为兼论，少有完整的伤科理论体系形成。《劳氏家宝》内容丰富，对于伤科基本理论、解剖、病因病机、辨证、脉候、治则、穴位、方剂、手法、绑缚、预后、禁忌皆有论述。对于伤科基本理论，书中认为治疗伤科疾病，应重视天人相应，强调运气学说的运用，比如书中记有“五运化气”“地支化气”“司天在泉图歌”的内容：图谓之司天者，天之气候也，在泉者，地之气候也，按其气候，当抑其太过，扶其不及，以和平之而已。对于解剖，该书详查《洗冤集录》，择其精华录入。对于病因病机，书中认为辨证要点在于辨部位、辨轻重、辨时间、辨气血、辨脏腑、辨预后，只有这些都辨清了，方可“看症用药”：凡踢打跌仆损伤，男子伤上部易治，伤下部则难治，因其气上升故也，妇人伤下部者易治，伤上部则难治，因其气下降故也，凡伤须验在何部，按其轻重，明其受伤之久新。男子气从左转属阳，女子血从右转则属阴，要分气血论之，此症既受，必伤脏腑，脉络又伤，验其生死迟速，然后看症用药。对于脉候，该书重视脉诊对伤科疾病预后判断的作用：刀斧磕伤头颅额角者，防其身发寒热，一见即以金疮药封之，护风为上，尤须诊脉，沉细者深而易治，洪大者危而难医……从高颠仆内有瘀血，腹胀满其脉坚强者生，小弱者死。对于治则，该书强调对伤科疾病应当内外同治，重视绑缚对骨折治疗起到的关键作用：必用杉板将骨凑合端正，以求缚正勿偏斜曲，再以布扎，切不可因疼痛心软，小致轻松，反为害事，后服内服药，如皮破血出，须用外治药，但骨折而周遍皮不伤，即不必用外治药，然内外夹攻未尝不佳，内治者宜活血祛瘀为先，血不活则瘀不去，瘀不去则骨不能接也。《劳氏伤科祖传秘方》中载有26个穴位伤的证治及方药。两书共载有方剂143首，对头部及四肢骨折脱位的复位手法均有详细描述。对于预后，劳氏伤科认为当“验证吉凶决”，包括五看：一看两眼，内有瘀血，白睛必多血筋，血筋多瘀血亦多，血筋少瘀血宜少；二看指甲，我手击其指甲，放指即还原，红血色无妨，若紫黑色者不治；三看阳物，不缩可治，缩者难治；四看脚指甲，与手指同上第二条；五看脚底，红色易治，黄色难治。以上五色全犯不治，如犯一二件，尚活云云。

3. 学术理论承前启

《劳氏家宝》记录了辨气候、辨部位、辨轻重、辨时间、辨气血、辨脏腑、辨预后的整体辨证法，既继承了《仙授理伤续断秘方》的七步辨证法、《世医得效方》的辨部位损伤的方法，又形成了自己的整体辨证法。在治则方面，《劳氏家宝》提出：内治者宜活血祛瘀为先，血不活则瘀不去，瘀不去则骨不能接也。陈士铎在《石室秘录》中提出：血不活则瘀不能祛，瘀不能祛则折不能续。《劳氏家宝》所载的十余种“接骨入体奇妙手法”为许多后世医家所用，《伤科大成》《伤科全集》《跌打秘传经验方》《少林真传伤科秘方》《穴道拳诀》等十余部医书均进行了摘录。《劳氏家宝》重视对伤后感染的预防与治疗，全书共有8处记载了有关内容，部分内容如下：若染破伤风，牙关紧闭，角弓反张之凶候，即以疏风理气汤治之……若染破伤风，即将疏风理气汤服之，外将金疮药敷之……人咬伤有毒难医，内需多服退毒定痛散……犯此症其骨必在皮肉上，必须将骨对正，不可用药熏洗，恐伤毒入肉之故也……刀斧磕伤头颅额角者，防其身发寒热，一见即以金疮药封之，护风为上。书中对骨折的固定强调动静结合，记录了在用抱膝圈治疗髌骨骨折时的注意事项：其受患足放床内，切不可下床，半月之后，须用绵软之类，放于脚弯处，每日增高垫起，如是日后，可以弯曲，不然日后恐难弯曲……如遽而曲高，恐其碎骨未曾长合，复碎之弊宜防。书中提出的验证吉凶的五看法，为《伤科大成》所推崇。

4. 重视筋伤和内伤的调治

劳氏伤科学术思想源自《黄帝内经》《难经》及《仙授理伤续断秘方》，整体观念和朴素的唯物辩证法思想贯穿其中。劳氏伤科学术思想以气血学说为立论依据，以人体解剖知识为学术基础，以整复、固定、功能锻炼和内外用药为治疗骨伤的主要方法。《劳氏伤科秘传·跌打损伤诸法》开篇即提出：凡伤须验在何部，按其轻重，明其受伤之新久，男子气从左转则属阳，女子血从右转则属阴，要分气血之辨，此症既受，必伤脏腑，脉络又伤，验其生死迟速，然后看症用药。这是劳氏伤科辨治的总纲，是以整体观念为核心的辨证论治原则，与同时代的薛己在《正体类要》中提出的骨伤科整体辨证论治原则有着异曲同工之妙。《正体类要》曰：且肢体损于外，则气血伤于内，荣卫有所不贯，脏腑由之不和，岂可纯任手法，而不求之脉理，审其虚实，以施补泻哉。相比之下，劳氏的论述更加深入确切，更能指导临床诊断与治疗。例如，《劳氏伤科秘传》中有对两肋损伤辨证论治的论述：伤两肋者肝火有余，气实火盛之故也，须用清肝止痛汤治之……或有清痰食积流注而两肋痛者须投清肺止痛饮治之，次用吉利散而安……或有登高跌仆损伤瘀血凝滞而两肋痛者急将大黄汤治之，次服吉利散后服和伤丸……伤或有醉饱房劳，脾土虚乏，肝木得以乘其土位，而胃脘当心连两肋而痛者，急投归元养血和伤治之，再以十全大补丸加减每朝滚汤送下三钱而安……又有伤寒发热而两胁痛者，以足少阳胆经，足厥阴肝经之病用小柴胡汤治之……瘀血疼痛者伤处红肿高起，肥白人发寒热而痛多气虚，黑瘦人发寒热而痛多怒，必有瘀血兼腰痛日轻夜重，此瘀血停滞，故作痛也，宜速将琥珀散行之后服和伤丸再服调理药酒而愈。劳氏对肋痛进行了详细辨证，分为六类，对每一类型分别处以不同的方剂。无论是对损伤局部的治疗，对全身气血的调理，还是对伤后功能的康复，劳氏都以整体的辨证论治为法则，既重视骨伤的治疗，也重视筋伤和内伤的调治，强调脏腑和筋脉皮肉是影响骨折愈合的内因，可谓骨伤科辨证论治的典范，这种思想对于现代骨伤科的临床诊疗仍然具有现实的指导意义。

5. 对骨伤科感染有了一定的认识，并总结了一些处理感染的原则

以开放性骨折为例，劳氏伤科强调首先清洁伤口，然后手法整复或切开复位，缝合伤口，最后小夹板固定和内外用药，并且特别重视预防伤口感染。《劳氏伤科秘传》载：如折又破急于外治，先将金疮药敷之内服吉利散，如在炎天一日换两次，寒天两日换一次。这与当今骨伤科的换药方法有相通之处。劳氏论及的大部分辨证疗伤及内外用药的经验，已形成独立、完整的体系，这使其学术思想在当代西医手术日盛之时，仍能够傲然挺立，为百姓所信赖。

6. 劳氏伤科非常重视人体解剖知识

《劳氏伤科秘传》中详细记载了人体骨骼构成，并将各重要的解剖部位一一列出，对各个部位的伤后临床表现也有精辟论述，比如书中记载：项颈骨五节内第一节致命，脊背骨六节内第一节致命……劳氏擅长对于创伤的诊断和治疗，他将创伤分为六十二种，涵盖了几乎整个外科的内容。劳氏还主张对创伤进行外科手术治疗，比如书中记载：凡人自以刀伤勒咽喉……若破食喉须看破半爿或全断者，急将油棉线缝合，看其血出不止，将滑石五倍子分为末，手掺治之，后将金疮封固。劳氏强调对开放性损伤应进行早期清创以防止感染，比如书中记载：因桥梁墙壁城垣倾倒……若伤头颅者，其头若破者又兼骨碎，将铜铃去其碎骨，若不去骨恐有后患，不能收口，第一畏破伤风。大凡开放性损伤劳氏均要求内服、外用预防感染的方剂，如疏风理气汤等，同时劳氏认识到“人咬伤有毒难医，刀斧磕伤易治”，在没有现代微生物学研究的条件下，较早地发现了污染伤口和洁净伤口预后的不同。劳氏论及固定时，主张动静结合，活动有度，既保证骨折不再次移位，又不使关节僵硬，比如书中有对髌骨骨折固定的记载：半月后须用绵软之类放于脚弯处每日增高垫起，如是日后则可弯曲，不然日后恐难弯曲，不便行动如遂。而曲高又恐其碎骨未曾长好复碎之故也。劳氏还倾其心血，择历代经典方剂、自制方剂及民间土方之精华，得八十二方，汇集成册，各方功效包括活血止痛、接骨疗伤、去腐生肌、急救止血、手术麻醉、防治感染等多方面，极具临床研究价值。

（全甬　史晓林）

三、罗氏伤科

（一）流派起源

罗氏伤科历史悠久，创始于明嘉靖年间之山东，创始人为罗格仪，传到第二代继承人罗圣德时恰逢战乱，故举家迁到嘉兴县王江泾镇北苜蓿湾。第三代传人为罗荣香。第四代传人罗振玉（1892—1975），字昆仑，生于嘉兴，继承家学，熟谙伤科医理，擅长接骨上骱，自制伤药膏剂，疗效卓著，平生写就《骨折篇》文稿及医案数册。1956年，原浙江省卫生厅礼聘罗振玉先生到浙江省中医院组建中医伤科。罗氏伤科目前已经发展成为浙江省中医院规模最大的学科之一。1971年，肖鲁伟在罗振玉先生学术思想的指导下，进一步继承发展罗氏伤科，在中医经典理论“肾主骨”的基础上，创新性地将奇恒之腑“髓”对骨科疾病的影响作为一个独立的研究专题提出，创建髓系骨病理论体系，在临床治疗上也进行了从单纯“从肾论治”到“肾髓同治”的治法创新，全面开展了益髓中药联合干细胞治疗髓系骨病的应用研究，率先开展了旋股内动脉移植骨髓间充质干细胞治疗股骨头坏死技术的临床应用，阐释了“肾髓同治”防治髓系骨病的科学内涵。2008 年肖鲁伟被评为第四批全国老中医药专家学术继承工作指导老师、浙江省名中医。2012 年，肖鲁伟全国名老中医药专家传承工作室获批成立，童培建、金红婷、厉驹等作为学术继承人随师侍诊，整理临证典型医案、经验方，继承肖鲁伟学术思想，发扬罗氏伤科。

（二）传承脉络

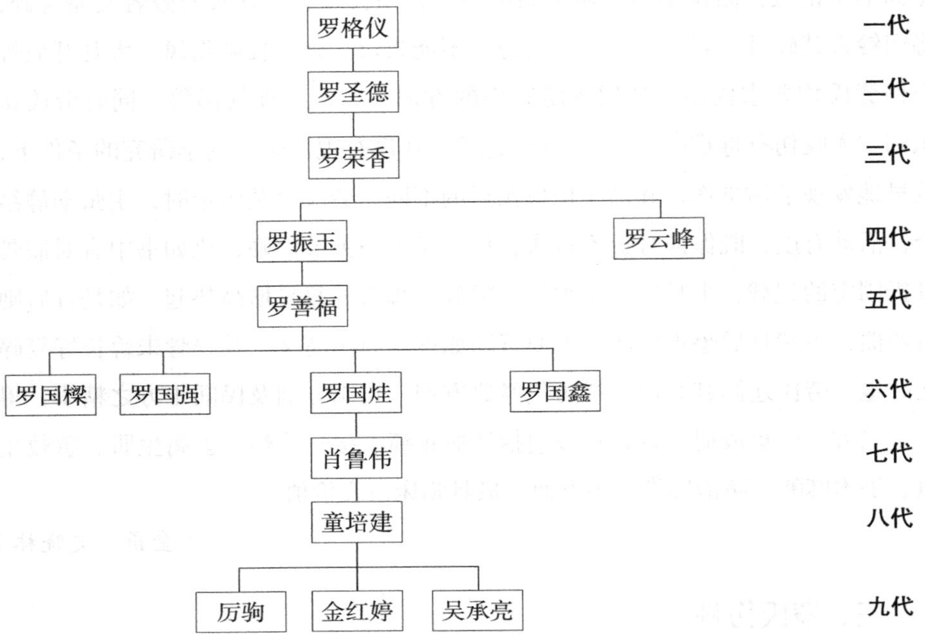

图 2–3　罗氏伤科历代传承代表人物

1. 第一代：罗格仪

罗格仪（1798—1859），又名罗思忠，男，祖籍山东，罗氏伤科创始人。明嘉靖年间，格义公因家境贫困，自幼外出打工。适逢东家聘请拳师授武于二子，格仪公用心观摩，私下练习。拳师又通医术，精于跌打损伤的治疗，格仪公细心察学，后获拳师指点，武艺、医术大有长进，且掌握伤药应用。不久，格仪公便辞工别师，返家以所学服务乡里，后挂牌制匾，开创"罗氏伤科"，声名鹊起。

2. 第二代：罗圣德

罗圣德（1839—1902），字格三，男，祖籍山东，系格仪公次子。当时，圣德公一家新居嘉兴县王江泾镇北苜蓿湾，地处荒野，仅罗氏一家，常受匪盗骚扰。圣德公随父学医、习武，身手不凡，率子多次击退袭击，保家济民，"罗氏伤科"得以发展。

3. 第三代：罗荣香

罗荣香（1862—1937），男，祖籍山东。幼受教，通文理，善阅读，收集中医古籍，习练名师拳击，博学多才，继祖业，研古方，精于炮制内服、外用伤药，亦精于方脉，书写尤工。1912 年，因宅邸遭遇焚毁，罗荣香一家毅然搬迁至王江泾镇西万福桥堍，重启诊所，继续行医。其弟汉祥公（1869—1896）和坤祥公（1881—1942）也协助诊务。荣香公既忙于业务，又专注培育二子，即罗云峰（1886—1956）和罗振玉，继承祖业。荣香公能将鸡鸭脚截断，调换接续，精心饲养，愈后在诊室天井行走，病者见之，无不称赞，叹服接骨医术。众人合力，重振业务，声名远播。

4. 第四代：罗振玉等

罗振玉（1892—1975），男，祖籍山东。早年入私塾，两年后随父习医，受父教诲，一反轻经典、只崇武术之偏见，樊膏继晷，日间忙于公务，晚上挑灯夜读，广览中医经典、南北伤科医籍，勤奋好学，立志继承祖业，为将罗氏伤科发扬光大打下良好基础。1924 年因业务拓展需要，罗振玉在王江泾镇西南新塍西栅朱家厅设立分所，振玉公驻诊，云峰公留守原址，兄弟俩各自坐诊，其父两地轮流应诊。1930 年振玉公在新塍三元街购屋，全家入住，辟厅为诊室，全身心投入，弘扬主业，认真总结经验，整理万应膏之配伍熬制，制定“罗氏伤科”常用之丸、散、膏、丹集，选单夹板制作骨折各部固定器材，以备不时之需。1956 年，原浙江省卫生厅礼聘振玉公至浙江省中医院组建中医伤科。

5. 第五代：罗善福

罗善福（1917—2008），男，祖籍浙江嘉兴，罗振玉次子。罗善福求学于嘉兴市秀州中学，1935 年随父学医，1953 年进入浙江省第一期中医进修学校，毕业后返乡协助振玉公。1956 年，振玉公赴杭全面继承“罗氏伤科”诊所，后负责组建新塍第五联合诊所并任责任人。1965 年，罗善福整理振玉公的诊治笔记，耗时一年写成“骨伤篇”文稿，并撰写“脱位”“腰痛”等论文数篇，刊登于中医类杂志。1980 年，罗善福担任中华医学会浙江省嘉兴县中医分会针灸伤科学组副组长，同年又担任中华医学会浙江省嘉兴县分会理事。罗善福从事伤科诊疗工作 70 余载，时时不忘教育子侄辈，常述家史，传授医道。多名晚辈自幼耳濡目染，走上了从医之路，继承家业，罗善福功不可没。

6. 第六代：罗国樑、罗国强、罗国烓、罗国鑫

罗国樑（1940— ），男，祖籍浙江嘉兴。1960 年，罗国樑在浙江省中医院跟随祖父振玉公学医，5 年间尽得其真传。1965 年，罗国樑留在浙江省中医院骨伤科工作，在长期的临床探索中积累了丰富的治伤经验，并从振玉公治瘀十法的“祛瘀利湿法”中得到启发，潜心研究，提出“从瘀从湿”治伤的观点，对膝关节滑膜炎的疗效卓然。1981年，罗国樑、罗国炷整理的《罗振玉治疗肩关节脱位的经验》获浙江省中医学会（现浙江省中医药学会）“浙江省继承整理老中医经验”优秀论文三等奖。如今，罗国樑已步入耄耋之年，依然临诊不辍，弘扬祖业，服务人民。

罗国强（1943—），男，祖籍浙江嘉兴，1962年毕业于嘉兴中医学校（现属浙江中医药大学），毕业后在嘉兴市中医医院骨伤科工作。罗国强自幼好学、聪慧过人，对于罗氏家藏的中医经典著作，特别是《医宗金鉴·正骨心法要旨》潜心研习，学以致用，对“正骨八法”深入领会，不断探索，并结合针灸、艾灸等疗法辨证施治。此外，罗国强是嘉兴武术大师周荣江的高徒，既继承罗氏家学，又师从周老先生，医术精湛，手到病除。1991年，罗国强赴美考取纽约从医资格，致力于在美国弘扬中医精粹，传承罗氏骨伤秘术，在治伤方面独树一帜，成为著名旅美中医师，誉满异域。

罗国炷，男，（1944—2015），祖籍浙江嘉兴，1958～1963年在浙江省中医院中医学习班学习伤科专业，师从其祖父振玉公，1963～1991年在浙江省中医院骨伤科工作。1992年，罗国炷获得美国中医针灸、中药特考文凭，获得全美从医资格，并在纽约市宏恩堂中西医结合诊所行医。1994年，罗国炷在纽约市开设“罗氏伤科”诊所。罗国炷行医五十三载，始终贯彻三件事：第一，牢记“医者当有割股之心”的家训；第二，以祖业为根，广纳百家；第三，成绩只是过去，向前不断进取。

罗国鑫（1946—2004），男，祖籍浙江嘉兴。罗国鑫年幼时深受祖父罗振玉行医影响，后又得到伯父罗善福的不时指点，渐对祖业产生浓厚兴趣。1966年，罗国鑫从新塍镇中学高中毕业后不久，在高照公社卫生院接受了培训，成为一名乡村医生，凭以往所见所学，运用家传经验为农民治病疗伤，获得广泛好评。1974年，罗国鑫返城调入原嘉兴市航运局医务室。为了进一步提高医疗水平，更好地掌握罗氏伤科治病特色，罗国鑫于同年进入浙江省中医院伤科进修，得到了振玉公的亲自传授，又受诸兄指点，加上本人勤奋好学，故而业务渐精。1983年，罗国鑫考入原浙江省中医学院函授部，系统学习中医基础理论知识，辨证论治能力进一步提高，结合自己多年的临证经验及渊源家学，厚积薄发，为同行所称道。

7. 第七代：肖鲁伟

肖鲁伟（1948—），男，祖籍浙江慈溪，主任中医师，教授，博士生导师，全国老中医药专家学术经验继承工作指导老师，浙江省国医名师，浙江省骨伤研究所所长，浙江省名中医研究院院长，原浙江中医药大学校长、浙江中医学院（现浙江中医药大学）附属医院院长、浙江省中医药学会会长，兼任中华中医药学会骨伤科分会副主任委员、关节病分会主任委员，中国中西医结合学会骨伤科专业委员会副主任委员，以及浙江省中西医结合学会骨伤科专业委员会主任委员等职。肖鲁伟自 1975 年从事中医骨伤相关工作起至今已近 50 年，长期从事中医骨伤专业的临床、教学、科研工作和中医药医教研管理工作，是浙派中医骨伤罗氏伤科流派的主要传承人之一，继承、发扬了罗氏伤科“肾主骨生髓、肾髓同治”的流派特色，治学严谨，博采众长，学验俱丰，擅长中西医结合治疗骨伤疾病。肖鲁伟在临床、教学和科研方面均取得了一定的成果，获省部级奖励 10 余项，主编及副主编专著、教材 12 部，发表论文 100 余篇。

8. 第八代：童培建

童培建（1961—），男，祖籍安徽，中共党员，医学博士，主任医师，二级教授、博士生导师，享受国务院政府特殊津贴专家，时任浙江中医药大学附属第一医院骨伤科学术主任，浙江省骨伤研究所副所长，国家中医药管理局重点学科和重点专科中医骨伤科学学科带头人，浙江省中西医结合骨关节病研究科技创新团队负责人，浙江省骨关节病中医药干预技术研究重点实验室主任，浙江省有突出贡献中青年专家，浙江省卫生领军人才培养对象，中国老年保健协会骨伤科分会主任委员，中国中西医结合学会骨伤科专业委员会副主任委员兼关节专业委员会主任委员，中国医师协会中西医结合医师分会骨伤科专家委员会主任委员，中国中医药研究促进会骨伤科分会关节专业委员会主任委员，浙江省医学会组织修复与再生分会主任委员，浙江省中医药学会骨伤科分会主任委员等。童培建在国内首创旋股内动脉插管血管融通加多能干细胞治疗早期股骨头坏死，首先开展激素性股骨头坏死与肾阳虚、药毒的相关性研究，对“肾主骨”理论进行了深入研究，在继承肖鲁伟学术思想后，提出了药毒蚀骨的致病学说和激素性股骨头坏死总属肾阳虚证的发病机制，在中医学“肾主骨”经典理论的基础上，提出了“从肾论治”的治疗原则，并结合骨稳态失衡所致的骨质疏松症和骨坏死的病理特点，临床治疗在补益肾精的同时，注重调节骨系细胞，标本兼治，整体与局部兼顾，将在细胞水平探索“肾虚”本质的科学内涵变为可能。童培建承接省部级以上课题 30 余项；获得省部级科技奖励6项，其中2016年获浙江省科学技术进步奖一等奖；在国内外发表论文160余篇，其中科学引文索引（SCI）收录论文50余篇；作为主编和副主编出版专著5部；获得授权专利4项；进行成果推广20余项。童培建医术精湛，曾先后赴美国、德国、澳大利亚等国学习微创关节置换技术，在国内最早开展干细胞治疗股骨头坏死的工作，疗效显著；率先开展微创关节置换术、肝移植术后关节置换术、血友病性膝关节置换术、膝关节单髁置换术、多关节同期置换术、颈腰椎微创手术、经皮球囊扩张椎体成形术等；率先对颈髓损伤与低钠血症的关系进行研究，开展组织工程修复关节软骨缺损等新技术，擅长股骨头坏死、脊柱及关节疾病的中西医结合诊治，在省内外具有广泛的影响。

9. 第九代：吴承亮、厉驹、金红婷

吴承亮（1972—），男，祖籍浙江庆元，医学博士，博士生导师，研究员，浙江省151人才工程培养人员，浙江省高校中青年学科带头人，浙江省中医骨伤科学重点学科、中西医结合骨关节病防治技术省重点实验室和重点创新团队核心成员。现任浙江中医药大学副校长、党委委员，浙江中医药大学骨伤研究所副所长，中华中医药学会骨伤科分会委员，世界中医药联合会骨伤分会常务理事，浙江省中医药学会骨伤科分会常务委员。主持基金项目共计16项，其中国家自然科学基金面上项目4项，浙江省自然科学基金项目3项。吴承亮作为浙派罗氏伤科的传承人之一，继承和发扬了罗氏伤科“肾髓同治”的流派精髓，长期开展中医药防治下腰痛的基础应用研究，致力于探究盘源性干细胞在椎间盘退变中的病理生理学意义，阐明补肾经方治疗椎间盘退变的潜在药理学机制，发表SCI等论文20余篇，出版专著2部，获省部级奖励8项，包括浙江省科技进步奖一等奖1项、二等奖2项，中国中医药研究促进会科技进步奖一等奖1项，中国中西医结合学会科技三等奖2项等。

厉驹，男，（1979—），祖籍浙江温州，医学博士，副主任中医师，现任中国医师协会骨科医师分会中西医结合工作委员会委员，中国中西医结合学会脊柱医学专业委员会青年委员，中华中医药学会骨伤科分会青年委员，浙江省中西医结合学会骨伤科专业委员会委员兼秘书，浙江省中西医结合学会骨伤脊柱微创学组副组长，国家自然科学基金评委，《中华骨与关节外科杂志》编委。厉驹自2004年起从事中医骨伤工作，至今已有20年，师从童培建教授，长期从事中医骨伤的临床、教学、科研工作，是浙派罗氏伤科的传承人之一，继承和发扬了罗氏伤科“肾髓同治”的流派精髓，擅长颈椎病、腰椎间盘突出症、腰椎管狭窄症等脊柱疾病的诊断和中西医结合治疗，主持国家自然科学基金及省部厅局级课题5项，在国内外期刊上发表学术论文20余篇，参编教材、专著6部。

金红婷（1982—），女，祖籍浙江东阳，研究员，博士生导师，入选中华中医药学会青年托举工程、浙江省“院士结对培养青年英才计划”及“浙江省高校领军人才培养计划”，被评选为浙江省高层次人才特殊支持计划青年拔尖人才、浙江省151人才工程培养人员、浙江省有突出贡献青年科技人才、浙江省卫生创新人才、浙江中医药大学“5151远志人才”及杰出青年等，现任中国中医药研究促进会运动医学分会副会长、浙江省中医药学会疼痛分会副主任委员、浙江省中医药学会名老中医经验与学术流派传承分会青年委员会副主任委员、浙江省医学会组织修复与再生分会骨坏死修复学组副组长、浙江省发明协会骨科创新专业委员会副主任等。金红婷在罗氏骨伤团队肖鲁伟、童培建等专家的指导下，开展“髓系骨病”系列研究，汲取传统“肾主骨生髓”的经典理论，结合现代科学技术，解析“髓系骨病”新理论，揭示“髓系骨病”理论的物质基础及机制靶点。主持各类基金项目12项，其中国家自然科学基金项目4项；发表SCI论文60篇；获得省部级科技奖励10项，其中浙江省科学技术奖一等奖1项，浙江省中医药科学技术奖一等奖1项；主编或副主编学术专著2部，参编教材2部；参编临床诊疗指南2部；获得授权发明专利5项，授权实用新型专利3项。

（三）学术特色

1. 体外推拿治疗颞下颌关节脱位

颞颌关节脱位，中医学称“脱下颏”，俗称“吊下巴”“下巴骨脱落”，是常见的关节脱位之一。颞下颌关节“欠而致脱臼”者，系在打哈欠、大笑或做口腔内检查治疗时过度张口，下颌骨髁突冲破关节囊前壁松弛薄弱处，滑到关节结节前方，造成前脱位。习惯性脱位，大多由肾虚所致，常见久病体虚，筋骨不坚，或老年气血不足，肝肾亏损，筋失所养，骨髓不充，关节松弛，筋弱不足以束骨，稍一张口即致脱位。另有“打仆脱臼”，系下颌骨遭受暴力，使颞下颌关节向侧方移位，甚或向后脱位，并伴有髁突骨折，但这种情况临床较为少见。若前脱位，下颌骨向前突出，颏部下移，形成半开口状态，闭合困难，口涎外流，患侧关节疼痛、肿胀，检查时医者将小指塞入患者患侧外耳道，触不到髁突。若单侧脱位，更可见下颌移向健侧，口呈明显㖞斜畸形。

罗氏体外推拿复位法适用于双侧或单侧颞下颌关节脱位（前脱型、后脱型），其整复方法如下。

患者坐在低矮的凳上，头靠墙壁，双手下垂或放在大腿上，下肢屈曲外展。医者站在患者双腿中间，用双手大鱼际轻轻按摩面颊部肌肉 2 分钟左右，然后用双手拇指推压下关穴、颊车穴 2 ～ 3 分钟，用力由轻到重，以患者有酸胀感为宜。医者双手拇指按住下颌骨之外侧面，指端抵住咬肌附着处，余指分别按放在下颌角后下方，牢牢拿住下颌骨，然后双手稳健用力，将下颌骨先向下压，接着向后推送，此时下颌骨髁突有滑动进入关节的感觉，并可闻及入骱响声。复位后，患者畸形消失，口能闭合，上下齿对合良好。

对于单脱位，医者用手按住患者健侧下颌骨推向患侧，其余复位法如前。对于侧前双脱位，需先纠正侧方移位，然后纠正向前移位。治疗颞下颌关节脱位的关键在于识别下颌歪向何侧，分清何侧颞颌突出，何侧凹陷，下颌偏向侧及颞颌部突出侧往往是患侧，复位前需加用侧推法，由突出侧推向凹陷侧，变成单纯的前脱位，再采用上述推拿法予以整复。

复位术后，医者用头颌悬吊法固定患者的颞下颌关节，固定时间为 1 周左右，局部外敷小号伤膏或伤湿止痛膏，初期内服云南白药、百宝丹、七厘散等行瘀止痛，中后期当补益肝肾、强筋健骨，如内服《伤科补要》中的补肾壮筋汤（续断、牛膝、山茱萸、杜仲、茯苓、熟地黄、当归、白芍、五加皮、青皮）、六味地黄丸等，并口含龙眼肉（慢慢润之，使自然融化，勿强行咀嚼），每日 2 枚。

根据罗氏伤科的临床实践体会，体外推拿复位对面部肌肉发育中等，或不甚丰满，或形体瘦弱，或习惯性脱位的患者十分适用，对体格健壮、面部丰满者可试用，至于后脱位或伴有髁突骨折者则非所宜。

2.“罗氏伤科”万应膏

膏药的起源，有两千多年历史。《灵枢·痈疽》曰：发于腋下赤坚者，名曰米疽……疏砭之，涂以豕膏。可见，当时对疮疡已有采用膏药外治的记载。伤科除内治方法外，膏药外治的应用也比较广泛。膏药的配方精粗、熬制的优劣与否，直接影响到治疗效果是否良好。因此，各流派都非常重视膏药的配方和熬制。

罗振玉整理了先人治疗各种跌打损伤引起的瘀滞血肿、疼痛等较为理想的经验方，研制出了具有祛伤消肿、散结软坚、温经活血止痛功效的万应膏，并在多年的临床实践中，逐步完善万应膏的配方和熬制工艺。“罗氏伤科”的万应膏可用于各种跌打损伤，以及伤后感受风寒外邪、筋结、筋粗、拘急、酸痛、闪挫伤筋、关节扭挫、触痛拒按，亦可用于骨折、脱位之固定。

3. 构建“髓系骨病”理论和治疗体系

罗氏伤科传人在中医经典理论“肾主骨”的基础上，创新性地将奇恒之腑“髓”对骨伤疾病的影响作为一个独立的研究专题，创建髓系骨病理论体系，提出骨关节病的一个重要病机是骨枯髓萎，认为肾虚后髓对精气的藏泄和转化异常，可导致干细胞功能紊乱和减量，出现骨系细胞阴阳失衡，实现了单纯“从肾论治”到“肾髓同治”的治法创新。罗氏伤科传人创新性地开展了益髓中药联合干细胞治疗髓系骨病的应用研究，率先开展了经旋股内动脉移植骨髓间充质干细胞治疗股骨头坏死技术，达到了“髓生骨”以修复坏死骨组织的目的，从而证实和阐释了“肾髓同治”防治髓系骨病的科学内涵。

4. 以人为本，衷中参西

骨伤疾病的治疗应发掘和利用中医疗法的特色与优点，汲取和采纳西医理论和技术，中西医结合综合施治，如此有利于提高疗效。中药内服外用、针刺艾灸、牵引手法、练功理疗等疗法是治疗骨伤疾病常用的保守治疗之法，人工髋关节置换、关节镜微创手术、关节移植术等是现代中医骨伤科临床常用的疗法。对骨伤疾病患者，应根据其病情制定合理的治疗方案，选择具有针对性的治法，提高临床疗效。

（吕帅洁　史晓林）

四、陆氏伤科

（一）流派起源

陆氏伤科历史源远流长，创始于明末清初，起源于宁波鄞县（现浙江省宁波市鄞州区），创始人为陆士逵，字鸿淅。陆氏伤科自创始以来，主要通过家族传授理论学说，历代医家经过长期临床实践不断总结研习心得，逐渐形成了较完善的骨伤理论和诊疗技艺，在浙东地区具有较大影响力，被誉为“浙东第一伤科”，迄今已传至第九代。

任何医学流派的形成或者医术的沿革传承都与地域文化历史密切相关，陆氏伤科亦是如此，其发源地宁波鄞州地区属吴越地区。“吴与越，同气共俗”“吴越相连，史多并称”，吴越两地渊源深远，平日里的交流较为密切，且文化、医药、风俗皆类同，故称吴越文化。吴越文化有尚武好勇之特点，如《汉书·地理志》所载：吴、粤之君皆好勇，故其民至今好用剑，轻死易发。吴越文化还有“江南人文薮”的特点，指的是吴越两地之人气质文雅。陆氏伤科根植于吴越文化，历代医家在具有尚武之德的同时，兼具儒雅、细致之质。正所谓一方水土养一方人，吴越文化是促成宁波陆氏伤科形成和发展的源泉，同时吴越文化的发展也促进了包括宁波陆氏伤科在内的浙江地区中医药的发展。

骨伤科名家都能文善武，陆氏伤科医家也是如此。谈到陆氏伤科流派的起源，就不得不提王瑞伯，民间流传着许多关于他的事迹和传说。王瑞伯既是内家拳师，又是远近闻名的伤科医师，著有《秘授伤科实验良方》和《接骨秘方》等治疗跌打损伤的书籍。在陆士逵拜王瑞伯为师开创陆氏伤科之后，陆氏伤科医术世代家传，后代对医学理论不断钻研，博览群书，悉心研究，除接骨理伤外，亦精于方药内治。陆氏伤科主要运用"望、问、触、摸、叩"手法和火罐、银质针、三棱针、艾灸等传统器具进行骨折整复，理筋续骨，再辅以祖传"加味补阳还五汤"等秘方内服，以善医内外损伤而享誉浙东。

"医不三世，不服其药"，在三百多年的传承发展中，几代陆氏医家熟通经典、博览新知、临床不倦。陆氏伤科发展至今，陆氏传人在宁波继续将其发展壮大，治病务实灵活，不墨守成规，根据患者体质的不同，审其阴阳，立足于经络学说，以气血为要，外重筋骨，内合肝肾，将传统伤科理筋治伤之法与西医学的研究成果相结合，既重外治，又重内治，接骨手法娴熟，重视辨证论治，治疗脑震荡等脏腑气血逆乱之证，每获立竿见影之奇效。陆氏伤科后代医家枝繁叶茂，多闻名于浙东、上海。2016年，"陆氏伤科"被列入宁波市海曙区非物质文化遗产项目。

（二）传承脉络

1. 第一代：陆士逵

陆士逵，生卒年月不详。清康熙元年（1662），陆氏伤科创始人陆士逵正式拜王瑞伯为师习武学医，他勤奋好学，艺成后涉杏林从医，内外兼修，既善少林伤科疗伤，能熟练运用穴位、气血、脏腑辨伤的诊断方法和少林伤科治伤外用药方，又遵内家伤法疗伤，以经络、气血学说为纲，以精、气、神、魄为脉络，并善于通过针灸疏通经络、治疗伤症。陆士逵不断钻研经典、广猎秘方，擅长以手法、点穴、外敷、内服之法救治跌打损伤患者，医名日隆，逐渐自成一派。陆士逵北游燕齐鲁赵间，交结奇技艺能之士，多得秘方而归，后专事伤科，通过使用"麻药水""麻醉剂"减轻患者手术时的痛苦，又自制各种伤科丸、散、膏、丹，疗效甚佳，药方守秘甚严，从不示人。由于陆士逵的疗伤医术胜人一筹，甬地群医无人能够超越，因而民间有"打伤若动内，快请陆士逵"的歌谣。陆士逵晚年著成《伤科》一书，由传承人董亦香参订，详述

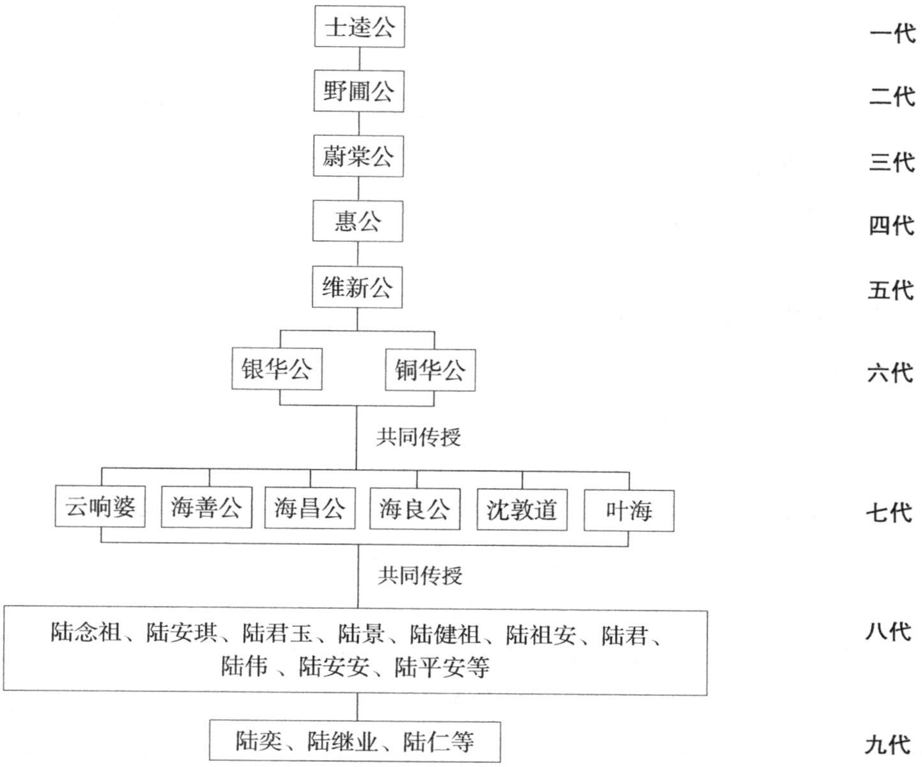

图 2-4　陆氏伤科历代传承代表人物

诸损伤疗法，对脱位复位、骨折整复等诊治的记载尤详，另著有《医经通考》，考证典籍条文。

2. 第二至第四代

因年代久远，资料散失，具体已不可考。

3. 第六代：陆银华等

陆银华（1895—1967）的治疗手法进一步提高，更享盛名，成为陆氏伤科这一时期的重要代表，起到了承前启后的作用。陆银华自幼随父维新公练武、从医、习业，生性聪颖，熟读经典，勤奋好学，深得家传之精华，又深研名家叶天士、王清任之说。20 岁时其父去世，陆银华就带着 14 岁的胞弟陆铜华（号延鳌）自立开诊，求医者甚众。北伐战争时期，陆银华一度任上尉军官，胜利后返甬重操医业，治愈的竹尖穿腹大出血内外伤、眼球突出眼眶、太阳穴破口出血及其他各种危急重症患者不可胜数。陆银华除继承祖传独特正骨复位术外，还创制膏、丸、汤、散秘方，于头部内伤、泌尿系统损伤及骨折治疗方面均有发展，自成一家，主张“以气血为纲，三焦分治”，兴谓“心脑并论，治心为先”“血溢宜止勿迟疑，活血祛瘀紧相连，补肝益肾调气血，不碍脾胃惜后天”。陆银华结合西医学理念，提出许多独到的伤科理论和治疗方法，至今仍为医学界所遵循和称道。陆银华行医六十余载，业务繁忙，以临床效果奇、特、快而蜚声江南、浙东地区。陆银华作为浙东地区的一代疗伤圣手，创造了陆氏伤科的又一代辉煌，并将陆氏伤科的医术发扬光大，成为承前启后、继往开来的里程碑。

4. 第七代：陆云响、沈敦道、叶海等

陆氏伤科原定传媳不传女，陆银华打破旧习常规，不吝珍藏，不仅把家传医道传给了女儿陆云响（生卒年不详），还培养了沈敦道、叶海等学生。其女云响 8 岁时就已能给父亲做助手，牵拉患者手臂或扛腿足，帮助父亲接骨复位，15 岁时就能独立出诊治病了。原浙江省卫生厅和宁波市卫生局（现宁波市卫生健康委员会）为继承陆氏伤科经验，派原浙江中医学院沈敦道教授、宁波市中医院叶海教授跟随陆银华学习，并在宁波本地悬壶济世，他们继承家学，熟读《黄帝内经》《神农本草经》，崇尚叶天士、王清任、胡廷光治伤之法。沈敦道、叶海及陆银华的儿子陆海善从 1963 年开始整理陆银华的学术思想，于 1981 年出版《陆银华治伤经验》一书。该书全面总结了陆氏伤科的主要经验，共分为七个部分，即内伤、伤筋、腰痛、骨折、脱臼、杂病医话及常用方剂，其中内伤为陆氏伤科最擅长的部分，书中总结了陆氏伤科针对头部内伤（颅脑损伤）、“海底”伤（泌尿系统损伤）的诊治，主张“以气血为纲，三焦分治”，尝谓“心脑并论，治心为先”“血溢宜止勿迟疑，活血祛瘀紧相依，补肝益肾调气血，不碍脾胃惜后天”的治伤思想，相关论述和医案部分是据陆老口述和临床记录整理出来的，保持了陆氏伤科的原貌，对临床诊疗具有指导意义。《陆银华治伤经验》可供中医骨伤临床人员及基层医务工作者参考使用，其中内伤治疗部分被沈敦道、叶海等人共同主编的高等中医药院校教材《骨伤内伤学》收录。

（三）学术特色

1. 气血为纲，三焦分治，针药同施，内外兼顾

陆氏伤科理论特色可概括为“气血为纲，三焦分治，针药同施，内外兼顾”。陆氏伤科经过数代人的不断实践和总结，逐渐形成了极具特色的伤科学术理论。陆氏伤科善于手法正骨入骱、服汤药、外敷药膏消肿、针灸及推拿导引，对损伤之理有较多探究。陆氏伤科认为，无论采用哪种方法对伤科疾病进行分类，最终都会归结于损伤的部位。《外台秘要》说：损伤此病有二种，一者外伤，一者内伤。陆氏伤科医家也深以为然。外伤包括皮肉、筋骨的损伤，内伤包括气血、脏腑经络的损伤。陆氏伤科根据损伤的“内外兼治”原则，采用药物外敷结合内治，对纠正损伤引起的脏腑、经络、气血功能紊乱，使受损的组织、器官功能恢复至接近正常生理状态有很大的作用。损伤证治宜先祛瘀通络、和血止痛，然后和营调养气血、补益胃气，以充其肝肾，使气血旺盛。对于骨折早期愈合，若不用药物治疗则瘀滞不清，营卫不和，气血不复，贻误病和，如《正体类要》所述：且肢体损于外，则气血伤于内，荣卫有所不贯，脏腑由之不和，岂可纯任手法，而不求之脉理，审其虚实，以施补泻哉。

陆氏伤科认为，损伤之症，不外气血。《灵枢·营卫生会》云：夫血之与气，异名同类。人体正常的生理活动离不开气血，气和血输布于五脏六腑、四肢百骸，气血旺盛则能滋养五脏、四肢经络。《素问·缪刺论》记载：人有所堕坠，恶血留内……此上伤厥阴之脉损伤，下伤少阴之络。如果肢体、脏腑损伤，必导致气血失调。陆氏伤科认为，病在血，补气以生血；若为蓄血之证，逐瘀以行血；若失血，分虚实而补泻；病在气，理气以行血，气行则血行，气滞则血凝。损伤亦有轻重，轻者闪扭挫伤，气血凝滞作痛，皆当先疏通气血，如伤筋动骨，此当续筋接骨，非调治数月，不得平复。重者伤及经络，致使气血内停，离经之血外溢，更有甚者损及脏腑，阻塞其气不得者必死，需急泻其血、通其气，抑或有可生焉。故在治疗时，当察患者损伤之轻重，血不止者，外宜敷贴止血药，内宜服止血和血之剂，血蓄于内者宜下之，然后调理，必以顺气活血止痛为法，使人不留滞气血之患，须切记之。伤者伤有定位，其病不移，症不变者，治之则易，若有兼症，或有变症，错综复杂，先辨其病，再议其方，必中旨而后已也，盖辨证之法，察其阴阳寒热，考其表里虚实，理治方药，随证化裁。伤科诊治除用四诊外，还必须着重进行摸诊、叩诊，否则极易发生误断。

陆氏诊疗骨伤疾病除辨清气血外，还需要分经辨证。全身外至皮肉筋骨，内至五脏六腑，都以经络为交通，如果经络受损，则产生相应症状，故可由此来分析病症。陆氏祖传银质针疗法亦以经络学说为指导，循经取穴、以痛为腧、寻找运动中的痛点，并结合灸法治疗骨伤顽疾。《素问·皮部论》曰：余闻皮有分部，脉有经纪，筋有结络，骨有度量，其所生病各异。临床上可据此来分析不同的病症。《素问·调经论》曰：五脏者，故得六腑与为表里，经络肢节，各生虚实，其病所居，随而调之。病在脉，调之血；病在血，调之络；病在气，调之卫；病在肉，调之分肉；病在筋，调之筋；病在骨，调之骨。燔针劫刺其下及与急者；病在骨，焠针药熨；病不知所痛，两跻为上；身形有痛，九候莫病，则缪刺之；痛在于左而右脉病者，巨刺之。必谨察其九候，针道备矣。这也说明了气血经络辨病治疗的依据。

2. 陆氏银质针

陆氏银质针是陆氏伤科独有的针具，是在古代“九针”的基础上演变而来的，其形状和作用似乎与“针”类似，但又有别于针，汲取了圆利针、长针和大针等的特点。陆氏银质针由80%白银制成，针身直径为1mm，约为普通不锈钢毫针的3倍，常用的银质针有5种，除一种针身长度为7cm、针柄长度为3cm外，其余四种针柄长度均为6cm，针身长度分别为9.5cm、12cm、14cm和16cm。针柄末端铸成圆球状，便于安装艾绒，使其不易脱落。陆氏银质针常用于治疗外伤引起的关节功能障碍及痹证（鹤膝风、漏肩风等）引起的各种关节疼痛。陆氏第六代传人陆银华就擅长用银质针治疗中后期伤筋痹痛，在其弟子所著的《陆银华治伤经验》中就有相关记载。陆氏第七代传人陆云响大胆创新和改革，对针具、针法和取穴做了探索和改进，在治疗颈、肩、腰、腿、膝痛方面获得了显著的疗效，起到了“以针代刀”的作用。第八代传人陆念祖系统整理了银质针疗法的理论和学术特点，总结出了银质针疗法的取穴原则，即“循经取穴”“以痛为腧”“寻找运动中的痛点”，使银质针疗法这一传统技术发扬光大，丰富了针灸学的内容，有力地促进了针灸学的发展。

3. 手法整复

陆氏伤科强调骨伤科的辨证与其他各科的辨证一样，应该做到将询问病史、观察临床表现和全面进行体格检查三者结合起来，并且按照“四诊”“八纲”去搜集资料，进行综合分析，而后才能得出正确的结论，因此损伤的辨证完全是在中医诊断学的基本理论指导下进行的。但是，陆氏伤科在运用四诊、八纲时又应密切结合损伤的特点，比如在望诊方面，对损伤局部是否有畸形应较为重视；在切诊方面，除切脉外，对损伤的骨、关节及肌肉等都须用手进行触摸，《医家金鉴》所说“以手摸之，自悉其情”，对骨、关节及软组织损伤的诊断有一定作用；在闻诊方面，听骨摩擦音、听入臼音、听肌腱的捻发音、听半月板的摩擦音等都是很重要的；在问诊方面，对患者受损伤时暴力的大小、身体的位置、跌仆的姿势及患者的职业等，均须进行详细的询问。前面介绍的劳氏伤科辨证就是根据上述“四诊合参”的精神来进行的。随着西医学的发展和解剖学知识的丰富，临床治疗骨伤疾病时可配合应用X线检查及实验室检查等，故在诊断水平方面有了很大的提高。另外，在辨别骨折、观察肢体畸形时，除用手摸折断的部位并细心地听局部有无骨擦音外，还可用带尺量其长短粗细等。综合运用望、闻、问、切四诊及摸量等方法，有条件时配合 X 线检查等，有助于得到准确的诊断。

（金甬　史晓林）

五、王氏伤科

（一）流派起源

温州王氏伤科首创于清乾隆五十六年（1791），其创始人王宗茂生于清乾隆廿四年（1759），现浙江省瑞安西北部高楼枫岭西龙人，其年少时曾于嵩山少林寺习武，后至福建南少林担任总教习，在行走江湖期间拥有“铜人法宝”，后回到西龙村，利用当地草药，结合南北派正骨术，独创接骨疗伤法，并取“爂”日光之意，兴办“王爂薪堂”，意在薪火相传，教导后人沿着习武、行医、修德之路求索，以期光耀千秋。

“王爂薪堂”中医正骨疗法在传统正骨八法的基础上进行延伸，配合“十六术”及“三十二种感应手法”恢复筋骨的正常结构，用价廉物美且取材方便的毛竹制成夹板进行固定，配合练功，应用百草万应膏等膏药外敷，内伤汤、活魂汤等汤药内服，综合治疗骨伤疾病。经过 200 多年的传承和发展，王氏伤科现已传承九代，在医疗实践活动中积累了丰富的经验，对温州地区骨伤疾病诊疗工作的发展具有重要意义。王氏伤科凭借独特的治疗手段和良好的临床效果，得到了业内专业人士的认可。原浙江省卫生厅厅长、浙江省医学会会长戴迪曾题词：王爂薪堂中医正骨疗法源远流长。原浙江省卫生厅厅长、浙江省中医药学会会长张承烈曾题词：弘扬中医药文化遗产，传承王爂薪堂中医疗法。2011 年 7 月，“王爂薪堂”中医正骨疗法被浙江省文化厅（现浙江省文化广电和旅游厅）列入第三批浙江省非物质文化遗产名录，这也是温州地区第一个传统医药类省级非物质文化遗产项目。

“王爂薪堂”中医正骨疗法在一代又一代的传人手中不断继承和发扬，在长期的医疗实践中促进了温州地区骨伤疾病诊疗工作的发展，但遗憾的是，在“文化大革命”期间，王氏医药书籍、药械几乎付之一炬，如今仅残存一些抄本。“王爂薪堂”中医正骨疗法第九代传人王魁胜认为，“王爂薪堂”的发展可以分为三个阶段：第一阶段无疑是“王爂薪堂”的创始人王宗茂在瑞安创立“王爂薪堂”，为王氏正骨法的传承打下了坚实的基础；第二阶段是第六代传人王治平参与瑞安县人民医院骨伤科建设，从此“王爂薪堂”的传人从“田间地头”走进了正规医院；第三阶段是从海外归来的“王奨薪堂”第七代传人王永达，在当地政府的支持下创办了温州华侨骨伤科医院，再一次将“王奨薪堂”的中医正骨疗法传播开来。

（二）传承脉络

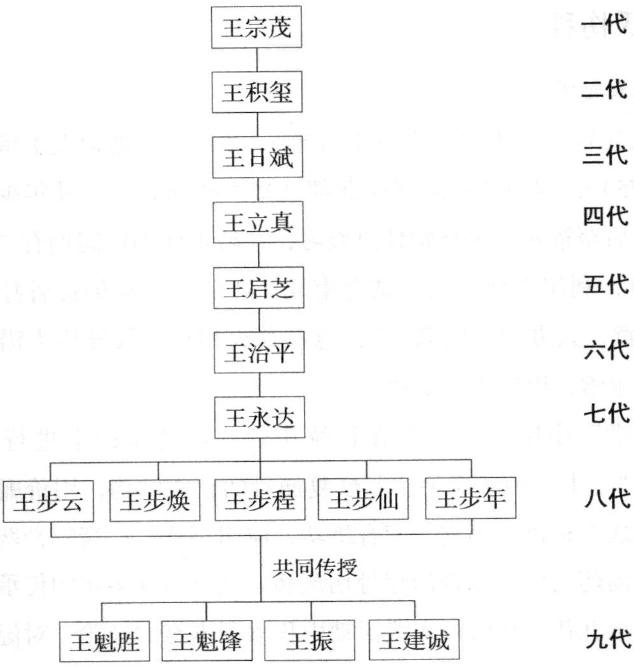

图 2–5　王氏伤科历代传承代表人物

“王奨薪堂”中医正骨疗法由王宗茂先生创立至今已有200多年，已传至九代，先后由王积玺、王日斌、王立真、王启芝、王治平、王永达、王步云、王魁胜等人传承，但由于相关书籍资料的缺失，部分传人的学术思想和诊疗经验没有得到完整的保留。

1. 第一代：王宗茂

王宗茂生于清乾隆廿四年（1759），卒年不详，现浙江省瑞安西北部高楼枫岭西龙人，其年少时曾习武于嵩山少林寺，后至福建南少林担任总教习，在行走江湖期间访得铜人法宝后回到西龙村，利用当地草药，结合南北派正骨术，创正骨新法，兴办“王奨薪堂”。王宗茂精通十二经脉走向，擅长运用摸、拉、端、提、按、摩、推、拿八法接骨疗伤，从少林伤科“凡外伤病，病机皆在于气滞血瘀”、望目验伤的诊断方法，以及“血头行走穴道”学说和先解穴后用药的治疗方法中汲取经验，先整复，后用木板、竹片固定，而后外用南北少林寺秘方及独创“王爨薪堂”接骨散（膏）等一系列方药，敷贴于夹板之间，结合患者的全身情况，进行早、中、晚三期辨证论治。

2. 第六代：王治平

王治平（1892—1975），谱名王德书，又名家书，字国钱，治平系其号，为“王爨薪堂”第六代传人。王治平继承了“王爨薪堂”创始人王宗茂先生的理念，结合南北正骨术，以少林伤科治疗方法为指导，在汲取前辈治疗经验的基础上进行创新，开展骨伤疾病的治疗，提出“有漏就变”，认为应一步步完善祖辈一代代传下来的接骨手法，不应拘泥于传统方法，需懂得灵活运用，随证应变。《瑞安市卫生志》称王治平精通武术，因背得动数百斤重的水碓轮杆而声震乡里，他常以“治病为重，报酬为次”教育后辈，善用民间验方，曾用中草药治愈颅脑开放性外伤、股骨颈骨折等危急疑难症患者，求治者络绎不绝。1964 年，王治平受聘于瑞安县人民医院（现瑞安市人民医院）伤骨科，这也意味着半医半农的“王爨薪堂”走上了医院行医之路。

3. 第七代：王永达

王永达，生年不详，是“王爨薪堂”中医正骨疗法第七代传人，他继承和延续了“王爨薪堂”中医正骨治疗方法，以南北正骨术为基础，结合西医学技术、观念，不断发展“王爨薪堂”中医传统正骨术。王永达于 1978 年结束了在温州医学院（现温州医科大学）附属第一医院的学习，于 1979 年到荷兰开诊所行医。1981 年，他辗转到法国开办诊所。1985 年，温州市领导到法国巴黎考察，王永达向市领导表明了回家开办医院的意向，获得了市领导的赞许和欢迎。后来，在温州市政府的大力支持下，王永达于 1988 年创办了我国第一家民营医院——温州华侨伤骨科医院，并带领第八代继承人王步云、王步焕、王步程和第九代继承人在国内外开设了瑞安市王华骨科医院、瑞安薪堂中医院等 12 家医疗机构，分布在温州、浙北，以及荷兰、法国、意大利等地，培养了传承人 560 多名。

4. 第八代：王步云等

王步云，生年不详，“王爨薪堂”第八代传人，自幼随祖父王治平学习“王爨薪堂”中医正骨疗法，二十余岁时即独立开办诊所，其间几经周转，于 1991 年到瓯海区永昌镇城北村（现龙湾区永中街道城北村）开办诊所，1994 年开办王氏骨伤专科医院。王步云以南北正骨术为基础，结合少林伤科的治疗手段，在传承和发扬“王爨薪堂”中医骨伤传统治疗技术，总结祖辈方药的同时，借鉴同行长处，结合个人经验，研制了上下肢功能锻炼支架。

5. 第九代：王魁胜等

王魁胜（1969—），“王瑗薪堂”第九代传人，现为世界中医药学会联合会脊柱健康专业委员会副会长、中华中医药学会整脊分会常务委员、温州市中西医结合学会骨伤专业委员会委员、温州王侨骨伤科医院院长。王魁胜恪守“守正创新”的信念，继承祖传行之有效的诊疗方法，积累丰富的临床经验，并在此基础上不断探索创新，带领“王瑗薪堂”中医正骨疗法朝着更加系统化、现代化的方向发展。

（三）学术特色

“王瑗薪堂”中医正骨疗法专治骨折、关节脱位、跌打损伤、颈肩腰腿痛等骨伤疾病，通过手法复位、夹板固定、膏药敷贴、隔物灸药饼、浙南中草药内服等进行综合治疗，其之所以能够自成一派，在温州地区享有盛誉，正是因为王氏伤科具有独特且丰富的整复手法和完备的综合治疗理念。

王氏伤科十分注重以手法整复来恢复筋骨的正常结构关系，灵活运用正骨八法、十六术及三十二种感应手法，就地选材，以毛竹片、杉树皮、刀、锯、锄、锅、罐、桶、臼、磨、粉筛等为固定治疗工具，配合牵引、垫枕、悬吊，结合练功术，以及中草药外敷、内服等方法进行综合治疗。同时，“王瑗薪堂”正骨疗法十分注重患者的体验，在保证最好疗效的前提下，会选择采用对患者伤害更小的治疗措施，减轻患者的痛苦，体现了王氏伤科的人文主义精神，符合“以患者为主，忧患者所忧”的现代行医理念。

（吴惠明　史晓林）

六、顾氏伤科

（一）流派起源

顾氏伤科历史悠久，始于清初的顾士圣。《会稽县志》载：顾士圣，善伤科，调筋接骨，应手捷效，子孙世其业。顾氏伤科世操家业，传承有序，久负盛名，是浙江著名伤科流派，是越医专科世家的代表。顾氏伤科因其丰富的中医药文化内涵和独特的治伤经验，已被列入绍兴市非物质文化遗产名录。

顾氏家族自清初以来世代业医，祖辈皆精于伤科。顾氏伤科早年间承袭河南少林医派，其特色为医武兼收，临证重视法药并蓄，内外兼治；正骨复骱，强调一个“活”字，突出一个“巧”字；遣方用药，围绕一个“和”字，不忘一个“养”字。顾氏伤科造诣颇高，自成一派，顾氏治伤膏药更是闻名遐迩。

早年间，顾氏伤科承家学，医武并进，至第五代顾凤来始传医弃武，笔录先贤经验，著《医录》传世。杏庄著《祖传药录》，为顾氏伤科增色添彩。顾氏伤科现存家传秘本《医录》，分两册，全书约 1.5 万字，宽 23 厘米，高 18 厘米，元书纸行草书写，上册每页 9 行，每行约 25 字，共 23 页，下册每页 12 行，每行约 20 字，共 42 页，封面右上题“医录”两字，左下题“武陵善庆堂顾”六字。

（二）传承脉络

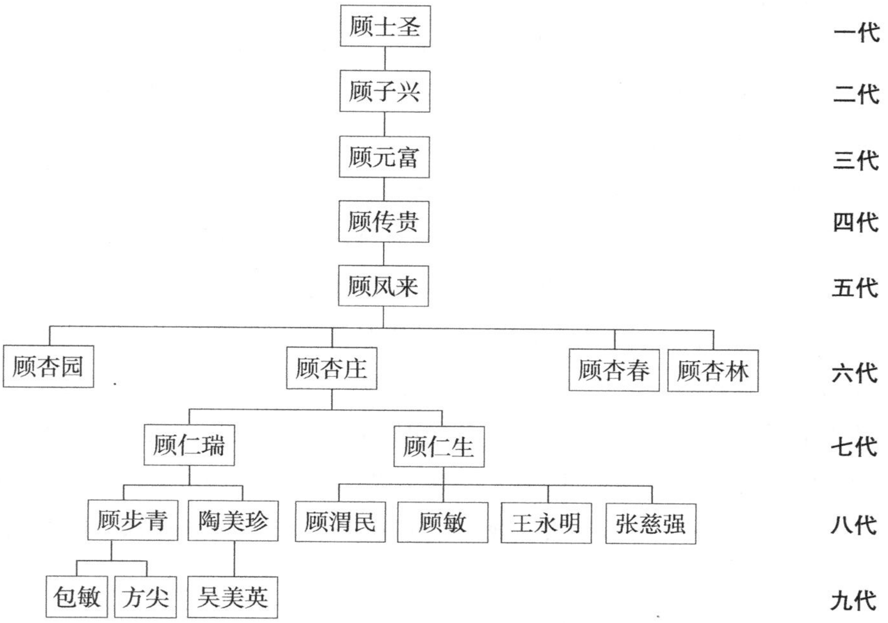

图 2–6　顾氏伤科历代传承代表人物

1. 第一代：顾士圣

鼻祖顾士圣，清康熙年间人，卒年不详，原籍上虞西化（西华），后迁至绍兴城内。

2. 第二至第六代：顾子兴、顾元富、顾传贵、顾凤来等

第二代传人为顾子兴，第三代传人为顾元富，第四代传人为顾传贵，第五代传人为顾凤来，第六代传人为顾杏园（字大宝）、顾杏庄（字二宝）、顾杏春、顾杏林。

3. 第七代：顾仁瑞、顾仁生

顾仁瑞（1907—1993），字泉源，曾在绍兴市中医院工作，1973 年曾作为绍兴地区的唯一代表参加浙江省中医骨伤科代表会议。

顾仁生（1910—1996），字泉生，曾在绍兴市越城区伤骨科医院工作。

顾氏伤科原秘不外传，前七代无外姓门人，中华人民共和国成立后开始破禁锢，收门生以传其术。仁瑞传子顾步青，授徒陶美珍。仁生传子顾渭民，传女顾敏，授徒王永明、张慈强。

（三）学术特色

1. 正骨经验

（1）首重诊断，急缓有别

诊断是治伤的第一步，也是关键处，只有辨得明，方能医得真，顾氏伤科把诊断放在临床治疗的首位。《医录·跌打损伤穴道要诀》载：凡伤须验在何部位，按其轻重，明其脏腑经络，又验其生死迟速，然后从症用药为安。临床治疗时应当首从大处着眼，急者为先，不为局部所限。《医录·受伤吉凶看法》载：一看两眼，内有瘀血，白睛必有红筋，血筋多瘀血亦多，血筋少瘀血亦少，看眼活动有神，否则难治；二看指甲，将自指甲揿其指甲，放即还原色者易治，少些后还原者难治，紫黑色不治；三看阳物，不缩者易治，缩者难治；四看脚甲，与手同看法；五看足底，红活者易治，黄色者难治。五者全犯不治，如犯一二尚可救治。凡人受伤，向上为顺，平拳为塞气，倒插为逆气，最凶，各样内伤总怕倒插。血随气转，气逆即血凝也……凡伤中指，黑，凶，大脚指甲同者。眼内有血筋赤筋，凶。足底黄出者凶。面色黄亦有伤。卵上升难治。《医录·接骨入骱奇妙手法》载：若伤胸骱难治，骨青者难医。以上记载皆体现出顾氏伤科对诊断的重视。

顾氏伤科重视某些致命部位的伤情。《医录·穴道看法》曰：天灵盖骨碎髓出者不治；两太阳穴重伤者难治；截梁（即鼻梁两眼对直处）、穴（即喉）打断不治；塞（即结喉下按骨上空潭处）打断不治；心坎（即人字骨）打断晕闷，久后必血汛；食脐、丹田倒插满不治；捏碎外肾不治；脑腹、百劳穴、天柱骨断者不治；尾子骨、两肾打碎，或哭或笑，不治……

顾氏伤科重视男女气血生理的不同，针对男女不同的生理结构因人治病。《医录·跌打损伤穴道要诀》曰：凡跌打扑损伤，男人伤上部易治，下部难治，以其气上升故也；妇人伤下部易治，上部难治，以其血下降故也……伤全体者，按其轻重，随症用药。

手摸心会在顾氏伤科对骨折伤筋的诊治中居于重要地位，通常被视为诊治的要领，能充分体现一位医者的水平与境界。手摸心会是指医者通过触、摸、探、叩等手法作用于患处，以了解患者局部或整体的情况，同时结合思辨，对病情做出正确的判断，并采用相应的治疗方法。正骨之首务，必知其体相，识其部位，以明了骨折移位的情况、脱臼方位、损伤程度等。触诊是临床治疗的重要手段，也是最见功夫之处。《医录·症药之辨》指出“摸触肌肤，察其体相，审理症脉，以明诊断”，如此可达到《医宗金鉴》提出的“机触于外，巧生于内，手随心转，法从手出”要求。

顾氏伤科运用手法治疗时，需辨明病位及病性。在诊疗时，医者用手仔细感知体会患者患处的活动度、肌肉弹性、紧张度、柔韧度、温度、肿胀程度等，通过触摸、压挤、旋转、屈伸、叩击、摇晃等方法，了解损伤的部位、性质，判断有无骨折、脱位，明确骨折、脱位的移位方向。例如，医者检查肋骨骨折的患者时，常用手掌挤按胸骨及相应的胸椎，进行前后挤压；检查骨盆骨折的患者时，常用两手挤压两侧髂骨翼；检查四肢骨折的患者时，常用手指挤捏骨干；检查脊柱损伤的患者时，常用叩击头顶的方法；检查四肢骨折是否愈合时，亦常用纵向叩击法。顾氏伤科常以轻度摇晃、轻旋之法，结合问诊与望诊，根据患者疼痛的性质、异常活动情况、摩擦音的有无，判断是否有骨与关节的损伤。“手摸心会”是顾氏的看家本领，是医者手与心智相统一的一种境界，其“认知”过程也是相当复杂的，往往通过口传心授的方式传承，“只可意会，不可言传”，可见传承不易。

（2）上骱接骨，手法身功

《医宗金鉴》谓：手法者，诚正骨之首务哉。正骨手法是治疗筋骨折损、脱位的重要手段，顾氏伤科在传技、疗伤时十分强调手法的重要性，整复手法的正确与否、熟练程度的高低是治疗骨折、脱位成败的关键。采取正骨手法治疗时，需辨明病性、病位，因人、因时、因地制宜，选用不同的手法作用于不同的部位，并在不同的阶段选用不同的治疗刺激量等。

顾氏在《医录》中指出施术者一须“心明”，即“机触于外，巧生于内，手随心转，法从手出”；二须“手巧”“法使骤然人不觉，患者知时骨已拢”。复位手法要早、稳、准、巧，“法使骤然人不觉，患如知也骨已拢”。复位手法的施行宜早不宜迟，切忌手法粗暴、漫无目的、强拉硬推，否则非但不能使骨断者复合、脱骱者复入，反而会使未伤处见新伤、伤处更重，因此操作时必须稳健、准确、使用巧力，力争一次性复位成功。《医录》记录了整复手法的适应证、要领，注重“心悟”，认为“法之所施，使患者不知其痛，方称为手法也”“上骱不与接骨同，全凭手法及身功”，这些经验对临床治疗有指导意义，形成了顾氏独特的理伤手法。

顾氏伤科的整复脱臼手法可概括为“理、掭、端、入”。复位前先以按摩手法柔其筋络，然后按其脱出的方向和部位，以刚柔相济的劲力和四两拨千斤的巧力，通过牵拉、旋转、屈伸、拔伸、按捺、端提等手法，将脱位的骨端轻巧地入位，并结合理筋手法、按摩推拿，达到理顺经络的目的。《医录·接骨入骱奇妙手法》载：跌打损折，筋骨多有受其累者，若骨不能对，医者必须捏骨平复，唯肩骱与膝骱相似，膝骱送上有力，肩骱送上亦有力，可将上之一手按住其肩，下之一手按住其手，轻轻转动，使其筋舒，令患者坐于低处，使一人抱住其躯，医者两手捏其肩，抵住其肩骨，将膝夹住其手，齐力而上，绵裹如鹅蛋大，落在腋下，外贴损伤膏，内服羌活桂枝汤，再用吉利散调治而安，臂骱出者，一手抬住其弯，下一手按住其踝，先鞠其上，而后抬其弯，捏平凑拢可也，外贴损伤膏，内以引经之药调服吉利散，垫包裹必用白布，做有空眼，恰络其肩臂。《医录·布式》载：手骱跌出，一手按其五指，一手按其臼，手掌鞠起一伸而上，此乃会脉之所，即以桂枝煎汤调服吉利散，臀骱比诸骱更难，此凹出则触在腹内，使患人侧卧，内手在内，外手随外，上手捺住其腰，下手捧住其弯，将膝鞠其上，出左拔于右，出右拔于左，伸而上也。

顾氏伤科的正骨手法可归纳为四字、八法。四字即“柔、拔、捏、合”。复位前，先柔其筋，缓解肌肉之紧张度，以分离嵌入骨折断端之肌筋，然后以“欲合先离，离而复合”为原则，择用伸牵拔、屈牵拉等不同拔拉手法（切忌过度牵拔），再用捺压（捺正错位，按压隆实，使“突者复平”，是矫正侧方移位的重要手法）、捏挤（挤压分离或粉碎之骨片，是处理锁骨骨折移位或捺平粉碎性骨折之法）、推碰（用相对之力推送移位或分离之骨片，使其吻合，适用于髌骨骨折）、提掣（将凹陷之断骨上提复平）、分骨（夹挤两骨断端靠拢之间隙，矫正移位，使间隙恢复正常）、折旋（加大成角，纠正锯齿形骨折的重叠畸形）或回旋（矫正斜形背侧错位畸形，施此术要敏捷，手法操作要谨慎，防止再度损伤周围组织）等术复位，以上手法可概括为捏挤压揿法、提掣复平法、对捺挤压法、拉颤压纳法、推送抱合法、屈伸牵捺法、挤拣分骨法、折旋矫正法，“八法”的运用密切相关，临证时往往需要几种手法同时配合使用，术前“心明”，施术时“手巧”，施术时牵拉应轻重得宜，手法应刚柔相济，切忌再度引起损伤。若遇复杂骨折，必须仔细分析病情，对于脱位合并骨折者，先上骱后接骨；对于双骨折或多段骨折者，先处理稳定性骨折，再行不稳定骨折之复位术；对于合并粉碎性骨折者，先行单纯骨折对位，后处理粉碎性骨折；对于肿胀瘀血严重者，先消瘀退肿，再行整复术；对于多发性骨折气血虚弱证及外伤重症者，需暂缓整复，待危重病情好转后再行整复治疗，正确把握骨折整复的时机。

（3）夹板缚定，“七上八落”

夹板固定疗法从肢体功能出发，借助扎带对夹板的约束力、固定垫对骨折端的效应力，预防或矫正成角畸形和侧方移位，并充分利用肢体肌肉收缩活动时产生的内在动力，克服移位因素，使骨折断端复位后保持稳定。对于夹板固定，顾氏在《医录·布式》中记述：如断，方可绑缚，先贴接骨膏，棉布包裹，用杉板四片，按其患处，再将棉布三条与板均齐。其方法可以归纳为“四要一原则”，“四要”即包扎要平整、松紧要恰当、夹板要适中、复查要经常，“一原则”即“七上八落”原则。平整时外敷的膏药要平直，缠扎要平齐，即使为加强有效固定或矫正残余畸形而加用衬垫，亦要符合平齐的要求。至于松紧度，应在不影响气血循环的前提下，使夹板略能移动，固定后患侧肤色应与健侧相同，肌肤应无凉感，肢体应无麻木感，应能测到脉动的部位且所测脉动正常。在不影响固定效果的前提下，应尽量减少对夹板之类的固定器的绑缚，夹板之间应留有一定的空隙，而且要对称，尽量少用超关节固定。在固定后的2～3周要勤检查夹板的松紧度、肿胀的消退情况、肤色肌温是否正常。

“七上八落”中的“七”“八”指时间限度，“上”“落”指正骨、夹缚的措施。

“七上”的要求如下。

第一，尽量在骨折后7天内复位。若伤后血肿较轻，则要求伤后马上进行复位，力求一次复位成功；若瘀肿严重，不宜即刻复位，应给予消肿祛瘀之内服、外治法，待瘀肿消退，再行复位，但要把握整复时机，原则上不可超过7天。

第二，7天内的夹缚固定宜松不宜紧，以不致再移位为原则。术后瘀肿往往会加重，夹缚固定过紧会加剧瘀肿，使肢体过度受压，造成缺血性坏死等严重后果。

第三，7天内要勤查体表，每日或隔日复查一次，若瘀肿加剧，则略松其夹缚，若瘀肿消减，则紧其夹缚，以防移位。

第四，复位固定后，若肿痛不加剧且无不良反应，则1周后复查、换药、再固定。

“八落”指伤后1周瘀肿渐趋消退，此时夹缚宜紧固，但亦要松紧适度，以保持骨位的正确，随时检查损伤局部的肿胀、肤色、肌温等情况，原则上每周复查、换药1次，1周后开始适当进行功能锻炼（若为不稳定骨折则应推迟活动，或注意功能锻炼的形式及活动量）。在不影响骨折愈合的前提下，固定时间要尽量短，一般固定4～6周即可解除夹缚，股骨骨折、胫腓骨干双骨折等需固定8周左右，复杂骨折可适当延长固定时间。夹缚时间过长会造成肌肉萎缩、关节僵直等。

顾氏祖传的小夹板是由杉木片、藤制抱膝等制成的，现已改用竹片夹板。竹片具有较好的韧性，能起到较强的固定作用，不易劈裂或断折，并有一定的弹性，能适应肢体肌肉舒缩变化的生理要求，且质轻易于塑形，能适应不同形体的需求。夹板以竹片中间层为佳。

（4）筋骨相连，一发全身

顾氏伤科认为，治疗骨伤疾病不能仅着眼于骨，对筋的治疗也同样重要。“筋”“骨”同属中医“五体”，“筋束骨，骨张筋”，筋与骨关系密切，两者相互依存、相互为用。早在《灵枢·经脉》中就有“骨为干……筋为刚”的论述，阐释了筋骨在功能上的相互配合关系。骨骼支撑机体，而筋能约束骨骼，骨骼在筋的约束下可使机体刚劲坚韧。隋代医家巢元方尤为推崇“筋骨同治，筋骨并重”的治疗理念，最早提出了筋骨辨证。顾氏伤科在继承前人医学经验的基础上，总结出骨伤者每损及筋，局部所损常累及全身，伤于外、易累及里的规律。《医录·接骨入骱奇妙手法》指出：跌打损折，筋骨多有受其累者……跌打损伤，虽损筋骨，而多累及全身。《医录·跌打损伤穴道要诀》指出：伤胸者，伤久必发嗽，胸高气满，面黑发热；伤两肋者，两肋痛者，肝火有余，实火盛之故也；左肋痛者，亦有痰与食也；凡跌踢打仆损伤，须看得痛真，验得脉确，辨明脏腑。医者宜斟酌，视病而施治，行之慎之。

顾氏伤科还重视骨伤疾病除受外伤外的病因。《医录·接骨人骱奇妙手法》载：有下颌一骱偶落而不能言语，皆为肾虚所得此症，此骱如剪模样，连环相纽，用棉裹大指入口，余指抵下边，轻推进而上，多服补气养血汤，再以补肾丸药调治。

顾氏伤科在手法的运用上也因人而异，年幼老弱者宜轻柔，身强骨壮者宜有力。既重视正骨复骱，又重视整复前的理筋和术后的功能锻炼等。术后适当进行功能锻炼可以促进血液循环，加快损伤部位的修复，预防骨痿、骨痹等的发生。锻炼活动范围应由小到大，循序渐进，持之以恒，但又要防止活动过猛，避免进一步的损伤。

2. 用药经验

（1）简约实用

顾氏伤科的传家之宝《医录》共收录42首治伤方，其最显著的特点就是简约实用。该书叙述简明扼要，切于实用，没有空泛的理论说教，指出辨证要点及预后判断，并细述用药次序，治养结合，颇费心思。其后，则分次叙述伤肩背、伤背、伤胸、伤肝、伤心、鼻梁断、臂骱、手骱、断折损伤两腿、膝骱、脚踝骱等的具体用药方法。顾氏伤科特别重视引经药的应用，其经验是，伤在上部用川芎，在手臂加桂枝，在背加白芷，在心腹加白芍，在膝加黄柏，在左肋加青皮，在右肋加柴胡，在腰加杜仲，在下部加牛膝，在足加木瓜，在周身加羌活，在妇身加香附，顺气加砂仁，通窍用牙皂，并特别强调煎剂之法，必须随症加减，修合丸散，不可不精也。42方中水酒共煎者14方，有些散剂需要用红糖与酒调服，如患者不能开口，即以牙皂末吹入鼻中，一嚏而开。该书将用法一一交代清楚，全无虚设之词，均为临证实用而设。

（2）重视气机

顾氏伤科从历代医家临证经验中得出结论，治伤者当以行气为先，是“血为气之母，气为血之帅”“气行则血行”理论的实践者。顾氏治伤42方，共用药126种，理气药陈皮的使用频率仅次于当归的使用频率。

顾氏运用理气药的特点：健脾理气用陈皮、枳壳、厚朴、木香，疏肝理气用香附、柴胡、乌药，砂仁通用。理气药应用于整个治疗过程，早期常与羌活、防风、紫苏、独活、细辛、白芷、荆芥等疏风解表药同用。活血止痛，常以青皮与乳香、没药相伍，如止痛接骨丹；生血补髓，常以陈皮、枳壳与熟地黄、黄芪、杜仲相伍，如生血补髓汤；后期养血壮筋，常以陈皮、青皮、砂仁与生地黄、木瓜、续断、杜仲相伍，如调理药酒方。在壮筋续骨方中也使用陈皮、青皮、枳壳、乌药、柴胡等行气药。顾氏后人说，跌打损伤，瘀血内停，固然需要用活血药祛瘀活血，但是气为血帅，只有气行方能血行，行气与活血药相伍，能获得四两拨千斤的效果。

（3）以和为贵

顾氏以为，是药三分毒，用药应以和为贵。受伤之人，本身受了各种不同的外伤，脏腑亦有所累，所以治伤用药必以和为贵。活血药是最常用的治伤药，顾氏选用的活血药十分平和，没有土鳖虫等破血药，连三棱、莪术也很少用。在归通破血汤中，也只用了桃仁、赤芍、当归尾、苏木、牡丹皮等活血药。顾氏治伤以和为贵的学术思想首先体现在其谨遵损伤辨证三期用药原则，即初期善“祛瘀”，中期宜“和血”，后期常“补骨”。

损伤初期，外伤致骨折、脱位、筋伤后，气血离经，瘀血不散，肿痛不止，顾氏认为“七日之内，气血未凝，即宜发散活血；至十四日后，瘀血或有停聚左胸，其势方归大肠小肠，腹内作痛，须服行药”。初期常运用活血止血药物，如大黄、地骨皮、生地黄、丹皮、玄参等。损伤初期，红肿热痛，此时加用清热凉血之品大有益处，如黄芩、黄柏、金银花、菊花等。损伤中期，肿胀渐退，疼痛缓解，断端开始生长，然顾氏认为此时瘀血散而未尽，断骨长而未坚，损伤之正气尚未恢复，若继续采用攻法，瘀虽可祛，亦有伤正之弊；患者瘀血未尽，若盲目采用大补肝肾之法，骤然进补，徒增瘀滞。顾氏谨遵张景岳“兼虚者补而和之，兼滞者行而和之”之说，采用和血续骨、舒筋活络之法，运用当归、赤芍、川芎、红花、鸡血藤、骨碎补、自然铜、续断、陈皮、枳壳之品，化尽残余瘀血，使正气得到恢复，促进骨折愈合。损伤后期，断端已接，脱位已复，但损伤日久，伤津耗气，气血不足，肝肾亏虚，筋肉失养，肌肉萎缩，肢体乏力，此时当滋补肝肾，方可达到强筋壮骨之效。用药如熟地黄、龙骨、狗脊、桑寄生、淫羊藿、黄芪、枸杞子等。

顾氏治伤以和为贵的思想体现在药物的配伍上，即通过活血药与其他药的巧妙配伍，达到最佳治伤效果，又不致伤正。活血药与行气药配伍，达到增强活血祛瘀之力的目的，这是最常用的；与大黄、枳实等相伍，通腑以祛瘀血；与木通、滑石、栀子等相伍，使瘀从小便而祛。顾氏通补兼重，专设生血补髓汤以生血补髓，设补肾活血汤二方、归原养血和伤汤、疏风顺气补血汤、补肾和血汤、补中益气汤以养血活血，专设调理药酒方治远年陈伤，这些方子均以养血为主要功效。顾氏认为下颌出骱为肾虚所致，宜先服补气养血汤，再以补肾丸药调治。

顾氏治伤以和为贵的思想还体现在疏阻不仅仅局限于活血一法。顾氏在“接骨入骱诸方辨用”篇中记述：折损之症，郁阻属一证候……郁阻者，气滞，瘀阻，风寒挟阻，湿痰同阻也。本篇在辨病、辨证选方上提出了“气血同治”“调气活血，兼疏风邪，祛瘀之中，涤痰佐之”之观点，首选之剂就有顺气活血汤等。诸方药中，顾氏喜用疏风邪之品，贝母、桔梗、南星、半夏、橘红等豁痰涤痰之品亦多佐之。

（4）善用膏药

顾氏膏药是治伤招牌药，其膏药肉（基质）为顾氏活血清凉膏，配方为纯麻油、铅粉或广丹（收敛药肉可用）、天花粉、干地黄、玄参、大黄、川黄柏、木鳖子、蓖麻子、地骨皮、当归、血余各等分。麻油与药物总重量之比为4∶1。制作时先将药物浸入麻油3～7天（夏浸3天，冬浸7天，春秋浸5天，宜于秋季熬煎），然后上火熬煎，待药物黄焦后滤渣，而后上猛火将麻油药汁熬至滴水成珠，加入铅粉或广丹，油量与铅丹之比为5∶4，视膏药肉老嫩而调节剂量。收膏后，将松软药肉倒入准备好的装有井水的缸钵中，待用。煎制的膏药肉最好放入水中，冬天放入雪水中，以除火毒。

配置各类伤膏的药物比例如下：乳没散，由制乳香、制没药等量制成；灵柰散，药物用量比为山柰∶五灵脂∶甘粉=2∶1∶1；南夏散，由生南星、生半夏、狼毒、生川乌、生草乌等量制成；丁香散，药物用量比为公丁香、桂丁香=3∶2；二活散，由羌活、独活等量制成；木香散，药物用量比为广木香∶青木香=3∶2。肉桂粉、血竭粉、公丁香粉、化龙骨粉、如意金黄散、麝香等当视病情选用。

各类伤膏配制方法如下。

损伤膏：乳没散8%，灵奈散8%，南夏散10%，丁香散8%，肉桂粉6%，膏药肉60%。基质溶化后，调入上述粉剂，摊于全棉布上。敷贴时加入血竭粉1～2克，公丁香1～2克，具体用量视受伤范围而定。若胸背、腹部受损，则在损伤膏调制过程中再加入木香散适量。

接骨膏：在损伤膏的基础上加入化龙骨粉适量，瘀肿严重时调入金黄散，加重南夏散用量。敷贴时，要加适量血竭粉、公丁香粉、化龙骨粉于膏上。用于骨折中后期的治疗时可加入麝香适量，以通经道、调脉络，促进气血化生，加速骨折愈合，避免留有后患。

消瘀清凉膏：基质（膏药肉）50%，乳没散8%，南夏散12%，灵柰散8%，血竭粉6%，如意金黄散16%。

风湿陈伤膏：在损伤膏的基础上加入二活散。寒性病变重者，加肉桂粉。敷贴时加入血竭粉、公丁香粉、麝香适量。

麻醉药：早年间，顾氏伤科长于外伤手术急救，麻药、止血药是必不可少的。据顾氏后人讲述，顾氏伤科发展至凤来公时，创伤手术独树一帜，闻名遐迩。有患者腹部破损，肠流出尺余，凤来公即以青绢湿肠还纳，敷化痛散（麻药），以快速手法用小钢针穿油棉线缝合，后敷以金枪药，让患者内服疏风理气汤、活血止痛散。告愈后，患者送一匾额致谢，在匾额上记录了治疗经过。《医录》对创伤之手术治疗也有记载：骨碎如黍米者可取，大则不可，患此症者，先以定痛止血散敷之，使其血不涌出，再敷化痛散，以刀割破，取出而即缝合，手术宜快速为第一，以金枪药敷治。又载：亏缺之症，先用麻药敷之，以小钢针穿油棉线缝合，敷金枪药，口服活血止痛散。书中还有对折伤出血手术治疗的记载：折伤出血者用止血散掺之，手揿其骨，敷金枪药，夹缚之。六世医顾二宝在治疗折损出血、金枪创伤之症方面也是硕果累累，为乡人所称道。随着西医学的发展，顾氏逐渐放弃创伤手术，而在闭合手法整复术、内服方药方面进一步发展。顾氏祖传代麻散（即麻药）的处方为麝香、蟾蜍、乳香、没药（去油）各八分为末，干掺二厘，用于伤口，不可另用。

止血药：顾氏祖传止血定痛散的处方为降香、五倍子各等分，大色石末三钱，中灰（即灯草灰）七分，为末，干掺用。封口金枪药可治一切破碎等伤，流血、腐烂不收口者，封之则生肌，故被誉为“第一灵方，莫轻传”。内服药有活血止痛散、托里止痛散等，用水、酒煎服。

接骨药：接骨散、止痛接骨丹等也是顾氏特色制剂。

当代顾氏后人在继承前人经典方药的基础上也有了新的积累，创制的主要方剂如下。

桃红损伤膏：主治跌打损伤、肢体外伤，有活血理筋、通络止痛之效。其药物组成为全当归、红花、三七片、川芎、桃仁、落得打①、赤芍、白芍、大地黄、川续断、制乳香、制没药、蓬莪术、延胡索。

胸背腹部损伤方：药物组成为广郁金、全当归、制乳香、红花、制没药、桃仁、三七、延胡索、江枳壳、赤芍、白芍、降香、橘络。

双龙正骨汤：主治骨折、肌腱损伤，有续筋接骨、活血通络之效。其药物组成为续断、全当归、熟地黄、川芎、红花、枸杞子、生地黄、赤芍、白芍、炒杜仲、制乳香、制没药、化龙骨、广地龙、炙地鳖、煅自然铜、生姜、三七片。

强骨壮阳汤：主治肾虚病变、腰椎间盘突出症，有补肝肾、壮阳虚、通经道、舒脉络、活气血、健肌筋之效。其药物组成为制狗脊、当归、熟地黄、桑寄生、红花、制乌药、川芎、炒白芍、枸杞子、炒杜仲、山茱萸、肉苁蓉、巴戟天、延胡索、络石藤、全蝎。用于女性患者时去巴戟肉、肉苁蓉，加菟丝子、制黄精；用于神经痛时加木瓜、蜈蚣、炮山甲（穿山甲现不可入药）。

顾氏伤科治疗损伤，遵循“求其本，辨其表”的原则，术药并施，筋骨兼顾，动静适宜。施术选药之际，首先辨其伤于内或伤于外，伤骨或伤筋或两者均伤，而辨其轻重缓急。若伤于内，则验其脏腑、经络之变，结合阴阳、气

① 落得打，即积雪草。

血、寒热、虚实之象，循法治之。然手法之轻重徐疾，选药之补泻缓急，临床变通，活法在人，不可胶柱鼓瑟，固执不化。

顾氏伤科以其颇具特色的正骨理论及实践经验成为我国伤科流派的重要代表，其学术特点值得进一步挖掘和推广。

（凌义龙　史晓林）

七、濮氏骨伤

（一）流派起源

安吉县濮氏中医世家，祖籍南京，传承自中医金陵医派，博采众家之长，与时俱进。金陵医派的学术特点为“医不三世，不服其药”。濮守恩于清道光元年（1821）在当时的孝丰郡（今属浙江省湖州市安吉县）提诫“以德行医，普济众生”八个字为行医宗旨，开设“濮济生堂国药号”中药店，前堂卖药，后厅行医看病，专业从事骨伤疾病的治疗，经营中药材，惠及附近两郡百姓。“濮济生堂”在《湖州市志》（1999 年版）中亦有记载：湖州地区百年中药老店，有湖州的贝益寿，安吉的濮济生堂、广生堂等多家。

濮氏中医师继承和发扬金陵医派的特色，同时结合自身优势，提倡与时俱进，强调人与自然界的关联，主张因时、因地、因人的辨证论治，确立本流派学术特点：采用中医五行中的“火”来祛除患者体内的风寒湿邪，并根据人体穴位分布，采用针灸、拍打等医学手段分症施治，本疗法可以祛邪扶正，治痹疗伤，是中医新型推拿疗法。

（二）传承脉络

1. 第一代：濮守恩

濮守恩（生卒年月不详）来到孝丰县后深入四乡调查，了解自然环境、地质地貌、风土人情、饮食起居、农耕作业及当地常见病后，选址章村小镇，悬壶于市。安吉濮氏骨伤以祖传骨伤治疗为基础，结合西医学理论，中西医结合，“循古而不守古”，“古为今用、西为中用”。

2. 第二至第四代：濮贤宾、濮贤尹、濮良知、濮思庆、濮思茂

第二至第四代传人濮贤宾、濮贤尹、濮良知、濮思庆、濮思茂等（生卒年月均不详）擅长儿科、骨伤科疾病的治疗。

3. 第五代：濮存龙

濮存龙（生卒年月不详）为濮思茂之子，在中药方面造诣很高，精于中医诸科，与时俱进，吸收西医学知识，博学多才，有“濮半仙”之雅号。濮存龙

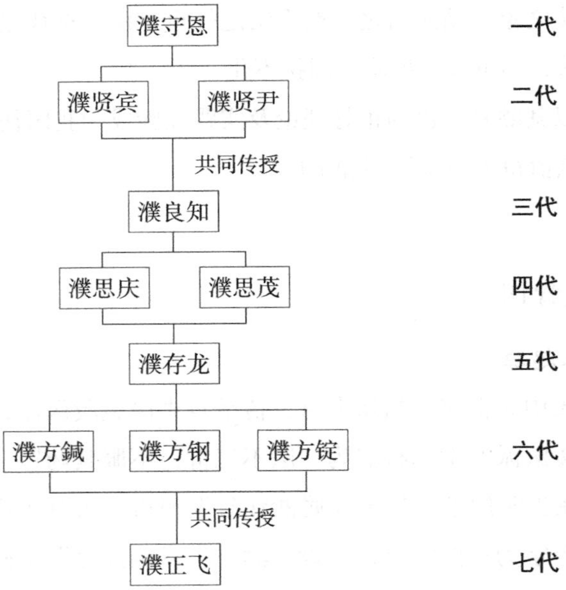

图 2–7　濮氏骨伤历代传承代表人物

把父辈传授的骨伤医术与自己丰富的医学知识进行有机结合，并取西医之长补中医之短，积累了丰富的临床经验。

4. 第六代：濮方鍼、濮方钢、濮方锭

自第六代开始，濮氏骨伤通过庭训习医、拜师学医、进修学医、学院学医等多种方式进行传承。第六代传人濮方鍼（出生年月不详）是南京中医学会针灸专业委员会常务委员，南京市首批中药学研究生导师，改进了家传五代的外用接骨散，进一步促进骨愈合，缩短病愈期。濮方钢为濮存龙次子，中医师，曾任安吉县凤凰山卫生院院长。濮方锭为濮存龙幼子，任职于嘉善县中医院。

5. 第七代：濮正飞

濮正飞（出生年月不详）是濮氏家族的第一位女性传人，幼承庭训，毕业于浙江中医药大学，并于浙江医院骨科进修。2001 年，濮正飞在安吉县创办濮氏诊所，并担任骨伤科主治医师。2009 年，濮正飞创建了安吉濮氏中医骨伤医院，并担任院长及骨伤科主治医师。近年来，濮正飞承续濮氏家传之学，发扬了“瞬间复位”“祖传验方”“罐吸火拍”等接骨疗伤的有效方法，特别是疏经督导火击拍打疗法，不良反应少，大大减轻了患者的痛苦。医院不断发展和创新，走中西医结合的道路，重点研究各科疑难病症的中药治疗，配制出了接骨续筋粉、颈腰骨康酊、骨痛宁贴敷剂等药剂，擅长治疗各种痿证及痹证（腰肌劳损、骨质增生、关节炎、滑膜炎、强直性脊柱炎等），在各类严重骨关节损伤、四肢骨折、血管神经损伤等的治疗方面独具特色。目前，濮正飞已开始带教外姓学员，收徒濮敬倞、叶丰平、杨结、王大庆、胡甦等多位中医师，力求更好地传承、发扬濮氏骨伤疗法。

（三）学术特色

1. 濮氏骨伤疗法

安吉濮氏骨伤结合中医学脏腑经络理论与西医学生理解剖知识，形成“疏经督导火击拍打疗法”，通过疏经督导振奋患者元阳，强内卫外。

（1）疏经督导

医者以拇、食二指，沿患者的督脉将肌肉、肌腱或神经提起，然后迅速自拇、食两指之间弹出，起到疏通经脉、总督阳气的作用，使血脉流畅，经络宣通。

（2）火击拍打

医者右手握竹罐，左手持火束，罐随火走，火引罐行，可起到祛风寒湿邪、疏通经脉、温经通络的作用，辅以拍击透毛孔、松筋里，可起到振奋筋络、止痛解痉的作用。

该疗法由濮氏骨伤第一代医师濮守恩首先提出并用于临床实践，已有近200年的历史。第六代传人濮方钢针对临床常见痹证的病因病机及症状，结合先辈的和自己的临床经验，对该疗法反复进行探索并加以改良，疗效较好，不良反应较少，易操作，且费用低。第七代传人濮正飞继承了父亲的技艺，并将之发扬光大。多年来，每天有上百位来自全国各地和海外的患者慕名寻求“火击拍打”中医特色治疗。

为什么濮氏骨伤会选择通过用“火”直接袭击人体来治病？火是物体燃烧时发出的光和焰，性酷热而灼烫，为纯阳之性，能通十二经脉，走三阴理气，受之能透诸经而治百病；火是五行之一，指类阳性、热性的事物或具有亢进属性的事物；生理性的火为阳气所化，是生命的动力；六淫之一的火，无明显季节性；病理性的火指各种功能亢进的表现。中医学的“痹”泛指邪气闭阻肢体、经络、脏腑所引起的多种疾病，根据病邪偏胜和病变部位、证候特点，可分为风痹（行痹）、寒痹（痛痹）、湿痹（着痹）、历节、痛风、周痹、血痹、气血痹、血虚痹、心痹、肝痹、脾痹、肺痹、肾痹、肠痹、胞痹等类型；另指风寒湿邪侵袭肢体、经络，导致肢体关节疼痛、麻木、屈伸不利等的病证，是中医临床上（特别是骨伤科）最常见的病证之一。痹的病理特性为闭塞、阻滞不通，故濮氏骨伤疗法大胆取“火”的特性治痹，治疗时用火循经络拍打闭阻不通的肌体，可以达到祛风、散寒、除湿、温阳补气、温经通络、消瘀散结，乃至补中益气等目的。

濮氏骨伤五十余年的临床实践证明，本疗法对风寒湿邪引起的各种痹证、外伤引起的软组织损伤性酸麻胀痛等有很好的疗效，甚至取督脉治痿证能延缓病情的发展，很多患者接受火击拍打治疗后伤痛得以缓解。

（3）针灸电疗

针灸电疗充分发挥各类中医针具的优点并综合运用，以循经取穴、气血筋同治为理念，配合现代电击疗法，可治疗颈肩腰腹痛等多种疾病。

（4）中药内服、外用

濮氏骨伤充分运用中医辨证施治原则和骨伤疾病的早、中、晚三期理论，先后用复元活血汤、补肾活血汤、十全大补汤进行中药内服治疗。对肿胀较甚，有红热表现者，使用中药外敷。对骨折患者，可采用祖传接骨粉、夹板固定治疗，无须使用石膏。

（5）功能锻炼

除临床治疗外，还要重视骨折患者的功能康复。功能锻炼筋骨并重，配合使用秘制膏药与中药按摩枕可加速康复。

2. 濮氏骨伤特色验方

濮氏骨伤在不断的临床实践中，总结研制出了许多行之有效的经验方，如今又不断融入西医学知识，提高中药的使用效果。濮氏骨伤用药理念同样根植于中医学整体观点，以四诊八纲为依据，对皮肉筋骨、气血津液、脏腑经络运行的生理病理关系加以分析，根据疾病的虚实、轻重、缓急，以及患者的内在因素，选用不同的治法实施正确的治疗。运用方药内服是濮氏骨伤一直以来治疗骨伤疾病的重要手段之一，取得了满意疗效。下面对一些经典处方进行简单介绍。

（1）骨伤方

根据现代病理学对机体组织修复的研究，骨折愈合可以大致分为三期，即血肿炎症机化期（一般需要2周左右）、原始骨痂形成期（需要4～8周）、骨板形成塑形期（需要8～12周）。

①血肿炎症机化期取骨伤一号方治疗：基本组成为当归尾、生地黄、土鳖虫、赤芍、桃仁、红花、柴胡、制大黄、甘草等。如果气滞较甚，加香附、延胡索、青皮、枳壳以助行气止痛；如果血瘀较重，加三七粉、乳香、没药以增强化瘀止痛之效；如果肢体肿胀明显，甚至出现张力性水疱，血脉不通，肢端

循环障碍，当逐瘀消肿、凉血利水，加泽兰、牡丹皮、泽泻、茯苓、猪苓、薏苡仁。

②原始骨痂形成期取骨伤二号方治疗：基本组成为当归尾、赤芍、白芍、川芎、红花、土鳖虫、骨碎补、煅自然铜、杜仲、续断、五加皮、牛膝等，随症加减。

③骨板形成塑形期取骨伤三号方治疗：基本组成为熟地黄、陈皮、川芎、当归、黄芪、白术、党参、山茱萸、枸杞子、茯苓、狗脊、山药、杜仲、续断、白芍等，随症加减。

（2）脏腑辨证方

濮氏骨伤除注重骨折的整体辨证治疗外，也十分注意辨损伤部位及对邻近脏腑的影响，由此衍化出不同的脏腑辨证方，如治疗肋骨骨折之胸伤汤、治疗腰椎骨折之腰伤汤等。

①胸伤汤：基本组成为柴胡、桔梗、川芎、当归、枳壳、土鳖虫、丹参、刘寄奴、苏木、赤芍、白芍、红花、木香、延胡索、三七片等，随症加减。

②腰伤汤：基本组成为杜仲、牛膝、续断、狗脊、当归、红花、苏木、香附、土鳖虫、丹参、桃仁、酒大黄、刘寄奴等，随症加减。

此外，在临床运用中，濮氏骨伤十分重视辨病、辨经理论的运用，会根据损伤部位的不同加入引经药，促使药力作用于损伤部位，加强治疗效果。

头部损伤：川芎，藁本，白芷，羌活。

上肢损伤：羌活，桑枝，桂枝，防风。

胸部损伤：桔梗，枳壳，制香附。

两肋损伤：柴胡，青皮，延胡索。

腰部损伤：杜仲，续断，狗脊，骨碎补。

腹部损伤：佛手，枳壳，厚朴，木香。

小腹损伤：小茴香，乌药。

下肢损伤：牛膝，木瓜，防己。

（3）外用方

①筋骨疼痛贴：威灵仙 300g，当归 125g，骨碎补 125g，羌活 30g，独活 30g，川芎 60g，续断 30g，川牛膝 30g，明天麻 30g，辣椒 30g，五加皮 30g，血竭 10g，白茄根 30g，制川乌 20g，制草乌 20g，生南星 30g，生半夏 30g，桑白皮 30g，秦艽 30g，乳香 30g，冰片 100g，樟脑 30g，薄荷脑 15g。

②筋骨疼痛按摩膏：透骨草 300g，老鹳草 200g，当归 50g，血竭 30g，骨

碎补 50g，续断 50g，红花 50g，乳香 50g，没药 50g，生大黄 30g，土鳖虫 20g，生天南星 50g，冰片 25g，樟脑 15g，冬青油 35g。

③骨伤科外敷散剂：威灵仙 300g，红花 50g，当归 80g，血竭 80g，骨碎补 50g，续断 50g，乳香 80g，制没药 80g，鹿茸 50g，生大黄（水煎）60g，冰片 15g，土鳖虫 80g，芒硝 15g，生天南星（水煎）50g，制草乌 80g，制川乌 50g。

④濮氏中药按摩药枕：用于治疗头风（相当于西医学的血管性头痛）、风寒头痛、落枕、颈椎病、颈肩综合征、失眠等。

组方：茯神 50g，合欢花 30g，酸枣仁 30g，桑怀子 30g，郁金 30g，石菖蒲 30g，磁石 60g，首乌藤 30g，制草乌 30g，栀子 30g，冰片 5g（加冰片者孕妇禁用），细辛 10g，地龙 30g，防风 30g，羌活 30g，乳香 30g，没药 30g，红花 30g，威灵仙 30g。

功用：疏肝解郁，愉悦心情，舒筋活血，催眠抗衰。

方义：合欢花能疏肝解郁、愉悦心情，茯神由茯苓菌抱绕松根而成，形似太极，呈阴阳互抱绕之象，故能引阳入阴治疗失眠，二者共为君药。配伍酸枣仁、桑怀子、郁金、石菖蒲、磁石、首乌藤、制草乌、栀子等，并加适量（少许）冰片通诸窍、散郁火、消肿止痛（加冰片者，孕妇、气血虚弱者忌用）。药蕊每半年换一次。

（夏永法　史晓林）

八、章氏伤科

（一）流派起源

一位少林寺高僧由于仗义救人而不慎置人于死命，为避祸而浪迹天涯，至黄岩焦坑，为当地形胜所摄，寄居于名寺嵩岩寺，渐与地方豪士章正传结识交好，并将平生所学的治伤医学尽数传授给章正传，以助其济世豪侠之情怀，为民解除伤痛。此段经历非同寻常，在当地有识之士间广为传颂，虽已事过数百年，但为历代章氏子孙继承从医之路树立了标志：以立德为先，勤勤业业为伤病员解除病痛。《黄岩县志》等文献记载，清嘉庆元年（1796），黄岩焦坑乡江田村有一郎中名叫章正传，首创章氏治伤，为百姓行医疗伤，在当地广为称颂。清道光三年（1823），章氏伤科正式诞生。清道光末年（1850），第二代传人章如奎继承父业，创建保春堂，悬壶济世，附近乡村的创伤患者渐集黄岩焦坑，章氏声名鹊起。传至第三代传人章玉堂，章氏伤科已发展、总结出一整套内外兼治的理、法、方、药。章玉堂之人不仅杏林春满，而且仁心仁术。《黄岩县志》及《黄岩县卫生志》记载在抗战时期，日军多次轰炸黄岩县城，百姓死伤者甚众。章玉堂奋力救助贫民，慷慨接济，传为佳话。民国政府通告嘉奖，并赠予“术妙华佗”金匾。由于章玉堂具有精湛的医术和高尚的医德，前来求治的百姓越来越多，声名远播，在浙东南地区享有盛誉。此后，章氏骨伤绝技一脉相传，成为在当地唯一流传并不断发扬壮大的传统中医正骨绝技。第四代传人章宗清医技精湛，随父在黄岩中项益兴药铺和太和堂坐诊，父子二人平日里注重医德风范，体恤乡民疾苦，从不向村民索取高额诊费。第五代传人章显法自幼天资聪颖，15 岁便独立行医，在黄岩澄江医院（现台州市黄岩区中医院）坐诊，每日医治患者百余人，名声远扬至浙东、浙南及闽北等地。对于从百里外来求医的病员，更是从不耽搁，常常废寝忘食为其医治。1949 年后，农村医疗工作得到重视，黄岩章氏伤科作为民间医学瑰宝，迎来了崭新的快速发展阶段。20 世纪 60 年代，章显法开创了章氏伤科和现代医学科技相结合的先河，弥补了农村地区放射检查条件不足的缺陷。第五代传人之一的章梅芸，于 20 世纪 50 年代末师从堂兄章显法，经其多年悉心教导，医道渐精，目前已成长为在黄岩一带颇有名气的骨伤科女医生，现为黄岩红十字会医院骨伤科主治医生，临床经验十分丰富，兢兢业业为患者服务，甚得章氏医风传统。

黄岩章氏伤科传人遍及台州黄岩、路桥、温岭、临海，以及杭州、江苏等地。章氏伤科第六代传人中的章岩友、章友棣、章再棣、章智棣、章加棣、章由棣六兄弟均从事祖传骨伤工作，在台州各地行医办院，用行动发扬章氏伤科。章氏伤科第六代传人章爱华、章华棣、王海樱、王彤等也为章氏伤科的发展做出了较大贡献。第七代传人章仪为弘扬章氏伤科，于 2016 年底在椒江区创办了台州骨科医院，使章氏伤科在椒江落地生根，开花结果。

（二）传承脉络

《黄岩县志》等文献记载，清嘉庆元年（1796），黄岩焦坑乡江田村有一郎中名叫章正传，首创章氏治伤，为当地百姓行医疗伤，广为称颂。黄岩章氏伤科一脉相传七代，传承人遍及台州黄岩、路桥、温岭、临海，以及江苏盐城大丰等地。

1. 第一代：章正传

章正传，生卒年月不详，正是三门海游章氏后裔。清道光三年（1823），章氏伤科正式诞生。

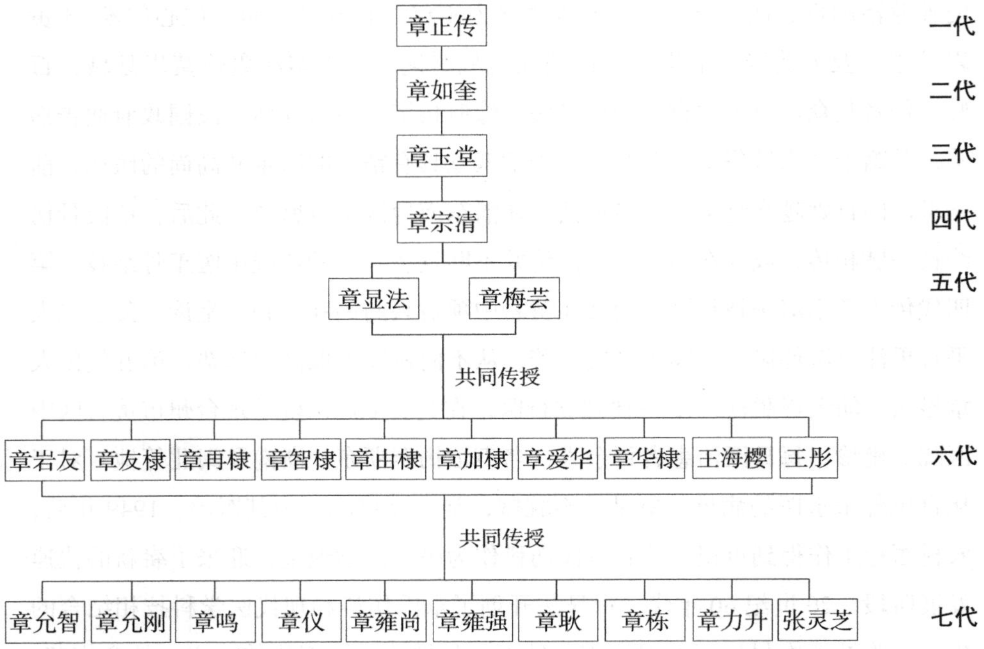

图 2-8 章氏伤科历代传承代表人物

2. 第二代：章如奎

第二代传人章如奎，生卒年月不详，继承父业，创建保春堂，悬壶济世，附近乡村的创伤患者渐集黄岩焦坑。章氏声名鹊起。

3. 第三代：章玉堂

第三代传人章玉堂，生卒年月不详，至此章氏伤科已发展总结出一整套内外兼治的理、法、方、药。章玉堂之人不仅杏林春满，且仁心仁术。

4. 第四代：章宗清

第四代传人章宗清，生卒年月不详，医技精湛，随父在黄岩中项益兴药铺和太和堂坐诊，父子二人平日里注重医德风范，体恤乡民疾苦，从不向村民索取高额诊费。

5. 第五代：章显法、章梅芸

第五代传人章显法，生卒年月不详，自幼天资聪颖，15 岁便独立行医，在黄岩澄江医院（现台州市黄岩区中医院）坐诊，每日医治患者百余人，名声远扬至浙东、浙南以及闽北等地。章显法在继承的基础上不断总结和创新，所用之丸、散、膏、丹均系在临床实践后自行创制，如万应膏、七厘散、金创定痛膏等。20 世纪 50 年代末，章显法开创了章氏伤科与现代医学科技相结合的先河，最先在焦坑引进静电摄片，弥补了农村地区放射检查条件不足的缺陷，并将各种牵引装置投入临床使用。

第五代传人章梅芸，于20世纪50年代末师从堂兄章显法，目前已成长为在黄岩一带颇有名气的骨伤科女医生，现为黄岩红十字会医院骨伤科主治医生，深得章氏医风传统。

6. 第六代：章岩友、章友棣、章再棣、章智棣、章加棣、章由棣等

第六代传人章岩友、章友棣、章再棣、章智棣、章加棣、章由棣，生卒年月均不详，六兄弟均从事祖传骨伤科临床工作，在台州各地行医办院，用行动发扬章氏伤科。章氏第六代传人章爱华、章华棣、王海樱、王彤等也为章氏伤科的发展做出了较大贡献。

在路桥，章岩友率先开辟了当地的骨科手术，为路桥医院骨伤科奠定了基础。1997年，在有关部门的支持下，章岩友与家人创办了台州曙光医院（现台州章氏骨伤医院）。在黄岩，章再棣创办了黄岩章再棣骨伤医院，章加棣、章由棣分别在黄岩焦坑医院和黄岩章再棣骨伤医院坐诊。在临海杜桥，章智棣创办了临海章智棣骨伤科医院。1975年，章友棣到温岭行医济世，于1995年创建了温岭骨伤科医院（现台州骨伤医院）。如今，院长之职由第七代传人章鸣担任。

7. 第七代：章鸣等

章鸣的童年在老家黄岩焦坑度过，爷爷章显法对他影响颇深。章显法行医40余载，于1987年去世。章鸣回忆，爷爷高热时仍坚持上班，结果在送往黄岩县城医院的路上去世了，直到生命的最后时刻，他一直坚守在岗位上，这让跟在爷爷身边长大的章鸣从小就明白了一个道理：为医者要具备妙手回春的医术、悬壶济世的医德，这些都要传承下去。2002年，父亲章友棣创办的骨伤医院在台州已是声名鹊起，需要向外拓展，刚过而立之年的章鸣下决心要趁着年轻出去闯一番新天地。后来，他前往苏北闯荡，将医院办到了江苏大丰。2008年，章鸣接触医院管理事务，6年后接任温岭骨伤科医院院长职务。作为第七代传人，他有传承不离宗的坚守，也有探路者的开拓精神。2016年，章鸣成立了一家医疗投资管理公司。

（三）学术特色

1. 理论特色

章氏伤科源自佛家传承，讲求为民济世，解除病痛，已传承近200年，凡属创伤脱位者，复位手法、骨折固定只收成本费，对家境困难的患者经常免收一切医药费用，以致到第五代传人章显法等接班时，章家仍家境贫寒，以务农营生。在几代传人的共同努力下，章氏伤科充分利用当地丰富的自然资源，善于汲取各派精华，与时俱进，大胆探索，勇于实践，不断总结创新，在手法正骨、针刺疗法、中药内服、膏药外敷、经筋功法治疗骨伤疾病方面独树一帜。如今，作为中国东南沿海最具代表性的传统骨伤医学流派，章氏伤科得到了传承与发扬，进而成为“国家级非物质文化遗产”，受到国家的重视和保护。章氏伤科采取坚定的中西医结合治法，改善中医骨伤疗法的不足之处，使得章氏伤科传统的骨伤治疗取得了划时代的大发展，并立下了宏愿，要将我国的骨伤科医学，通过中西医结合的方式，取长补短，发展成一个先进的专科。

章氏伤科理论体系是我国古代哲学思想与章氏伤科传人近200年来医疗实践经验相结合的产物。章氏伤科理论认为万物是永恒的运动和矛盾的统一，阴阳矛盾的规律不仅体现在天地万物的产生、发展、变化、消亡等方面，还体现在骨伤、筋伤疾病的产生、诊断、治疗、康复全过程。这种自然观阴阳学说贯穿章氏伤科理论的各个领域。章氏伤科认为，人体的健康和疾病发展变化的根本原因和动力正是人体阴阳两个方面的对立和统一。阴阳学说既是完美阐述骨与筋组织结构、生理功能、病理变化的理论工具，又是运用于临床诊断、治疗、康复与养生的方法论。

章氏伤科理论在诊疗方面认为，病理既是生理的反面，又是生理失调的体现，疾病防治的基本原则是调理阴阳。阴阳失调是骨伤、筋伤疾病发生的根本原因。康复与养生要顺应自然四时的阴阳变化，以保持人与自然界的协调统一，选择相宜的理、法、方、药调节机体阴阳失调状态，从而达到防病治病的目的。

章氏伤科认为，健康和疾病既是统一的，又是对立的，是人生命过程中矛盾的两个方面，在一定的条件下可以相互转化。章氏伤科以不治已病治未病、不治已乱治未乱为目标，创立了许多行之有效的方法。章氏上下肢运动康复操和章氏颈腰椎保健操的发明就是未病先防的体现，有助于调节精神，使真气内存，强调要加强锻炼，使血气流通，起居有常，不妄劳作，神与形俱，再适时使用中药内服、膏药外敷，达到康复养生保健之目的。

章氏伤科认为，人体在道的作用下发展，且物极必反，这是不以人的意志为转移的客观规律，所以各种诊疗手段要能使人体保持适度协调的发展，这种观点被称为养生之道。章氏伤痛胶囊、章氏骨伤一号方、章氏筋伤二号方、章氏保健三号方等都能顺应药物及所治疾病的规律，起到祛病邪、疗伤痛、强体魄的作用。配伍精当，疗效显著。

章氏伤科从表面看到了健康和疾病的内涵，在两百年悠久的历史长河中充满了生机和活力，成为我国中医药伟大宝库中极其珍贵的非物质文化遗产。

人体受损后，经脉受损，气机失调，血不循经，溢于脉外，离经之血瘀滞于肌肤腠理，不通则痛，故须疏通气血，临床上应根据患者的具体情况，采用先攻后补、攻补兼施或先补后攻等方法，一般按三期辨证（初、中、后三期）选择施用。损伤初期一般为伤后两周内，宜采用“攻”法，治血与理气兼顾，常用的治法有攻下逐瘀法、行气活血法、清热凉血法。损伤后 3 ～ 6 周为损伤中期，局部肿胀基本消退，瘀未尽祛，筋骨仍未连接，故宜采用“和”法，使营和新生，常用的治法有和营止痛法、接骨续筋法、舒筋活络法。损伤 7 周以后，由于气血亏损，往往会出现虚证，故应采用补温法，常用的治法有补气养血法、补养脾胃法、补益肝肾法、温经通络法。三期治疗的目的是养，以调和气血、生新续损、强壮筋骨为目的。临证时多期治疗必须先辨证，然后灵活施治，以增强疗效。章氏伤科治疗骨伤患者的两大要点如下：第一，正确的有效手法整复和固定；第二，辨证应用的临床方剂治疗。两者缺一不可。

目前在章氏骨伤医院工作的员工有近 3000 人。章氏伤科创办的学术期刊《骨伤论坛》，以及《章氏腰腿痛方治疗湿热痹阻型腰椎间盘突出症》《章氏膝关节炎方治疗肝、肾亏虚型膝关节骨性关节炎》《捉月归位》《章氏正骨手法剖析》《章友棣中西医结合治疗肩关节痛经验》等研究报告，都可以说是这个流派的理论依据，已不断在临床实践中被大面积论证。在治疗上，章氏伤科还推出了浙江省章友棣骨伤研究所研制的中成药“章氏伤痛胶囊”“章氏医用冷敷贴”“章氏伤痛灵喷剂”“章氏壮腰生精酒”等。

2. 章氏伤科疗法特色

（1）坚持“继承不泥古，创新不离宗”

章氏伤科坚持“继承不泥古，创新不离宗”的观点，认为继承永远是前提、基础。章氏伤科传人不断钻研中医学理论，感悟章氏伤科学术精髓，并结合临床实践经验，形成了“手摸心会；以气为主，以血为先；筋骨并重；扶正祛邪，标本兼施；脏腑同治，重在脾胃”的学术思想。

（2）强调整体观念及辨证施治

章氏伤科对疾病的诊断及用药强调整体观念及辨证施治，不拘泥于传统，不局限于书本知识，因时、因人、因地制宜，灵活多变。章氏伤科对湿邪的治疗贯穿始终，这与江南一带的地域特点密不可分。江南一带沿海，气候潮湿，湿邪较盛，因此治疗时应将治损伤与祛湿邪相结合，在活血祛瘀、续筋接骨、舒筋活络、补养气血的同时加用利水渗湿（茯苓、猪苓、泽泻、薏苡仁等）、芳香化湿（藿香、佩兰、苍术、厚朴、砂仁等）、祛风除湿（独活、威灵仙、秦艽、防己、桑枝、透骨草、五加皮、桑寄生等）类药物，贯彻三期用药，这就是章氏伤科的特点、亮点。其中，祛湿治疗的用药特点如下：上肢问题使用防风、独活、姜黄、白芷等，下肢问题使用独活、牛膝等，头部问题使用荆芥、羌活、川芎等。一般来说，外感疾病早期病位在皮表，应汗而发之，可适量使用麻黄、细辛。因此，章氏伤科重视对湿邪的防治，从用药角度来看可以说是属于祛湿派的，这一点有别于其他伤科流派。

3. 正骨手法

章氏伤科总结出了正骨九法，即手摸心会、拔伸牵引、旋转屈伸、端提挤按、摇摆触碰、夹挤分骨、折顶回旋、按摩推拿和理筋手法，重视整体观念，筋骨并重，在运用手法时要审视病情，骨之跌伤错落，或断而二分，或折而陷下，或碎而散乱，或歧而旁突，应相其形势，徐徐接之，做到心中有数，施术果断、敏捷、准确，手法轻、准、快，如此便能达到“法之所施，患者知痛骨已拢”的境界。为了维持骨折整复后的位置，可敷以药膏，并用杉树皮等固定，预防骨折再移位，有利于骨折的愈合。章氏杉树皮夹板外固定法，对夹板的选材、储存、制作、修整、塑形等制作流程有一套完整的体系，在应用时可根据肢体的形态来制作，松紧度要适宜，要求“妥因身体上下正侧之象，制器以正之”。章氏伤科的外治手法有独到之处，讲求操作灵巧，比如章友棣复位下颌关节脱位时会使用旋转摇晃手法，进行口腔外复位时会把手指按在口腔外部体表进行发力整复，擅用巧劲，四两拨千斤，整复过程不过几秒的时间，当患者感觉到疼痛的时候，脱位的关节已复位，不管是单脱位还是双脱位，都相当神速。

章氏伤科认为，正骨是智能、体能、技能的考验，医者须兼备手法技术与身功，强调手法练习的重要性，不仅要求医者练体格、练手劲，而且要求医者练灵活、练熟练，力求施术时心与意合，意与气合，气与力合，手到足到身到，意到气到力到，上下配合，左右协调，形成合力。

4. 手法在筋伤中的运用

“骨错缝，筋出槽”是骨伤疾病的特有临床表现，古代医家对此多有论述，如《医宗金鉴·正骨心法要旨》所云“骨节间微有错落不合缝者”即指“骨错缝”，而“若脊筋隆起，骨缝必错，则成伛偻之，或因跌仆闪失，以致骨缝开错……”则阐述了骨错缝的表现与病因。关于“筋出槽”，早在《仙授理伤续断秘方》中已有“差爻”“乖张”“偏纵”等表述，而《伤科大成》则述及“弛纵、卷挛、翻转、离合各门”等“筋出槽”的不同分类。“骨错缝、筋出槽”最常见于颈腰椎疾病，如颈椎病、腰椎间盘突出症、腰椎小关节紊乱症、骶髂关节半脱位等。《医宗金鉴·正骨心法要旨》指出“手法者，正骨之首务”，“当先揉筋，令其和软，再按其骨，徐徐合缝，背膂始直”。《伤科补要》云：轻者仅伤筋肉易治，重则骨缝参差难治，先以手轻轻搓摩，令其骨合筋舒。手法治疗一方面可以直接纠正骨节错缝，另一方面可以通过松解筋结和筋挛等改善筋骨关系，使脊柱、关节位置复常，筋骨和合，气血自畅，疼痛即消。常用的腰部正骨手法有坐位脊柱旋转复位法、斜扳法，常用的理筋手法有按摩、推拿、理筋、分筋、弹筋、拨络等，正骨手法与理筋手法往往联合使用。手法治疗结束后常予以孔针治疗扳机点，再予以章氏伤科膏药贴外用治疗。

5. 孔针的使用

章氏孔针粗约 2.5mm，与十几根针灸针的粗细相仿，用于治疗筋伤、骨痹痛时效果显著，其原理为局部减压、疏通经络、松解粘连，常用于治疗肱骨外上髁炎（网球肘）、踝关节痛、膝关节痛、痛风性关节炎等，术后予以章氏伤科膏药外用治疗。

6. 内外用药

家传的骨伤科用药理论与传统的中医用药理论相比既有共同性，亦有特殊性。内服药与外用药的运用是疗伤的两个重要方面，对损伤引起的脏腑气血功能紊乱有良好作用，有助于促进骨折愈合。

（1）外用药

①初期：以使用破瘀活血、消肿止痛类的药膏为主。

消瘀止痛膏：主要组成为生木瓜、生栀子、生大黄、桃仁、土鳖虫、乳香、没药，功效为破瘀消肿、活血止痛，用于骨折伤筋初期肿痛剧烈者。

化瘀散：主要组成为三七、血竭、桃仁、三棱、当归尾、莪术等，功效为活血祛瘀、消肿止痛，用于损伤初期肿痛甚者。

②中期：以使用接骨续筋类的药膏为主。

接骨散：主要组成为骨碎补、续断、土鳖虫、红花、自然铜、五加皮，功效为接骨止痛，用于有血肿、疼痛不甚者。

续骨如神膏：主要组成为雌雄鸡各一只（剁成泥）、冰片、麝香、陈皮、当归尾、五加皮，功效为接骨续损，用于其他骨折和损伤初中期。

③后期：后期骨已接续，可用舒筋活血之类的药膏外敷。

十八珠散：主要组成为川乌、草乌、羌活、肉桂、苏合香油、当归尾、皂角，功效为接骨续损、散寒止痛，用于损伤后期风寒湿痹者。

坚骨壮筋膏：主要组成为骨碎补、续断、牛膝、马钱子、当归、熟地黄，功效为强壮筋骨，用于骨折后期。

（2）内服药

①初期：肢体受损，血离脉道，阻滞不行，气滞血凝，故治宜活血化瘀、消肿止痛，“活血”就是指畅旺血流，“化瘀”就是指消散瘀滞。

一盘珠：主要组成为川芎、广木香、桃仁、大黄、苏木、当归、泽兰、乳香、没药，功效为行气活血、祛瘀消肿，用于跌打损伤。

活血祛瘀汤：主要组成为三七、路路通、桃仁、红花、土鳖虫、自然铜，功效为活血化瘀止痛，用于骨折及软组织损伤初期。

②中期：通过初期阶段的治疗，病情虽已减轻，但仍有瘀滞，肿痛未尽消，筋骨虽续而未坚，故治宜接骨续筋。

鸡鸣接骨丹：主要组成为猪下巴骨、甜瓜子、自然铜、骨碎补、血竭、当归、土鳖虫，使用时将上述药物共研为细末，每次服2g，每天2次，黄酒送服，功效为祛瘀接骨续筋，由于骨折筋伤。

接骨如仙汤：主要组成为鸡蛋壳、地龙、血竭、续断、当归、乳香、没药、白芍，功效为祛瘀、续骨止痛，用于损伤、骨折瘀血内停者。

③后期：经过早期、中期阶段的治疗，到后期瘀血肿痛基本消除，骨折处已有新骨生长，连续且较稳定，但又因治疗时日较长，多出现虚象，故治宜补益肝胃、养气血、壮筋骨。此外，损伤日久，复感风寒湿邪者颇为多见，还当注意温经散寒、除湿祛痹。

跌打养营汤：主要组成为西洋参、黄芪、当归、川芎、白芍、枸杞子、怀山药、续断、补骨脂、木瓜、砂仁、骨碎补，功效为补气血、健脾益胃、促进新骨生长，用于骨折中后期。

壮腰健骨汤：主要组成为熟地黄、杜仲、续断、独活、肉苁蓉、怀牛膝、枸杞子、鸡血藤、狗脊、当归、补骨脂，功效为补肝肾、壮筋骨，用于骨折与软组织损伤中后期。

麻黄桂枝乌头汤：主要组成为麻黄、桂枝、乌药、川乌、草乌、黄芪、当归、细辛、川芎，功效为胜湿活络祛瘀，用于损伤之后风寒湿痹者。

④其他：章氏伤科家传用药特点之一是按损伤部位或主症选用主方并加用

引经药。

通伤救治方：主要组成为当归尾、川芎、生地黄、苏木、桃红、乳香、没药、木通、乌药、木香、泽兰，用法为加童便、老酒各一杯冲服，功效为活血祛瘀、消肿止痛，通治全身损伤。

按部位加引经药：头顶伤加白芷、川芎、藁本；眼伤加决明子、蔓荆子；胸伤加枳壳、金铃子；胁伤加柴胡、白芍；背伤加狗脊；腰伤加杜仲、续断；上肢伤加桑枝、桂枝；下肢伤加牛膝、木瓜。

7. 功法（后期康复，结合五禽戏、八段锦改编）

（1）第一式：敦煌飞天式——肩颈脊柱的康复训练

预备：两脚前后分开站立，两手自然垂放于身体两侧。

开始：两腿微微屈膝，脚跟向上顶起，推动重心移至前脚，此时力量由脚跟顺势向上行，带动两臂依次在身前、头顶、身后弧形甩摆，两臂尽量展开，露出腋窝，头向后、向上仰，用下巴找天花板。而后，重心回归后脚，两手自然垂落，身体恢复原状。十个动作为一组，每天做五组。

注意要点：开始甩动两臂时，要想像用命门去撞击丹田，肚子尽量朝前挺，同时提肛、提会阴。双臂展开时的呼吸状态为吸，放下时为呼。意念从脚底向上借助大地的能量带动全身运动。整套动作完成后自身能量消耗极少。

此功法的康复训练意义如下。

①腰胸向前挺：带动两肾及内脏上行活动，使腰椎、胸椎得到弹性训练。

②两臂后甩：带动肩关节顺势活动，关节之间的筋、韧带得到极大的弹性拉伸。腋窝处的打开，伴随吸气，让体内气血随手臂的挥动瞬间到达身体末梢神经及血管。

③头向后仰：让颈椎得到最大程度的拉伸。

（2）第二式：古树缠绕式——肘关节的康复训练

预备：两脚前后分开站立，两臂自然垂放在身体两侧，掌心朝上，下臂与上臂成 90°。

开始：两腿微微屈膝后，脚跟蹬地，借地面的反弹，使力从腿、腰、脊柱传至肩，最后传至肘手，节节贯穿，同时两肘内旋，带动两掌心下翻直至外翻，而后重心回落，此时肩井处放松，两肘朝丹田内合，同时两掌心回转至起始状态。十个动作为一组，每天做五组。

注意要点：脚跟反弹后，随即提肛、提会阴、收腹。重心回落后，肛门、会阴、小腹放松。两臂向外旋时，要借助地面力量，肘尽量朝前伸，此时腰胯要与肘产生对拉劲，尽量向下行，以此来拉伸肘关节的筋膜。

（3）第三式：童子盼月式——胯肩关节的康复训练

预备：两脚前后分开站立，两手自然垂落于身体两侧，身体朝向正前方。

开始：两腿微微屈膝，脚跟蹬地，膝盖微微上弹，借地面力量，胯朝左转，右手向前、向上甩，同时左手向左后方甩，眼睛看左后方。回到微微屈膝位，脚跟蹬地，膝盖微微上弹，胯向右转，右手下行在身体右侧弧形下落，并向右后方甩。同时左手下落，由体侧沿弧形向前上方甩，眼睛看右后方。

注意事项：两手甩起时提肛、提会阴并收腹，放下时肛门、会阴、小腹都放松。在做这一动作时，两臂尽量向离身体远的方向甩，就像要把两臂甩出很远的距离一样，腰胯尽量扭转到自己的极限。

此动作也是借助外力带来动力，参与到此过程中的自身能量极少。十个动作为一组，每天做五组。

（4）第四式：罗汉蹬腿式——膝关节的康复训练

预备：直立，身体一侧近墙（或者栏杆），近墙侧的手扶墙（或者栏杆）。

开始：吸气收腹提外侧膝盖，吐气脚跟瞬间朝斜前下方蹬，吸气收回，再吐气前蹬。十个动作为一组，每天做五组。做完换另一侧，动作相同，仅左右方向不同。

注意事项：身体保持平衡稳定，蹬腿时尽量保持腿部放松。

（喻勤军　史晓林）

九、张氏骨伤

（一）流派起源

张氏骨伤发源于上图山村一带，古时民风桀骜不驯，人们经常与邻村的村民为了争夺水源、山林发生械斗。村民习武之风盛行，有的家族甚至规定，一家若有两个儿子，必须一个学文，一个学武。习武的人多了，跌打损伤在所难免，因此民间粗通伤科者不在少数。旧时正骨医生多擅长武功，擅长武功者又多能正骨。张氏骨伤早期的几代传承人都是如此。

据《张氏族谱》记载，宋靖康年间（1126 ～ 1127 年），张氏的祖先季列公护驾宋高宗南渡到杭州，任杭州提刑副使，后来因为得罪了秦桧，不得不带着家人隐居浦江，后迁至富阳。过了七百多年，富阳张氏出了一个族人叫张永积，他生得精明强悍，自幼习武，功夫极深，是当地有名的拳师。张永积有一套祖传专治跌打的药方，常为父老乡亲治病，族谱中明确记录了他通过“割股”手术，为大舅母治愈腿疾顽症的事迹。传承到张永积的长孙张士芳时，张氏正骨在当地已小有名气。张士芳不但拳术精湛，医术也十分高明，正是他开始了对骨伤患者采用杉树皮小夹板固定的实践。张士芳虚心好学，经常请教各路高手，博采众长，逐步形成了张氏独特的医术和医道。

张士芳长子张清高开始走上职业医生的道路，他师从当时著名的内科医师詹先生，系统学习了儒家经典和医学论著。张清高正骨疗伤的医术高超，外地慕名前来求医问药的患者络绎不绝，他还改良了由祖传秘方精制而成的百草膏。让张氏骨伤走上巅峰的人是张清高的幼子张绍富。张绍富自小做事就有股子韧劲，性情内敛温和，遇事不急不躁，最适合当医生。绍富 14 岁从父学医，20 岁深得祖传医道，开始为乡邻治病。中华人民共和国成立之初，张绍富深明大义，将祖传的张氏骨伤疗法，包括所有方剂和医技，完整地献给了国家。当时的富阳县政府对此极为珍视，并予以扶持。1954 年，张绍富牵头成立了图山乡巡回医疗站，1956 年迁至东梓关村，1973 年更名为东图医院。至此，张氏骨伤疗法踏上了名扬全国的道路。20 世纪 60 ～ 70 年代，东梓关几乎成了张氏骨伤的代名词。据《杭州日报》报道：富阳有个东梓关……那地方的张氏接骨治伤已有百余年历史，省内省外都有名气，杭州至东梓关的轮船几乎成了骨伤患者的专轮。名声响亮的背后，是张绍富二十七年如一日，醉心于骨伤医学的研究和实践。张绍富在中医辨证施治方面进行了大胆探索，百草膏的研制技术也更加成熟，他改进了杉树皮小夹板，使其更符合人体生理功能，还发明了用于活血化瘀的药酒——养血舒筋露等。

富阳新登有一位药店老板左股骨骨折，去了好多医院都没治好，眼看就要落下残疾了，慕名来到东梓关，张绍富用手法帮她重新接骨，后来病就好了。治愈后，这位药店老板在自家药店门口贴了一张告示：上图山有一位神医，大城市看不好的病在他这里手到病除。

杭州钱江航运公司有个职工，踝关节处毁损，去了几家大医院就诊，均被告知要截肢。他抱着试试看的心情来到东梓关找张绍富，几经治疗竟然完全恢复了健康。他感激地称赞张绍富为“活着的华佗”。《浙江日报》报道此事后，张氏骨伤美名远扬，全国各地的患者慕名而来。

到了 20 世纪 80 年代，东图医院的院舍、设备已远远不能满足患者的需求。1986 年，张氏骨伤在富阳城区建立了杭州市富阳中医骨伤科医院，2008 年迁入新址，目前是浙江省唯一一家三级甲等中医骨伤专科医院。

（二）传承脉络

张永积	一代
张士芳	二代
张清高	三代
张绍富	四代
张玉柱、张玉良等 36 人	五代

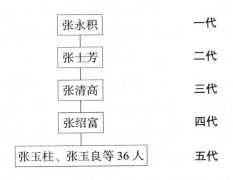

图 2–9　张氏伤科历代传承代表人物

1. 第一代：张永积

张永积（1788—1862），清嘉庆、道光年间即行医于乡间，张氏宗谱记载，永积公多次为亲戚及族人行“割股”之术，距今已 200 余年。

2. 第二代：张士芳

张士芳（1855—1924），悬壶乡里，精武侠义，好交能人异士，探求武技医道，疗伤善用杉树皮固定，配合各种自制末药，灵验价廉，颇具声名。

3. 第三代：张清高

张清高（1889—1952）传承、发扬张氏骨伤手法正骨及杉树皮固定疗法，至此张氏骨伤内治外敷的理念及方药基本成型。张清高勇武仁义众所周知，接骨疗伤远近闻名，土枪打猎更是一绝。行医看病时急人所难，他人伤痛，感同身受，应邀出诊从不坐轿，体恤贫弱，施医舍药概不记账，患者远来，赠餐留宿最是寻常。间或独行于外，人皆不知其行，所练拳术迥异于乡里，能纵跃疾行游走于簸沿之上，善闪展腾挪散打于方桌之下。遇异士来访，必闭门切磋，尽兴而归。曾立桩于门槛，三五常人不能令其动摇。常一人一猎枪，行走于深山老林，寻良药用之于病患，得美味则分享于众人。

4. 第四代：张绍富

张绍富（1922—1992）在前人经验的基础上，勤求古训，博采众方，取人之长，补己之短，大胆创新，在临证中不断对张氏骨伤诊疗技术进行改进、完善，并改善杉树皮夹板的外固定方法，提倡内治与外治兼顾，动静相辅，长于手法正骨，自成一体，在正骨手法、杉树皮夹板固定等方面超越前辈，明显提升了疗效。另外，张绍富先生在内外伤的辨证施治、临床用药上也取得了较大的成就，对外伤性截瘫的诊治有独到的经验，为世人所称道。张绍富凭借高超的医技与高尚的医德，从一名乡医成为中国中医研究院（现中国中医科学院）骨伤研究所客座研究员、浙江省名老中医、主任中医师，1986年在当时富阳县政府的主导下，创办了浙江省第一家中医骨伤专科医院（即现今的杭州市富阳中医骨伤医院），并出任名誉院长。张绍富行医治伤注重总结研究，在其近60年的临证实践中初步形成了张氏骨伤“整体辨证、手法整复、杉皮固定、内外兼治、筋骨并重、动静结合、功能锻炼”的学术思想，治疗骨伤疾病时采用的手法整复，以及在此基础上采用的杉树皮夹板外固定、祖传百草膏外敷疗法堪称富阳张氏骨伤的“治伤三鼎”。

5. 第五代：张玉柱、张玉良等

张玉柱（1947—），从事中医骨伤临床、教学、科研工作50余年，秉承张氏骨伤疗法180多年来的正骨技术、学术思想，结合自己的临床经验，总结出“张氏正骨十二法”，制定、完善了54种骨伤疾病的张氏诊疗规范，主编的《富阳张氏骨伤诊疗技术》《张氏骨伤正骨复位与外固定技术》等专著已出版发行。作为浙江中医药大学兼职教授和第四、第五、第六批全国老中医药专家学术经验继承工作指导老师，他打破门规教徒授艺，培养了国家级学术继承人6名、硕士研究生2名、院内及工作室师承弟子10余名，主办推广应用张氏骨伤诊疗技术的国家级中医药继续教育项目8期，参加学习的省内外学员2000余人次。他成功救治“最美妈妈”吴菊萍，成为中医正骨治疗的经典。由于名声在外，不少医院高薪聘请张玉柱坐诊或共同办院，他全部拒绝了，却十几年来从不缺席到革命老区湖源乡的义诊活动。张玉柱在担任杭州市富阳中医骨伤医院院长期间，坚持大专科、小综合的发展路线，秉承张氏骨伤传统特色，发挥专科优势，做精做强医院，使杭州市富阳中医骨伤医院成为享誉全国的三级甲等专科医院、全国中医药文化重点建设单位、中华中医药学会首批“中医骨伤名科”、国家临床重点专科建设单位。张玉柱先后获得中华中医药学会第二届“中医骨伤名师”、全国“最美中医”、浙江省国医名师、最具网络人气十大省级名中医、浙江省优秀共产党员、杭州市劳动模范、全国中医药杰出贡献奖等荣誉。

张玉良（1962—），自幼随父张绍富从医，充分掌握了手法整复、杉树皮外固定、百草膏外敷及理法方药辨证论治等张氏骨伤疗法技术精华，同时又有所创新，对四肢、脊柱、关节等处的骨伤疾病不仅能运用中医传统疗法治疗，而且擅长采用现代科学技术进行诊治。张玉良擅长四肢骨折的整复，对颈椎病、腰腿痛、股骨头坏死、骨关节炎、骨不连、外伤性截瘫等疑难杂症的诊疗有丰富经验，主编的《骨与关节疾病诊疗新进展》、副主编的《张氏骨伤正骨复位与外固定技术》、参编的《富阳张氏骨伤诊疗技术》等专著已出版发行，积极参与国内外各类学术交流，为推广张氏骨伤做出了很大的贡献。张玉良现任中华中医药学会骨伤科分会委员，中国中西医结合学会骨科微创专业委员会骨关节病学组副主任委员，中国医药教育协会骨质疾病专业委员会第一届常务委员，中华中医药学会骨质疏松防治发展共同体委员，中华中医药学会学术流派传承分会第一届委员会委员，浙江省中医药学会第六、第七届理事会理事，浙江省中医药学会骨伤科分会第六届委员会副主任委员，杭州市中医药协会理事会理事，《中医正骨》第四届编辑委员会编委（学术委员会委员），先后被评选为富阳区第一次党代表会议代表、杭州市名中医、富阳区十佳医护人员、第五批富阳区非物质文化遗产代表性项目中医正骨疗法（张氏骨伤疗法）代表性传承人、杭州市优秀医生、富阳区劳动模范、杭州市劳动模范等。

（三）学术特色

手法整复、百草膏（或金黄散伤膏）外敷、杉树皮夹板外固定疗法，堪称张氏骨伤的“治伤三鼎”。

1. 手法整复

清代典籍《医宗金鉴·正骨心法要旨》载有摸、接、端、提、按、摩、推、拿正骨八法，认为“是则手法者，诚正骨之首务哉”“法之所施，使患者不知其苦，方称为手法也”。富阳张氏骨伤手法整复强调稳、准、巧、快，施行手法前一般不进行麻醉，操作时找准作用点，多种手法熟练地连贯运用，能在“一句话的工夫”精确复位，达到“法使骤然人不觉、患未知也骨已拢”的境界。

张氏骨伤融汇了百家手法的精粹，创立了独特的张氏正骨十二法，即手摸心会、牵拉扶正、拔伸牵引、侧方推挤、前后提按、屈伸展收、挤夹分骨、环抱扣挤、成角反折、回旋反绕、摇摆触碰、纵向叩击，可应用于肱骨髁上骨折、踝部骨折、桡骨远端骨折、锁骨骨折、肱骨外科颈骨折、股骨粗隆间骨折、肱骨内髁骨折、肱骨外髁骨折、肱骨小头骨折，以及小儿股骨干、肱骨、尺桡骨、胫腓骨等长管状骨骨折。遇到骨折断端有重叠时就行拔伸牵引法，遇拮抗力强、断端无法完全牵开时巧用成角反折法，有骨折块分离时则用环抱扣挤法。

2. 百草膏外敷

张氏骨伤疗法有一个王牌，就是百草膏，民间称其为大膏药。根据张氏祖传秘方记载，百草膏最早是由130多种中草药熬煎而成的，现主要由中药冰片、樟脑、麝香（人工）、生川乌、没药、乳香、丁香、紫荆皮等制成。制作时先用百草煎制，然后加广丹等芳香类药物，再炼制成膏。百草膏具有温经通络、化瘀止痛的功效，临床效果显著。除百草膏外，根据张氏经验方还制成了太乙针、养血舒筋露、伤科1号、如意金黄散、拔毒散、生肌散、八将散等自制药剂，用于骨折筋伤、截瘫、脑外伤后遗症、腰腿痛、骨关节炎、类风湿关节炎、骨髓炎等疾病。

3. 杉树皮夹板外固定

杉树皮夹板外固定多在治疗四肢骨干骨折、关节骨折时配合整复手法使用。相比于石膏，杉树皮是一种独特的外固定材料，有一定弹性与韧性，具有较好的可塑性和透气性，对皮肤无刺激，质轻、价廉，可进行个体化修剪制作，其固定符合生物力学要求，能有效维持骨折复位，利于骨折愈合，同时其非双关节固定的特点，有利于患者尽早进行功能锻炼，达到动静结合的目的，促进患肢功能全面恢复，具有明显的治疗优势。这一疗法获得了1979年杭州市优秀科技成果奖。张氏骨伤在长期临床实践中，形成了一套完善的选材、储存、制作、修整、塑形等夹板制作流程。

（张玉良　史晓林）

十、茶亭伤科

（一）流派起源

茶亭伤科始于清同治九年（1870），已发展百余年。永春和尚（1832—1908），姓柳名溪，台州人，精岐黄、善拳术、会石匠，正直刚毅、见义勇为、好抱不平。当地有恶棍作歹，毙之，后云游至萧山戴村一带，当时有后溪人汤怡林头患疮疡，久治不愈，适经永春治之，药到病除，遂经汤推荐至戴村墙头静修庵十八和尚处落脚行医，并重修静修庵，庵门前道路，是七都山里十余村及富阳灵桥、大源等地到戴村、临浦、河上店的必经之路，路中有一茶亭，建于清雍正六年（1728），多有挑夫、行路者在此歇脚。自永春和尚行医伊始，茶亭便分外热闹。因为方圆百十里的骨伤患者找永春和尚看病都是坐轿而去，所以静修庵院子里每天都停满了轿子，有时轿子不得不停到庵门道路上。一顶轿子两个轿夫，患者在里面就医，轿夫就坐在茶亭里休息。患者多的时候，轿夫在茶亭里一坐就是一天。如此一来，原先默无名声的茶亭就成了永春和尚行医场所的代名词，茶亭伤科就这样顺口叫出，哪怕是绍兴、诸暨、富阳等地的骨伤患者去永春和尚那儿看病，也必说“去茶亭”。从此，茶亭伤科名扬四方。永春和尚医德高尚，医术精湛，怜贫恤苦，精制自配丸散膏丹，选上乘道地药材，疗效显著，收费低廉，医术独树一帜，且乐善好施，扶贫济困，成就一世“医圣大师”之名。

（二）传承脉络

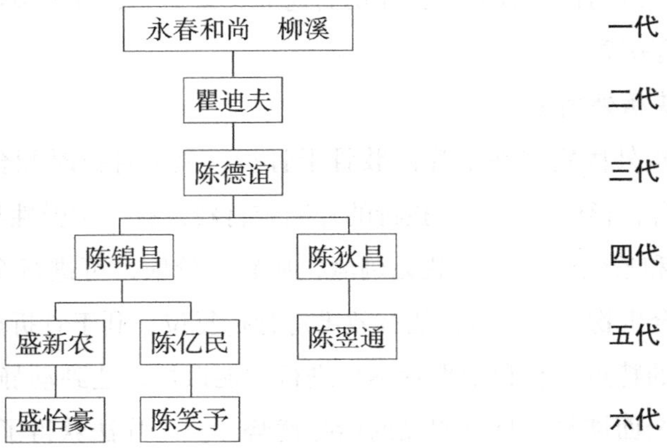

图 2-10　茶亭伤科历代传承代表人物

1. 第一代：柳溪

茶亭伤科由清代精于岐黄、擅长武术的永春和尚柳溪创立于浙江省萧山县（现萧山区）八都的静修庵。永春和尚文武兼修，武艺高超，医术精湛，医德高尚，对贫苦人家不收或少收费。茶亭伤科主治跌打损伤，骨伤疗法绝技一脉相传，现已传承六代，成为江南地区起源于寺庙中医药体系的骨伤科代表之一，2012 年入选第四批浙江省非物质文化遗产名录。

2. 第二代：瞿迪夫

清光绪三十四年（1908），永春和尚圆寂，享年 76 岁。永春圆寂后，由其助手、茶亭伤科第二代传人瞿迪夫继续坐堂行医于静修庵内。

3. 第三代：陈德谊

1931 年，年仅 18 岁的阿有和尚陈德谊（1913—1989）拜瞿迪夫为师，全盘继承茶亭伤科衣钵，成为茶亭伤科第三代传人，重振茶亭伤科雄风。陈德谊自小聪颖好学，潜心钻研茶亭伤科特色，研究整理出了一套骨折治疗方法，使茶亭伤科正骨术成为中医骨伤学术领域内具有鲜明地方特色的重要学术流派之一。阿有和尚陈德谊积极响应党和政府的号召，走集体化发展道路，参与组建戴村区中心联合诊所（1955 ～ 1958 年任负责人），为日后戴村中医骨伤科医院的发展打下了基础。1958 年，陈德谊经组织调动到云石乡卫生院工作，1979

年退休，1989年9月病故于墙头村。在长年的临床工作中，陈德谊将医技传授于长子陈锦昌，由此产生了茶亭伤科第四代传人。

4. 第四代：陈锦昌

1961年3月，陈锦昌（生卒年月不详）经招工进入云石乡卫生院工作，师从其父陈德谊，承继茶亭伤科医学，1966年学满出师，取得中医士职称，1988年晋升为中医师。1995年，陈锦昌为了发扬茶亭伤科特色，在茶亭原址戴村墙头村开设了陈锦昌中医骨伤科诊所。为了更好地继承、发扬茶亭伤科特色，改善群众就医环境，陈锦昌于2004年在茶亭伤科发源地三头村开办茶亭伤科医院，打造特色专科品牌。陈锦昌在60余年的临床实践中，潜心钻研茶亭伤科医疗特色，发扬茶亭伤科的高尚医德，在骨伤科疑难疾病的诊断、治疗方面积累了丰富的临床经验，在四肢骨折手法复位固定、骨折后期康复、骨质疏松症治疗等方面独树一帜，具有很高的造诣，获得了当地百姓的赞誉。陈锦昌是萧山区首届基层名中医、萧山区首届优秀医师、浙江省第四批非物质文化遗产“茶亭伤科”代表性传承人。

5. 第五代：盛新农、陈亿民

盛新农（生卒年不详）随岳父陈锦昌学医，继承“茶亭伤科”医学技术，不断推陈出新，积累了丰富的临床经验，在治疗骨折、脱位等疾病时，擅长运用独特的手法正骨术，获得不开刀、疗效好、疗程短、痛苦少、费用低的佳效，手法正骨术成功率达90%以上。盛新农协助岳父陈锦昌在茶亭伤科发源地萧山区戴村镇三头村开办了茶亭伤科医院。盛新农善于在临床实践的过程中总结经验，撰写学术论文，具有茶亭伤科特色的论文《永春膏治疗骨伤科疾病》《夹板外固定结合皮牵引治疗小儿股骨干骨折》《解剖型夹板加固定垫治疗伸直型桡骨下端骨折》于2018年12月被杭州市卫计委（现杭州市卫生健康委员会）组织编写的《杭州市民间中医秘验单方及特色疗法》一书收录。

第五代传承人陈亿民从小在父亲陈锦昌的熏陶下，对医学产生了浓厚的兴趣，1993年考上了原浙江中医学院，平时在校学习理论知识，每逢节假日就随父亲学习茶亭伤科的祖传技艺。陈亿民非常勤奋好学，大学毕业后凭借优异的成绩进入萧山区第一人民医院工作，在国家级和省级医学杂志上发表了多篇专业学术论文，擅长用中西医结合方法诊治各类骨科疑难病症。陈亿民的仁术、善心被萧山网、萧山广播电视台等主流媒体多次报道。

6. 第六代：盛怡豪、陈笑予

盛怡豪（生卒年不详）自幼随父学习传统中医骨伤知识，现已于浙江中医药大学中医骨伤专业本科毕业，与尚在浙江中医药大学学习的第六代传人陈笑予正身体力行，学习、传承并创新茶亭伤科的诊疗理论和临床技法，致力于继承祖传医学知识，发扬中医文化。现今，茶亭伤科传承中医特色治疗功法，同时以现代科技为依托，以传统中医为特色，中西医结合，全方位地为患者服务，永葆茶亭伤科的医学青春。

（三）学术特色

1. 茶亭伤科骨伤疗法的特点

茶亭伤科有其独特的理论体系和丰富的临床经验，特别是在骨折、脱位的治疗上有独到的见解。历代传人在行医过程中总结了治疗骨折的“搓、整、稳、运、治、调”六法，以及治疗脱位的“一轻二巧三稳定”原则。正骨手法以“摸、拿、捏、提、点、顺”为主，并创“陈氏分神正骨法”，通过分神做到瞬间无痛接骨复位。在固定方面，茶亭伤科在祖传自制竹夹板的基础上，运用西医学知识改进夹板的设计，根据人体部位的不同自制解剖型夹板，用于治疗开放性和不稳定性骨折，克服了旧时小夹板存在的局限性。

（1）强调手摸心会是正骨首务

茶亭伤科认为，跌仆损伤后人体组织必然会发生不同程度的结构紊乱，如骨折移位、关节扭脱滑错、骨错缝或内伤气滞血瘀等病变，这就必须通过手法诊断与治疗。茶亭伤科在诊断时应以采用摸法为主，即“以手摸之，自悉其情”，并进一步发展出了“撬接正骨法”“闭合复位钢针阻绊固定或贯钉固定法”“髌骨骨折及各关节周围撕脱性骨折缝合复位法”等治疗方法，使世代相传的正骨技术得到了长足的发展。

（2）善用验方取佳效

茶亭伤科在中医骨伤临床诊疗工作中总结出了许多有奇效的经验方，特别是按祖传秘方配制的永春膏和敦煌消肿止痛膏，分别具有温经通络、祛风除湿、退肿接骨的独到功效，以及良好的止血、消肿、镇痛作用。

2. 自创手法建奇功

在第四代传人陈锦昌的带领下，茶亭伤科对腰肌劳损、脊柱炎、颈椎病、骨质增生症、腰椎间盘突出症等多种劳损疼痛性疾病的治疗技术突飞猛进，带动了茶亭伤科的新一轮发展。陈锦昌独创的“膝顶旋腰法”，能舒筋通络、活血散瘀，且具有定位准、恢复快的特点，对腰椎间盘突出症、急性腰扭伤等筋伤疾病疗效显著。

茶亭伤科自开派以来，一贯注重对传统正骨经验的继承，并与西医学经验相结合，自制医疗用具、秘制药膏和祖传方药，取得了良好的临床疗效，其中主要医疗用具如下：自制治疗针（粗针、切针、针刀），是治疗劳损性疾病的专用器械；自制竹火罐（直径不一的火罐对应不同的施术部位，且有独特的大口径火罐，毛竹选料特殊，与取料季节联系紧密），人体亲和力好，不易爆裂、损坏，吸力大；自制夹板（大小、形状依受固定部位和患者形体而定），轻巧、服帖、韧性好。

3. 茶亭秘方

（1）膏药秘方

功用：祛瘀生新，舒筋活血，消肿止痛，强筋骨，利关节，祛风通络，并治风寒湿痹。接骨如神。

适应证：一切跌打损伤。骨节酸痛，骨折出血，紫青肿痛，恶血凝聚。

处方：白芷、牛膝、乳香、没药、黄芩、防风、川乌、独活、续断、钩藤、当归、威灵仙、枳壳、草乌、羌活、桃仁、大茴香、桑皮、五加皮各一斤半，山药、川芎、赤芍、刘寄奴、甘草各一斤，五灵脂、木瓜、红花、首乌、防己各半斤，芸香三斤，骨碎补十斤，麻油五十斤，铅粉数斤。其中，白芷、乳香、芸香、大茴香、山药、五灵脂六味研末后用。

制法：上药打碎，浸入麻油内，冬季两个月，夏季一个月，用桃枝时时搅拌。将药和油入锅，文火煎至色枯黑成炭即可，去渣滤清，盛放六个月。再煎沸，放入筛细的炒黄铅粉（每一斤油冬季放六两铅粉，夏季放半斤铅粉），徐徐筛入锅内，边筛边搅，视铅粉变成黑色，滴水成珠（加炒黄铅粉时须根据膏药老嫩程度，酌予增减）时将锅离火，不断搅动，待发黏后，缓缓加入上面六味研细的药粉，直至搅动均匀，一年后用。

用法：将此药肉化烊，摊于布上贴之，并嘱患者七天后揭下，然后将此膏药烘热揉之，重贴。

（2）遗风伤药

处方：白、黄蜡各适量，无名子一两，生军四两，黄柏四两，紫花地丁一两，小生地一两，绿草四两，巴豆四两，木必子[①]（酒淬去毛）二两，大风子四两。

用法：此药外敷，视具体病情而定。

（3）敷药

处方：生石膏适量，肉桂一钱，雄黄一钱，大黄一两，黄柏一两，血竭

① 木必子，即木鳖子。

六钱，自然铜适量，象皮一两，红升丹一两，广丹一两，三兴珠适量，甘石一两，赤石脂二两，梅片及樟脑适量。

（4）丸药

处方：川芎、扣米、五加皮、血竭、续断、白芷、怀牛膝、山药、制乳香、制没药、苦杏仁、牡丹皮、白及、红木香各四钱；川连、陈皮、甘草、泽兰、刘寄奴、鲜毛姜（去毛）、肉桂、枳壳、草乌、独活、红花各三钱，生军二两，参三七、当归、紫金皮各六钱，大土必[①]四个。

（5）末药

处方：扣米、甘草、陈皮各五钱，川连、生军各四钱，钩藤、五加皮、怀牛膝、当归各三两，红花一两。

（6）方药

茶亭伤科严格选用道地药材、优质药材，以继承前人方剂为基础，总结多年临床选方用药经验。

①注意根据损伤部位选方。

头面部损伤：通窍活血汤、清上瘀血汤。

四肢损伤：桃红四物汤。

胸胁部损伤：复元活血汤。

腹部损伤：膈下逐瘀汤。

腰及小腹部损伤：少腹逐瘀汤、大成汤、桃核承气汤。

全身多处损伤：血府逐瘀汤或身痛逐瘀汤加味。

②根据损伤的不同性质、时间，患者的年龄、体质选方用药，尤其注重根据损伤部位的不同加入引经药及辨证加减。

上肢损伤：桑枝、桂枝、羌活、防风。

头部损伤：藁本、细辛（颠顶伤），白芷（两太阳伤）。

后枕部损伤：羌活。

肩部损伤：姜黄。

胸部损伤：柴胡、郁金、香附、紫苏子。

两胁肋部损伤：青皮、陈皮、延胡索。

腰部损伤：杜仲、补骨脂、续断、狗脊、枸杞子、桑寄生、山茱萸。

腹部损伤：炒枳壳、槟榔、厚朴、木香。

小腹部损伤：小茴香、乌药。

---

① 土必，即土鳖虫。

下肢损伤：牛膝、宣木瓜、独活、千年健、防已、泽泻。

（张玉良　史晓林）

十一、南山中医骨伤

（一）流派起源

南山中医骨伤距今已有120余年历史，经几代人的不断完善，现已形成了以“手法精准整复、杉树皮弹性固定、整体辨证施治、伤药内服外用、续筋接骨养护、动静合理结合、功能康复锻炼”为特点的骨伤诊疗体系，传统正骨手法独特，中医药特色明显。南山中医骨伤运用传统中医手法复位配合现代技术治疗骨伤疾病，以复位准确度高、手法轻、痛苦小、康复快为特色，在保证疗效的同时，治疗费用较西医治疗大幅降低，节约了社会财富支出，社会效益显著。南山中医骨伤主要通过师带徒、家传及举办培训班的方式不断传承。

（二）传承脉络

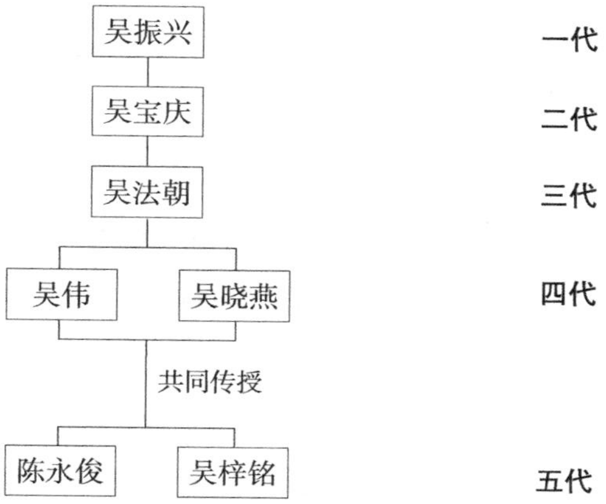

图 2–11　南山中医骨伤历代传承代表人物

1. 第一代：吴振兴

吴振兴，生卒年月不详。清光绪年间，处州（浙江省丽水市的古称）碧湖人吴振兴始创南山中医骨伤。吴振兴在给患者治疗的过程中，总结、创立了一套以手法整复、杉树皮夹板外固定、百草伤膏治疗为特色的骨折疗法——南山骨伤回春术，并传给后代。

2. 第二代：吴宝庆

吴宝庆，生卒年月不详，吴振兴之子，熟谙草药，自幼从父采药学医，20岁丧父，开设了伤科诊所，就以接骨疗伤为业。吴宝庆潜心探研，数起断骨难症，传誉乡里，将治病作为掩护，开展党的地下工作，并继承和发扬了祖传医术。中华人民共和国成立后，吴宝庆行医如故。吴宝庆一生积藏的经验良方颇多，南山中医骨伤也由此而盛名，相关内容被载入《丽水市志》《省中医名人录》。

3. 第三代：吴法朝

吴法朝，生卒年月不详，吴宝庆之子，从小跟随父亲学习中医骨伤科，在碧湖区联合乡南山村家中开设伤骨科诊所。1982 年，经县卫生局批准，伤骨科诊所扩建。1986 年，因业务量不断增长，伤骨科诊所搬迁至碧湖镇花园新村 32 号。1998 年，因业务发展需要，伤骨科诊所搬迁至碧湖镇玻璃纤维厂，并对原厂房进行改造。2001 年，为满足进一步拓展业务的需要，伤骨科诊所与碧湖医院合作，成立碧湖医院骨伤科分院。2004 年，经浙江省卫生厅（现浙江省卫生健康委员会）批准，丽水南山法朝骨伤医院成立，于 2006 年 8 月正式建成并投入使用。

（三）学术特色

1. 整体辨证施治理念

南山中医骨伤擅长运用摸、比两种诊法，结合传统四诊望、闻、问、切，对伤情作出合理判断和分析。

（1）望诊

首先望全身。注意观察患者的神色形态，根据神色形态判定伤情的轻重，判断疾病的转归，再根据伤者特有的姿势，判断损伤的部位和性质（属于骨折还是脱位等）。

其次望局部。医者可根据肿痛的部位、性质来判断损伤的类型，如骨折、脱位或伤筋等，观察有无桡骨远端骨折、肘关节脱位（肘脱）、肩关节脱位（肩脱）等特殊畸形。

（2）问诊

医者了解患者的受伤时间，暴力作用的部位和性质，损伤的严重程度，了解患者的既往身体状况，有利于对病情和预后进行判断。

（3）切诊

医者结合患者的脉象判断伤情之轻重，判断有无内脏、血管损伤之虑。

（4）摸诊

摸诊是五个诊法的重中之重，包括摸压痛、摸畸形、摸肤温、摸异常活动、摸弹性固定等。操作时用拇、食、中三指，由远而近触摸骨折及脱位的部位，了解骨折及脱位的方向，有利于诊断与整复。平时必须注意多练习摸认正常的肌肉、骨骼，才能达到“知其体相，手摸心会”的境界。

（5）比诊

在摸诊难以辨别的情况下，常采用比诊。医者通过对患者伤肢与健肢的肤色、体相、肿胀、压痛及肢体长度进行摸认对比，可查明某些轻微的裂折，尤其是儿童青枝骨折。

2. 手法复位特色

南山骨伤回春术的手法独特，轻巧灵活，顺势借力，可精准复位。南山骨伤回春术在继承前贤正骨八法的基础上，针对目前临床上创伤骨折复杂多变的特征，融汇了百家手法的精粹，形成了独特的正骨手法。

（1）手摸心会

手摸心会就是指通过用手触摸体会了解受伤部位的病情，在过去没有 X 线等检查方法时，手摸心会就显得更加重要了。手摸心会是各种正骨手法的基础，贯穿骨伤科的临床检查和诊疗全过程。由于人体各部骨骼的解剖形态各有特征，损伤后正常解剖结构在暴力作用下遭到破坏，出现异常，包括肿痛、畸形、产生骨擦感、活动受限、异常活动等临床特征，因此医者须先熟悉正常的解剖特征，而后在临床检查和操作时通过手摸心会，了解伤处肿胀、组织张力的异常情况，在不增加患者痛苦的基础上了解异动和骨擦，通过触摸明确局部异常情况，形成立体多维形象。在正骨过程中，通过手摸心会可以了解骨折的动态变化和复位效果。

（2）拔伸牵引

拔伸牵引是沿受伤肢体进行轴向牵引，对抗肌肉收缩力，使之恢复生理轴线和长度的手法。拔伸牵引手法操作时要求顺势，动作轻柔，用力适度，以柔克刚。

（3）牵拉扶正

牵拉扶正手法贯穿检查、复位、固定全程，关系到其他手法的顺利使用。在检查治疗前，医者应沿患者的原畸形方向扶持稳定，不牵不缩，保持骨折端不摇摆晃动。手法复位时，助手应配合医者操作，牵拉扶正，并在复位后维持牵拉，保持稳定，以利固定。

（4）推按挤压

推按挤压是在牵引后用手指或手掌沿与骨折移位相反的方向推挤骨折端，使骨折端复位的手法，用于纠正前方、后方及侧方移位。

（5）摇摆触碰

该手法通过对患肢的摇摆触碰，可纠正残存移位、避免分离、判断复位情况。

（6）折顶成角

该手法用于横断骨折重叠明显的患者，在纠正侧方移位后加大成角，然后反推，可利用骨皮质的接触点及拇指的顶压作为杠杆力的支点，使骨折复位，但要注意不要损伤血管及神经。

（7）夹挤分骨

该手法用于双骨折骨间距的恢复，可配合其他手法使用。操作时医者双手拇指及其余四指分别置于骨折处的掌背侧及双骨间，用力挤夹分骨，恢复骨间距。

（8）回旋扶正

该手法用于斜形骨折“背靠背”移位，操作时医者要握住骨折两端，在轻牵引下感觉骨折远端的活动方向，此常为骨折的原始移位通道，即回旋反绕的途径。

（9）环抱扣挤

该手法用于粉碎性骨折的碎片分离移位，操作时医者用双手掌对合环抱挤扣，使碎片靠拢，骨折复位。

（10）屈伸展收

该手法用于关节内骨折或邻近关节骨折多方向移位的整复。在使用上述手法整复的同时，可配合远侧关节的被动屈伸展收活动，利用肌肉、韧带的松紧铰链作用或牵拉作用使骨折复位。

（11）按摩推拿

通过按摩推拿可改善局部血液循环，促进骨愈合和关节功能恢复。

3. 杉树皮夹板固定

（1）杉树皮夹板的选材

取十年以上的生杉树，剥皮，压平，晒干，备用。

（2）杉树皮夹板的制作

根据骨折部位的不同，选择合适大小和厚度的杉树皮，先予以去除粗皮，再制作成不同类型的杉树皮夹板，将板的四缘削光滑，并塑形。一般夹板的厚度为 2 ～ 5mm，下肢较上肢厚，上臂较前臂厚。夹板宽度以伤肢周径的 1/4 减去 1 ～ 1.5cm 为宜。

（3）杉树皮夹板的应用类型

特色小夹板常用于桡骨远端骨折、桡尺骨干骨折、肱骨外科颈骨折，肱骨干骨折、肱骨髁上骨折、小儿股骨干骨折、胫腓骨骨折、踝部骨折、股骨粗隆（颈）骨折、跟骨骨折及掌指、足趾骨折等。

（4）杉树皮夹板的应用

杉树皮夹板主要用于四肢骨折的固定，一般一个骨折部位需要用四块夹板，内、外、前、后各一块，夹板的长、宽、厚度要适宜，应用时根据肢体的粗细、形状予以塑形，使固定的杉皮夹板与肢体贴切。

（5）固定方法

以外展型肱骨外科颈骨折为例：选择 4 块长、宽、厚度适宜的杉树皮夹板，在杉树皮夹板上缠几层绷带（提高舒适度）备用。骨折整复后，医者将患肢置于屈肘 90°的位置，肩关节保持在中立位，辅以适当牵引，助手站于患肢外侧，用调制好的伤药粉外敷患处，而后按后、外、前、内之顺序放置夹板，在内侧夹板上端放置一厚棉垫，在外侧夹板肩峰及肘部放置棉垫，前、后夹板是否需要加用棉垫及放置棉垫的位置需要根据外科颈骨折前后成角趋势适度调整。放置内、外夹板棉垫时要根据患处外展程度形成三点挤压，使其局部增加杉皮夹板 – 胶布系统的固定效应力，以防骨折移位成角。放置好棉垫后用胶布自上而下螺旋形固定夹板，再用宽胶布向前、向后拉紧，用大绷带螺旋形包扎，包扎至外科颈处时，将绷带从患肢绕过对侧胸壁两圈后在患肢处环绕固定，拉紧绕过对侧胸壁的绷带，而后用胶布环绕固定。最后，用三角巾将患肢悬挂于胸前。

4. 祖传伤药外用秘方

（1）南山伤药膏

组成：山木蟹、紫金皮、珍珠皮、薄荷、石膏等。

功效：药物直达伤处，起到活血化瘀、消肿止痛的作用，促进骨折愈合。

（2）生肌膏

组成：冰片、山木蟹、珍珠皮、石膏等。

功效：祛腐生肌。

5. 中草药内服

采用祖传秘方中草药内服，能起到活血化瘀、理气止痛、续筋接骨的作用，促进骨折愈合，临床上应当根据患者的受伤部位、受伤时间、恢复时间、疼痛部位、致病原因等因素，依据南山骨伤回春术辨证论治。

秘制内服药方：肢伤 1、2、3 号方，续筋接骨方，胸伤 1、2、3 号方，腰椎损伤方，腰肌劳损方，坐骨神经痛方，脑损伤方，抗骨增生方，颈椎病方，关节劳损方，风湿病方，地龙丹，等等。

常用药物：当归、红花、桃仁、乳香、没药、柴胡、香附、木香、牛膝、赤芍、牡丹皮、白术、茯苓、黄芪、白芍、枸杞子、补骨脂、菟丝子、杜仲、巴戟天、甘草、陈皮、自然铜、瓜蒌皮、苦杏仁、威灵仙、浙贝母等几十种中草药调整组合，煎服或磨粉口服。

（金甬　史晓林）

十二、吴氏骨伤疗法技艺

（一）流派起源

吴氏骨伤疗法技艺问世已有 200 多年，至今已有五代传人。吴氏骨伤疗法技艺与南山中医骨伤流派同源，在手法正骨、理筋、手法复位、小夹板制作与外固定、中药内服、膏药外敷，以及骨伤疾病的辨证诊治方面颇具特色，对骨伤疾病疗效确切。吴氏骨伤疗法技艺结合现代正骨理论，通过临床实践，形成了一套运用传统中医手法复位治疗骨伤疾病的独特方法，以独树一帜的吴氏接骨手法为基础中西医结合治疗各类损伤疾病，尤其是在非手术治疗各类骨折方面独具匠心，尽显优势，不开刀，无创口，痛苦小，恢复快，费用低，在浙江西南地区拥有很好的口碑，一直深受广大患者的信赖。吴氏骨伤疗法技艺还成功研制了伤药配方，使一些较复杂的骨折在不开刀的情况下就能治愈，为患者减轻痛苦、减少费用，且治愈后无瘢痕。

（二）传承脉络

1. 第一代：吴富根

吴富根，生卒年月不详。早在清咸丰年间（1851 ～ 1861 年），吴氏骨伤疗法技艺第一代传人吴富根就作为民间草医开始运用自制民间秘方治疗骨伤疾病，取得了良好的效果。

2. 第二代：吴振升

吴振升，生卒年月不详。第二代传人吴振升继承了父辈民间诊治骨伤患者的秘方，使之发扬光大，并开设了伤科诊所，帮助很多骨伤患者康复（详见《丽水史记·省中医名人录》）。

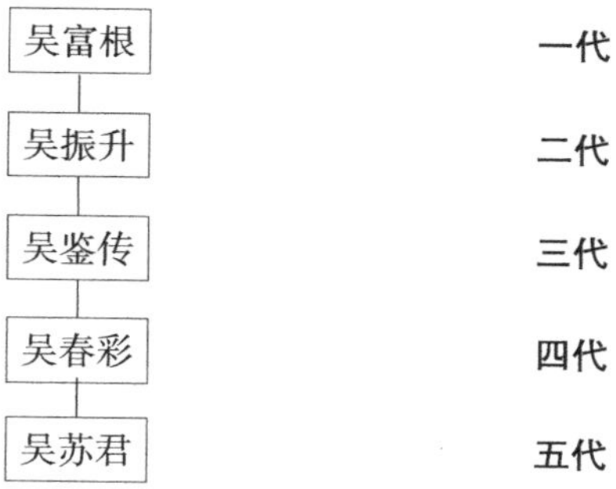

图 2–12　吴氏骨伤疗法技艺历代传承代表人物

3. 第三代：吴鉴传

吴鉴传，生卒年月不详。第三代传人吴鉴传将吴氏骨伤诊所进一步发展壮大，声名鹊起。

4. 第四代：吴春彩

吴春彩，生卒年月不详。第四代传人吴春彩在继承父辈治疗方法和祖传秘方的基础上，行医重德，来诊的患者越来越多，为此吴春彩进一步扩大诊所规模，在碧湖镇开设了新诊所，很快就在周边地区有了很高的知名度，从邻县松阳来就诊的患者很多。

5. 第五代：吴苏君

第五代传人吴苏君（1970—）跟随吴春彩到松阳开设了新的诊所，是松阳吴苏君医院的创始人。

（三）学术特色

1. 手法整复

整复骨折的常用手法有手摸心会、拔伸牵引、回旋、对扣拈合、折顶成角、夹挤分骨、按摩推拿等。

2. 祖传秘方伤药外用

通过特制伤药外用，可达到活血化瘀、止痛的效果，促进骨折愈合。

3. 杉树皮夹板固定

杉树皮夹板固定有助于保护骨骼稳定，可根据骨折肿胀情况随时调整，不会影响患肢血液循环。

4. 祖传秘方中草药内服

常用的内服方有活血化瘀、理气止痛、续筋接骨的功效。

（金甬　史晓林）

十三、苏吴氏伤科

（一）流派起源

苏吴氏伤科历史悠久，起源于清光绪年间。创始人苏步莱（1867—1930），字有浦，出身名门，平阳雅山人，曾家道中落。苏步莱幼时体弱，由住在温州市高盈里的外祖母护养。方外之士曾赠其秘籍一部。少年步莱细心研读，勤学苦练，健康成长，后学艺于青田，艺成后到永嘉县西溪（现称小楠溪）碧莲“毛同仁堂”当伙计。

清光绪十五年（1889），苏步莱于永嘉县碧莲街创办“苏同德堂”，研发骨伤疗法，取堂号“同修仁德”之意，堂前挂“道地药材”青龙匾，前店后坊，运用传统正骨手法接骨，制作竹片固定，采用中草药自制“伤膏药”敷贴，治疗各类跌打损伤引起的骨折和筋伤。苏吴氏伤科在浙南地区具有较大影响力，迄今传至第五代，已有一百三十余年历史。

医药不分家，医武同源。苏同德堂是集“医、药、武”于一体的中医特色传承文化，形成了独特的骨伤疗法，也是浙派中医药中的“奇葩”。为了探索医武同源文化，挖掘传统医药文化和传统武术文化的历史，浙江省于2015年9月成立了永嘉县医武文化研究会，苏吴氏伤科第四代传人苏立雷当选为首任会长，苏立峰为常务副会长，特聘第三代传人苏秉赋为名誉会长，吴阿玲为高级顾问。这是浙江省首家将传统医药和传统武术文化结合起来的研究会。

（二）传承脉络

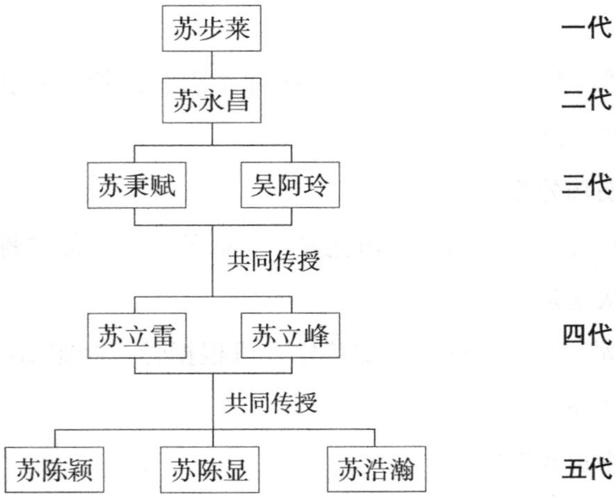

图 2-13　苏吴氏伤科历代传承代表人物

1. 第一代：苏步莱

苏步莱（1867—1930），字有浦，出身名门，幼时体弱，云游方外志士授其知识并赠送秘籍一部。苏步莱好学苦练，后又受到永嘉医派的影响，以“同修仁德”之意，在永嘉县碧莲镇创办了“苏同德堂”，运用传统正骨手法接骨，制作竹片固定，采用中草药自制“伤膏”敷贴，治疗各类跌打损伤引起的骨折和筋伤。

2. 第二代：苏永昌

苏永昌（1912—1978）专心继承父业，坐堂为人治骨疗伤，店内备有斧、侧剪、刨、锯、锤、臼、筛、锅、甑等工具。堂中常加工中药饮片，配制丸散膏丹，对中药加工、炮制十分考究，选料道地，精心切制，分工明确。“头刀”专切极薄片和贵重药材，“二刀”专切厚片或马蹄片，“三刀”专切草类或廉价药材。切下的片、角料用来配制作丸药（蜜丸），可降低成本。苏永昌善德于人，不求索取，平易近人，素有“同德”三叔或三爷之称，碧莲及周边之人至今仍啧啧称赞。

3. 第三代：苏秉赋、吴阿玲

苏秉赋（1937—），自幼从父习医，承袭家业，研究《仙授理伤续断秘方》等经典著作。1960 年，苏秉赋与吴氏伤科传人吴阿玲结为夫妻，夫妻俩潜心钻研医药，深探医药学经籍，博采众长，研究、整理成了一套有特色的“苏吴氏”治伤接骨方法，改良了外敷药，称“苏吴氏”伤膏，因其疗效显著，远近闻名，声誉远播浙南各地，骨伤患者慕名而来。二人著有《苏吴氏接骨治伤心得》，理编偏方，称《新百病千方》。子女侄辈也以医药为荣。

4. 第四代：苏立雷、苏立峰

长子苏立雷（1962—）和次子苏立峰（1968—）从小跟随父母学医习武，传承家业，并将现代医术与苏吴氏祖传经验相结合，通过不断开拓创新，进一步发扬了苏吴氏骨伤疗法，二人于 2002 年在永嘉县城上塘创办吴阿玲骨伤科医院，即苏吴氏伤科医院。为了扩大医院的规模，2011 年扩建为永嘉苏吴氏骨伤专科医院，苏立雷任院长，苏立峰任副院长。“苏同德堂”于 2009 年入选温州市非物质文化遗产保护单位，温州市百项非物质文化遗产项目保护——第三批温州市非物质文化遗产名录，苏立雷被列为“苏同德堂”中医药文化传承人。2014 年，永嘉苏吴氏骨伤专科医院评为永嘉苏同德堂中医药文化传承展示基地，医院 5 楼设有苏同德堂中医药文化展示厅。2021 年，永嘉苏吴氏骨伤专科医院被评为第六批温州市非物质文化遗产传承基地。

5. 第五代：苏陈颖等

苏吴氏伤科第五代传人有苏陈颖（1989—）、苏陈显（1993—）、蔡晓娜（1993—）、苏浩瀚（1996—）等。

（三）学术特色

苏吴氏伤科多年来努力发扬流派特色，突出传统接骨手法的优势，坚持以中医治疗为主，以西医治疗为辅；以手法整复为主，以手术治疗为辅。苏吴氏伤科认为手法治疗是中医骨伤科最基本的治疗方法，不但继承了祖传接骨治伤手法和用药经验，而且在长期的医疗工作中重视伤科手法的使用，形成了独特的苏吴氏接骨疗伤风格。苏吴氏伤科认为，患者骨折后，其症状、病机无不反映了阴阳对立统一、互相联系、消长转化的特点，只有把握病机规律，四诊合参，揆度阴阳，加以因势利导，采用传统手法及小夹板固定，辅以中药辨证施治，才能在治疗中有的放矢，促进骨折的早期愈合和功能恢复。基于这一原则，苏吴二人在学习运用传统正骨八法的同时，总结出了颇具特色的苏吴氏接骨“四早”“四法”。

1. 四早

早复位，早固定，早用药，早锻炼。

2. 四法

（1）分神整复法

“内功手法神分解，施法霎时能还形，骨折筋伤要捺正，筋出离位收其中，关节脱位当即行，筋骨无痛复位灵。”苏吴氏伤科在治疗闭合性挫伤和脱位时，能够用巧妙的语言和动作来分散患者的注意力，或用语言引导患者，取得患者的配合，同时施以成熟、巧妙的接骨手法，未待患者察觉，即在片刻之间将骨折和脱位复位。此外，苏吴氏伤科对软组织损伤也施法有效。“十三科一理贯之”，明代薛己提出“且肢体损于外，则气血伤于内，荣卫有所不贯，脏腑由之不和”，因而在治疗上，苏吴氏伤科首先疏通经络，调和气血，以治其本，然后处理局部问题，按摩导引，令其血气复，以治其标。在局部症状严重时，应采取“急则治其标，缓者治其本”的应变措施，消除局部瘀血和水肿，缓解血管和肌肉痉挛，降低周围神经兴奋性，从而减轻或消除疼痛。

（2）动静固定法

将骨折或脱位复位还原后还需要进行固定，上下关节能活动、固定器材适合、动静结合是固定的关键。苏吴氏伤科十分重视复位后的牢靠固定，治疗原则是动静结合，认为固定与活动在骨折治疗中占据同等重要的地位。伤患处须靠全身气血的正常运行才能迅速复原，因此必须在不影响气血流通的前提下进行系缚固定。对于固定器材的取材，苏吴氏伤科主张因地制宜，竹片、木片等均可，但应用时注意固定器材要适配伤体，尽量不做跨关节固定，可使用加压垫稳定骨断端，而后交叉系缚，固定牢靠。在不影响骨折端愈合的前提下，固定时间宜从短。固定之后，医者应引导患者进行功能锻炼，肌肉的收缩可使机体表面张力增高，顺其自然地矫正残留的移位，也可促进骨折局部血肿、水肿的吸收，加速伤部血管网的重建，还有助于避免外伤后肌肉失用性萎缩、关节僵硬、骨质疏松等并发症的发生。

（3）内外用药法

苏吴氏伤科认为损伤一证以气血俱伤更为合理，故十分重视气血学说，坚持基于中医整体观念进行辨证施术和辨证施药，其特点是在气血学说的指导下，以活血化瘀、养血舒筋、培补肝肾为主要治法，并辅以引经通窍。苏吴氏伤科已经定型的常用方药有丸、散、膏、丹等剂型，常用的内服方有苏吴活血散、苏吴接骨散，外用方有苏吴伤膏药、祖传四肢洗方。

（4）导引练功法

“导引”的含义即摇筋骨、动肢节、行气血。苏吴氏伤科对祖传武功和少林内功有较深的研究，摸索出了一套较为完整又实用的练功术势，并运用到筋骨损伤的治疗和康复中，成为一种不可缺少的治疗与调理措施，临床应用时可按患者损伤部位的不同选用不同的术势。

①躯干：哪吒探海势、犀牛望月势、金狮势摇头、分摆荷叶势、两手攀足势、鲸鱼波浪势、鲤鱼打挺势。

②上肢：顺水推舟势、仙人推碑势、单手托天势、野马分鬃势、车轮双转势、大鹏展翅势、蝎子爬墙势、孤空增力势、坠举千斤势、白鹤摇膝势、倒拽九牛势。

③下肢：蹬空增力势、坠举千斤势、白鹤摇膝势、倒拽九牛势。

以上术势在促进损伤肢体的功能恢复方面确有较好的效果。

综上，苏吴氏伤科的学术特点是整体辨证、手法整复、夹板固定、内外用药、筋骨并重、动静结合、功能锻炼。

（吴惠明　史晓林）

十四、程氏中医骨伤

（一）流派起源

程藕娟，1898年6月8日出生于东阳厦程里的中医世家。据《东阳市卫生志》记载:（祖父）程明璜，字谓玉，清末厦程里人，性豪爽好义，以医救济人，其门若市，有偻者，折股者，明璜瞪目凝视一举手间，其人病若失。或辅之丸散，其效更佳。程藕娟的父亲程更斌在其祖父的身教言传下成为青出于蓝而胜于蓝、闻名遐迩的程氏中医骨伤第二代传人，素有“跌打损伤厦程里”的雅称。程藕娟从小好学上进，聪明伶俐，在六姐妹中排行第五，备受外祖父的宠爱，脱颖而出，成为程氏中医骨伤第三代传人。据《东阳市志》记载:民国八年，即1919年，程藕娟在吴宁东街开设中医伤科诊所。程藕娟运用祖传验方和传统中医手法整复各类骨折脱位，采用杉树皮固定，取得了神奇疗效，深受患者的赞誉，尤其是在急危重症的救治方面取得了重大突破。19世纪20～40年代，程氏中医骨伤在义乌、诸暨毗邻地区名声大振，求治患者络绎不绝。

1949年5月至1953年底，程氏中医骨伤诊所加盟吴宁中医联合诊所，1957年改名为吴宁地方医院——城关人民公社卫生院，1961年改名为城关地区卫生院，1966年改名为城关工农兵保健院，1977年改名为城关区卫生院，1980年改名为东阳县中医院，1988年9月改名为东阳市中医院。程氏中医骨伤科是东阳市中医院的重点科室，为东阳市中医药事业的发展做出了重大贡献。

19世纪50～80年代是程氏中医骨伤科事业发展的鼎盛时期。程氏一贯不欺贫爱富，乐于善施济贫，对子弟、患者都和蔼可亲，乐于奉献，至古稀之年，老骥伏枥，爱院如家，吃住在医院，诊室与宿舍同为一室，不分昼夜，患者随到随诊，经常在深夜及时为患者整复，屡屡着手成春。程藕娟从20世纪50年代就开始带教学徒，如吕淑慧、韦省正、徐文娴等，培养了技术水平高、医德医风好的程氏中医骨伤第四代传人。程藕娟于1989年3月25日凌晨寿终正寝，享年92岁。1994年，程氏中医骨伤第四代传人韦省正、徐文娴退休后经原东阳市卫生局批准，在家里开设了中医骨伤科诊所。为继承和弘扬程氏中医骨伤的医德风貌，方便群众就医，减轻群众负担，诊所采取了免挂号费、免诊疗费、免出诊费的措施，对少数困难人员进行免费治疗；开设家庭病床，送医送药上门；开设电话门诊，提供免费咨询服务；在义乌、诸暨、杭州等地出诊，帮助数以万计的骨伤患者恢复了健康，取得较好的社会效益。2006年8月

8 日，东阳市中医院程氏骨伤中心宣告成立。

（二）传承脉络

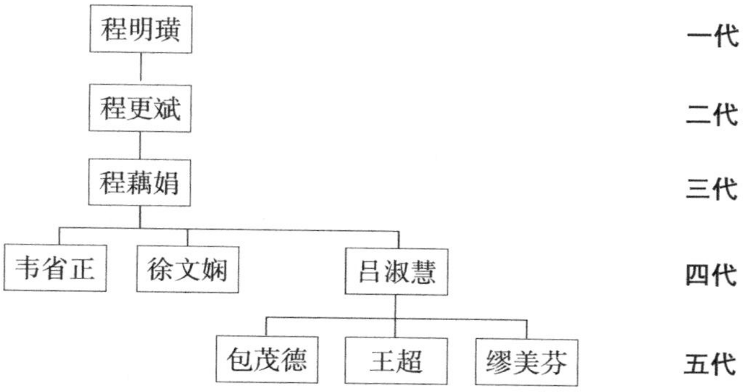

图 2–14　程氏中医骨伤历代传承代表人物

1. 第一代：程明璜

程明璜，生卒年月不详。据《东阳市卫生志》记载：程明璜，字谓玉，清末厦程里人，性豪爽好义，以医救济人，其门若市，有偻者，折股者，明璜瞪目凝视一举手间，其人病若失，或辅之丸散，其效更佳。

2. 第二代：程更斌

程更斌，生卒年月不详。程更斌在祖父的身教言传下成为青出于蓝而胜于蓝、闻名遐迩的程氏中医骨伤第二代传人，素有“跌打损伤夏程里”的雅称。

3. 第三代：程藕娟

程藕娟（1897—1989），程氏中医骨伤第三代传人。程藕娟运用中药、祖传秘方和传统中医手法整复各类骨折脱位，采用杉树皮固定，获得了神奇疗效，深受患者的赞誉，尤其是在重危急难病的救治方面取得了重大突破。

4. 第四代：韦省正、徐文娴、吕淑慧

出生年月均不详，1994 年程氏中医骨伤第四代传人韦省正（程藕娟之子）、徐文娴（程藕娟之儿媳）退休后开设了中医骨伤科诊所。2006 年 8 月 8 日，程氏中医骨伤第四代传人吕淑慧受东阳市中医院邀请坐诊骨伤科门诊，带徒包茂德、王超、缪美芬。2008 年 8 月 8 日，东阳市中医院程氏骨伤中心宣告成立。

5. 第五代：包茂德、王超等

包茂德，出生年月不详，主任中医师，金华市名中医，金华市名中医药学术经验继承老师，东阳市中医院骨科学术带头人、骨科主任，兼任中国中西医结合学会骨伤科专业委员会第八届委员会医工结合专家委员会委员、金华市中医药学会骨伤分会委员、金华市中西医结合学会骨伤分会副主任委员、浙江关

节微创与快速康复学组委员，在金华及周边地区享有较高知名度。包茂德从事中医正骨临床、教学、科研工作多年，对筋伤杂病、颈肩腰腿痛的辨证论治有独到经验，尤其擅长人工关节置换及各种高难度创伤手术，1998年5月开始独立主刀开展全髋关节置换术，治疗量逐年增加，已主刀完成关节置换术300余例、髋膝人工关节置换术3000余例，先后在金丽衢三地多家医院普及、开展膝关节置换术，在人工关节置换技术方面有较高学术造诣。

王超，出生年月不详，主任中医师，东阳市中医院业务副院长，兼任浙江省中医药学会骨伤科分会青年委员、金华市中医药学会骨伤分会副主任委员、金华市中医质控中心副主任委员、金华市中医药学会理事、金华市康复学会骨与关节专业组委员、东阳市中医学会副秘书长。包茂德师从吕淑慧、包茂德，2002年毕业于浙江中医药大学，从事骨科临床、教学工作20余年。先后赴浙江大学医学院附属第二医院、香港大学玛丽医院关节外科进修学习，理论知识扎实，临床经验丰富，主攻髋膝关节置换领域，继承程氏中医骨伤学术经验，应用程氏伤膏、程氏祛腐生肌膏治疗慢性骨伤疾病及慢性伤口不愈，擅长骨关节病及颈肩腰腿痛的中西医结合治疗。

（三）学术特色

1. 正骨理筋手法

正骨理筋手法可以使肌肉间不协调的力学关系得到改善或恢复，从而使疼痛减轻或消失，达到治疗目的。程氏中医骨伤在原有正骨理筋手法的基础上，从理论上加强对手法治疗疾病机理的探讨，同时有效地配合使用中药疗法以提高疗效，并运用现代科技手段对治疗过程进行动态观察研究，更好地造福人类。

2. 腰椎间盘突出症、腰椎小关节紊乱的正骨治疗

（1）常用手法

患者取俯卧位，医者以掌或掌根从上到下纵横揉腰背及臀部，时间为2～3分钟，用双手拇指指腹或掌根推压脊柱两侧夹脊穴和竖脊肌，从上到下反复推压5～10次，用双手拇指按压棘突旁痛点，然后向健侧推压并摇晃脊柱，以松解腰椎后关节，再弹拨腰背、臀部肌肉痉挛处及腘绳肌，重力掐压痛点，推揉肾俞、大肠俞、八髎、殷门、委中、阳陵泉，拿捏足跟，以解痉止痛、舒利筋肉。

（2）按压抖动法

采用常用手法操作后，医者双掌重叠，用力向下按压患椎后迅速放松，使

腰部上下振动，医者手部不离开皮肤，连续按压抖动数十次，力量由轻到重，频率由慢到快，协调而有节奏。对于病情重者，一助手需在医者按压时在患者腋部进行固定，另一助手握住患者双脚向远侧牵引，并将双下肢抬高进行抖动或左右摆动。

（3）俯卧位扳腿法

患者取俯卧位，医者用一手掌根或拇指推压患椎棘突部，将此处作为支点，另一手抱托痛侧大腿，对膝部进行拔伸，并向患者正后方或斜后方扳拉或旋转大腿，使腰部受到后伸、旋转应力，扳 3 ～ 5 次，然后一手仍按压患者腰部，另一侧肘臂部托住患者双侧大腿，对大腿和腰部做后伸、左右摇摆、旋转环绕等动作。

（4）摇腰牵抖法

应用常用手法操作后，患者取仰卧位，医者一手握患者痛侧踝部，一手握腘膝部，逐渐屈膝、屈髋、屈腰，内收内旋，然后快速牵拉伸直，抖动下肢，反复 3 ～ 5 次，动作幅度由小到大。

3. 膏药的配制和应用

膏药的使用有两千多年的历史。《灵枢 · 痈疽》中已有采用膏药外治疮疡的记载：发于腋下赤坚者，名曰米疽……疏砭之，涂以豕膏。

对于骨伤疾病，除内治手法外，外治中膏药的应用也比较广泛。膏药的选方精粗、熬制优劣直接影响治疗的效果，因此各流派都非常重视膏药的选方和熬制。

（1）药物组成及配制

程氏伤膏为程氏中医骨伤自制外敷中药伤膏，由生南星、半夏、白芷、乳香、防风、海桐皮、冰片等药组成，研粉后与薄荷油、凡士林共同配制而成。

（2）临床应用

①功效：祛伤消肿、散结软坚、温经活血止痛。

②适应证：本膏适用于伤科跌打损伤后瘀滞疼痛、肿胀成块，以及伤后感受风寒外邪、筋结、筋粗、拘急、酸痛、触痛拒按等，亦可用于骨折、脱位之固定。

③禁忌证：孕妇及外伤皮肤破损者忌用。

④用法：首先是摊膏，使用时需将膏药烊化，然后缓缓放入程氏伤膏秘制粉末，拌匀后摊在膏药布上。其次是敷贴，操作时根据损伤部位的情况，选用大小合适的程氏伤膏，稍用灯烤，然后敷于伤处，用手徐徐按摩，使膏药与皮

肤黏合良好。

（喻勤军　史晓林）

十五、黄氏伤科

（一）流派起源

黄氏伤科源自我国古代岳家拳，又称“岳武穆柔术”，至今已800多年。“岳武穆柔术”分套路、桩工、散手、擒拿等，能使用刀、枪、棍、剑等器械，博采各家拳术之精华，强调四两拨千斤，内外兼修，刚柔并济。金华岳家拳之祖师张春林，在江、浙、赣等地行医授拳。金东区塘雅人郑克荣16岁拜张春林为师，全盘继承张春林的拳术与医术，之后悬壶济世，岳家拳由此在金华落地生根。

郑克荣的嫡孙郑如槐和义子黄乃聪在郑克荣的精心传授下，全盘继承了拳术与医术，对祖传之拳术与医术研习至深入奥，并且有独到见解，对内外伤，包括骨折、脱臼及被毒虫所伤等的治疗，都有相应的方法，尤其是对骨折、脱臼的治疗，往往就地取材，更有独到之处。黄乃聪1945年与义父郑克荣在金华城内净渠头家内开设骨伤科诊所，济世行医，接骨疗伤，医名日隆。黄乃聪尽得师傅真传，同时努力钻研《仙授理伤续断秘方》《伤科大成》《正体类要》《医宗金鉴》《伤科补要》等经典著作，认为这些书中记载的内容丰富，方法齐备，治法简要，效果显著。中华人民共和国成立后，黄乃聪与金华市各科名老中医一起，先后组建了金华市中医第一、第二、第三、第四联合诊所，而后筹建了金华市中医院（现金华市中医医院），并任金华市中医院首任业务院长。1960年8月，黄乃聪在北京参会，曾受到毛泽东、周恩来、朱德等老一辈领导人的接见。1962年，黄乃聪任原浙江中医学院客座教授，教授伤科知识，在授课期间精心编写内容完整、通俗易懂的教材，整理姜少庭、郑克荣和自己的行医经验，著成《中医骨伤科学补充资料》，其中“腰闪扭伤”“破伤风”“脊柱骨折”等部分的内容被收录于中华全国中医学会（现中华中医药学会）浙江分会、浙江省中医药研究所（现浙江省中医药研究院）主编的《医林荟萃》之浙江省名老中医学术经验选编第七辑和《广州中医汇编》，为金华黄氏伤科流派的发展奠定了坚实的基础。黄乃聪反对门户之见，博采群芳，不断丰富自己，对西医骨科知识也积极学习。他常说，关于如何促进骨折愈合，急需中西医同道团结一致，共同攻克这一医学难题。

（二）传承脉络

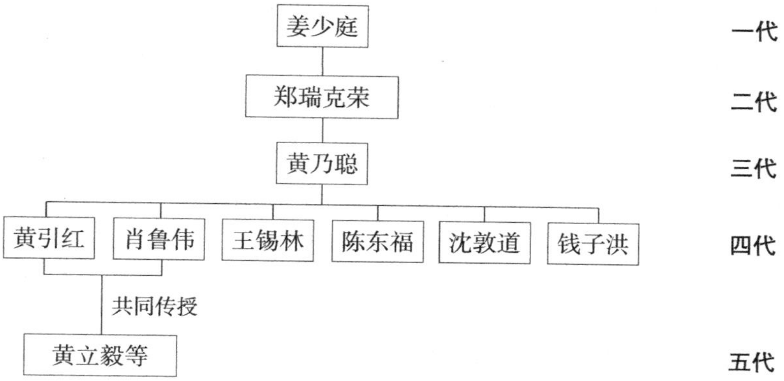

图 2-15　黄氏伤科历代传承代表人物

1. 第一代：姜少庭

姜少庭，生卒年月不详。

2. 第二代：郑瑞克荣

郑瑞克荣，生卒年月不详，师从姜少庭，于民国时期担任浙江省第七中学的武术教师十八年，精通医学外，还擅长武术，早年曾在塘雅镇上行医。

3. 第三代：黄乃聪

黄乃聪（1909—1971），金华市金东区塘雅镇塘雅村人，原浙江中医学院客座教授，捐资创办了金华市中医院，金华市中医院首任院长，金华市中医协会主任，曾两次被评为浙江省先进工作者，擅长治疗骨折、脱臼、破伤风和气性坏疽等疑难险症。

1954 年，黄乃聪响应国家号召，带头组织中医走集体化道路，将七个个体诊所合并为中医联合诊所，并担任院长。

1955 年，金华铁路部门赠予黄乃聪“接骨神手”一匾。

1957 年，时任中共中央政治局委员、国务院副总理、国防部部长彭德怀在南京视察时意外受伤，经黄乃聪诊治后痊愈。

1960 年 8 月 22 日，黄乃聪在北京中南海怀仁堂受到毛主席等党和国家领导人的亲切接见，并合影留念。

1962 ～ 1965 年，黄乃聪受聘于原浙江中医学院，担任客座教授，成为浙江省第一位走入大学讲堂的骨伤医生，他所著的《伤科心传》是原浙江中医学院使用的教材。

4. 第四代：黄引红、肖鲁伟、王锡林、陈东福、沈敦道、钱子洪

黄引红（1953—），金华市中医医院副主任中医师。从医40余年，全面掌握父亲黄乃聪的学术思想，熟练运用整骨上骱，灵活运用黄氏特色外用膏药及伤药水，擅治骨折、脱位、颈肩腰腿痛等骨伤疾病，自制针刀治疗肱骨外上髁炎，疗效显著，发表了《伤药水在骨科临床中的运用》《孟氏骨折的非手术治疗的康复》《川乌半夏在骨伤科疾病中的应用》《中药外用加扳拨治疗网球肘254例》等论文。

肖鲁伟（1948—），男，主任中医师，教授，博士生导师，全国老中医药专家学术经验继承工作指导老师，浙江省国医名师，现任浙江省名中医研究院院长、浙江省骨伤研究所所长、浙江省中医药发展研究中心专家咨询委员会主任委员，原浙江中医药大学校长、浙江中医药大学附属第一医院（浙江省中医院）院长、浙江省中医药学会会长，兼任中华中医药学会骨伤科分会副主任委员、关节病专业委员会主任委员，中国中西医结合学会骨伤科专业委员会副主任委员，浙江省中西医结合骨伤专业委员会主任委员等职。肖鲁伟长期从事中医骨伤科学的临床、教学、科研工作，以及中医药医教研管理工作，是浙派罗氏伤科流派的主要传承人之一，同时深度剖析并全面继承了黄氏伤科流派特色。肖鲁伟临证近50年，治学严谨，博采众长，学验俱丰，临床擅长用中西医结合的方法治疗颈椎病、肩周炎、腰椎间盘突出症、强直性脊柱炎及各关节骨质增生性疾病。肖鲁伟认为，骨伤疾病的治疗应发掘和利用中医疗法的特色与优点，吸收和采纳西医新的理论和技术，中西医结合综合施治，这样有利于提高疗效。中药内服外用、针刺艾灸、牵引手法、练功理疗等是治疗骨伤疾病常用的保守之法；人工髋关节置换、关节镜微创手术、关节移植术等手术方法也是现代中医骨伤科临床常用的疗法。对骨伤疾病患者，应根据其病情制定合理的治疗方案，选择具有针对性的治法，以提高临床疗效。

王锡林（1937—2023），金华市名中医，金华市中医医院副主任医师，一生从事黄氏骨伤科的研究和临床工作，发表《黄乃聪骨折分期辨证论治经验介绍》《谈骨折治疗的七上八落期》等论文。

陈东福（1936—2021），金华市中医医院主任医师，从医50余年，擅长中医接骨，发表了《自拟消癖汤治疗手癣》等论文。陈东福擅长根据中医学久病气血瘀的理论应用内服方加外洗方治疗手癣，在临床上颇有成效。

沈敦道，生卒年月不详，浙江中医药大学附属第三医院（浙江省中山医院）院骨伤科主任医师、教授，从事临床、科研工作40余年，对头部内伤、颈椎病、腰腿痛等骨伤疾病的治疗疗效显著，曾赴西班牙、德国、奥地利、英国等地讲学会诊10余年，发表了《对头部内伤的认识和辨证论治》《荆地细辛汤治疗臀腿痛98例疗效观察分析》等论文，编写了《中医伤科学基础》《中医骨伤科学》《内伤学》等学术著作。

钱子洪（1940—），金华市名中医，金华市中医医院副主任医师，从医60余年，擅治骨折、脱位、关节病、椎间盘突出症等，发表了《钱氏手法治疗儿童伸直尺偏型肱骨髁上骨折40例疗效观察》《钱氏补肾壮骨方加减治疗骨质疏松症35例》等论文。

5. 第五代：黄立毅等

黄立毅（1981—），黄氏三代嫡传孙女，浙江省中医药发展“十四五”规划代表性传承人，浙江省中医药学会骨伤科分会青年委员，浙江省三大流派黄氏骨伤继承人，金华市中医院骨伤科医生，金华市321工程人才，金华市名医继承人。黄立毅幼承庭训，得益于肖鲁伟、黄引红孜孜不倦的亲传密授，领会于心，机出于手，相继研读了中医“四大经典”等中医著作，认真学习院校课程，将理论与临床实际融会贯通，继承和发扬了黄氏伤科的精髓，认真梳理黄氏伤科的一系列经验之谈，包括黄氏伤科的理论基础、诊断基础、诊断原则、诊断方法、正骨手法、复位手法、治筋手法、正骨固定法、固定原则、固定方法、药物疗法及骨伤杂病治验撷选等，并结合当今治疗急性软组织闪扭伤、股骨头血性坏死、肩周炎、颈椎病、骨关节炎、跟下痛、肱骨外髁骨折的经验，将黄氏伤科治伤经验整理成册，取得了科研成果。黄立毅主持了多项省市级课题项目，其中具有代表性的省级课题有“黄氏伤科之万应膏合腰痛汤治疗腰突症的疗效分析”“黄氏活血方治疗股骨头坏死的SD大鼠动物实验研究”等，以第一作者在国家级、省级期刊上发表论文十余篇。黄立毅秉承家学，学艺精湛，全面继承了黄氏伤科的精髓，并在熟练掌握制作工艺的基础上对骨伤愈合膏进行了深入研究，使这一传统制剂流传至今，并运用于临床治疗，服务众多患者，为患者解除病痛。

（三）学术特色

1. 整体观念，内外并治，动静结合

黄乃聪尽得师傅真传，同时努力钻研《仙授理伤续断秘方》《伤科大成》《正体类要》《医宗金鉴》《伤科补要》等经典著作，认为这些书中的内容丰富，介绍的方法齐备，治法简要，效果显著。1962～1965年，黄乃聪受聘到当时的浙江省中医学院教授伤科课程。在授课期间，他精心编写内容完整、通俗易懂的教材，将自己从医的心得体会毫无保留地传给下一代，其中教材和论著有关腰闪扭伤、破伤风、气性坏疽、脊柱骨折等，被收入中华全国中医学会浙江分会、浙江省中医药研究所主编的《医林荟萃》之浙江省名老中医学术经验选编第七辑和《广州中医汇编》。黄乃聪擅长治疗骨折、脱位、金疮、跌打损伤，以及破伤风、气性坏疽等疑难险症，在治疗骨折时强调整体观念，内外并治，动静结合，使骨折愈合快，功能恢复好。黄乃聪在伤科内治法方面提出以四诊八纲为治疗依据，证分轻重表里，候分缓急疾徐，掌握规律，辨证论治，灵活不拘。

2. 四诊八纲诊断

与其他各科一样，伤科也是按照四诊八纲进行诊断的，但切诊中还需要特别关注触诊的使用。辨别严重内伤时可将受损部位分为头、胸、腹（即头颅腔、胸腔、腹腔），亦称为上、中、下，再分表里阴阳（背面为阳，腹面为阴，浅轻为表，深及内脏为里），有的由轻浅表证转为里证，也有的由内脏里证透达为浅轻表证，临证时须察明患者的伤势、神色动作，闻其痛苦所在，询明受伤历史、受伤时期、受伤场地和受伤经过，然后切其脉搏、摸其要害、量体温、测知伤者的知觉及大小便的通塞，将主诉情状、声音高低等联系起来，做到随症治疗，针对下药。

3. 预防

伤损的预防主要体现在工作、行动时注意安全，特别是生产方面，建议在每个生产环节中采取劳动保护制，尽可能避免伤亡事故的发生。中医学对创口的预防颇为注意，有歌诀如下：伤在天庭穴正中，恐防并病破伤风，倘然风袭牙关闭，纵有灵丹不见功。

4. 治疗

（1）手法

主要手法包括清洁、消毒、整复、敷罨、固定（手法有摸接端提、按摩推拿）。

（2）治法

内治法有开窍（强心）、祛瘀、理气、定痛、豁痰、润下、清凉（消炎）、退肿、温通、托补等作用。

外治法包括化痰软坚、清凉消肿、定痛等作用。

对严重的内伤证候应采取抢救行动，并灵活运用各类疗法。

（3）主要方药

若上部头脑受震，双目张而瞳神散光（瞳孔散大），有的半开眼，有的双目紧闭，有的两目上窜，应首先测知伤者的知觉和反应（医者用指头弹击或用软的木质旁敲侧击），若判为重症则亟须使用内服疗法以开窍祛瘀理气，立方如下：当归、生白芍、川芎、天麻、红花、桃仁、香白芷、橘红、半蝉衣、樟冰、当门子（吞服）。

若中部胸脘、肋骨骨折，影响到内脏或内脏出血，逆气上冲，疼痛不宁，呼吸迫促，痰闭鼻扇，瞳神散光，不能动弹，当以祛瘀降逆为主要治法，立方如下：当归、赤芍、川郁金、桃仁、紫菀、红花、枳实、桔梗、柴胡、生鳖甲、升麻、沉香（另吞）。

若下腹腔受伤，周围痛而拒按，号痛不敢放大声、卧不倒、坐不安、立不直，当以破瘀行气泻下为主要治法，立方如下：当归尾、赤芍、桃仁、红花、酒炒延胡索。

以上证候虽较为严重，但若能及时服药，绝大多数可以转危为安。

（4）治疗方法

对骨折较沉重，即错位多、畸形大者，宜多次使用矫治法。伤损骨折者，因软组织受外力侵害，复受在内的断骨锐锋戳损肌筋、肌腱、血管，导致瘀肿（即内出血），年轻体壮者一般在伤后六七日当中瘀肿随日加重，年龄较大或体质较弱者一般在十天内瘀肿随日加重。在瘀肿加重时期，应两至四天换敷罨骨折伤损软膏一次，同时施用矫正术，然后包扎和固定，尽量采用宽松法。在瘀肿加重阶段约需施用矫正术三次，故称“三翻”（亦称“三让”，即瘀肿来犯，暂作退让，以利软组织的营卫气血畅达，少受阻滞）。转入消退期后，隔四五日换敷罨骨折伤损膏一次，包扎和固定采用紧迫法，一般约需操作四次，故称“四复”（亦称“四迫”，也就是在瘀肿败退时期、肌肉萎缩阶段采用猛迫之法），采用牵引挺塞垫托，以乘断骨开始长新之际，改用接骨万应膏药（薄贴）衡其长短阔狭，紧围贴于断骨部，采用紧迫固定法。错位多、畸形大的骨折经过上述治疗，一般能取得较满意的效果。

（5）用药要诀

内服药必须随证灵活运用，还要配合时令。例如，治疗普通全身损伤或骨折而体质正常，局部有瘀肿（皮下出血）或有创伤外出血者，当以破瘀行气汤主之，基本方如下：当归二钱至四钱，赤白芍[①]一钱至三钱，京三棱一钱至三

① 赤白芍，即赤芍、白芍。

钱，桃杏仁[①]各二钱至五钱，红花一钱至三钱，槟榔二钱至四钱，秦艽一钱至三钱，广皮[②]一钱至三钱，乳没[③]各一钱至三钱。

随证加减歌诀：头部天麻芷，荆防配合医，两手桂枝主，并用五加皮，胸前加枳壳（左胸胁枳壳、右胸胁官桂[④]）、桔梗不可离。两胁柴胡进，鳖甲与青皮，背胛须乌药，灵仙效更奇。腰部用杜仲怀（怀山药）故（破故纸[⑤]）大茴宜。胃脘加厚朴，良附可用齐，肚腹如膨胀，枳壳菔子大腹衣[⑥]。两脚不能移，枫（海枫藤[⑦]）筋（宽筋草[⑧]）薏苡木瓜皮。

具体加减用药如下。

头部受伤加用天麻、荆芥、防风、羌活、独活、白芷（严重时用当门子[⑨]）。

胸部受伤加用枳壳、桔梗、柴胡、鳖甲、青皮、川郁金、白芥子、佛手花或佛手片（严重时用麝香）。

胃脘部受伤加用厚朴、高良姜、附子、焦白术、砂仁、豆蔻、公丁香、佛手片或佛手花。

腹部受伤加用莱菔子、大腹衣、枳实、泽泻、广木香、香附子（严重时用沉香）。

背胛部受伤加用台乌药、威灵仙、骨碎补。

腰部损伤加用杜仲、怀山药、大小茴香、破故纸。

臂部受伤加用桂枝、桑枝、五加皮、土鳖虫。

足部受伤加用海风藤、宽筋草、防己、生薏苡仁、宣木瓜、川牛膝。

小便不利加用琥珀、车前子、猪苓、泽泻、地龙。

大便不通加用生锦纹[⑩]、枳实、玄明粉。

按季节参用药剂如下。

春令参用参苏饮：紫苏叶、陈皮、枳壳、前胡、桔梗、制半夏、云苓[⑪]、广

---

① 桃杏仁，即桃仁、苦杏仁。
② 广皮，即陈皮。
③ 乳没，即乳香、没药。
④ 官桂，即肉桂。
⑤ 破故纸，即补骨脂。
⑥ 大腹衣，即大腹皮。
⑦ 海枫藤，即海风藤。
⑧ 宽筋草，即伸筋草。
⑨ 当门子，即麝香。
⑩ 生锦纹，大黄的别称。
⑪ 云苓，即茯苓。

木香、党参、葛根、甘草。

夏令参用平胃散：苍术、陈皮、厚朴、豆蔻、甘草、煨姜。

秋令参用四物汤：当归、川芎、白芍、生地黄。

（喻勤军　史晓林）

第二节 浙派中医骨伤科专业院校教育

一、骨伤科教研室建立

浙江省骨伤研究所成立于1998年，原名为浙江省中医骨伤研究所，2011年5月更名为浙江省骨伤研究所。研究所自成立以来，积极探索、创新研究所管理运行模式，按照“开放、共享、联合”的原则，采取固定人员、专职人员、流动人员相结合的科研团队组成模式，充分整合附属医院和学校骨伤相关学科研究力量，独具特色，取得了明显成效，为学科发展做出了积极努力，总体上已进入全国同类研究所先进行列。

研究所下设文献研究、生物学研究、临床诊疗研究、生物力学研究和中药新药研发等实验室。仪器设备总价值2000余万元，拥有活细胞工作站、显微CT（Micro-CT）、多光谱小动物活体成像系统等大型设备。研究所与美国拉什大学、约翰斯·霍普金斯大学、圣路易斯华盛顿大学骨科长期开展合作，定期选送人员进修培训，建立友好实验室，开展临床和基础研究的项目合作。中医骨伤科学已成为国家中医药管理局重点专科、国家中医药管理局第一批重点研究室、国家中医药管理局科研三级实验室、国家中医药管理局重点学科、中华中医药学会“全国骨伤名科”、浙江省重点实验室、浙江省重点科技创新团队、浙江省重中之重一级学科（共建方向）、浙江省一流学科（共建方向）、浙江省医学重点建设学科、浙江省重点扶植学科等。

研究所在骨关节病发病学及病机演变规律的研究、骨关节病病证结合诊疗体系构建及分期规律研究、骨关节病中医药干预作用基础和专病专药新药的研究方面取得了重要进展，获各级科技奖励21项，其中省部级科技奖励10项。近5年，研究所承担国家级科研项目17项，省部级科研项目28项，科研项目经费3000余万元。

二、院校传承

1. 浙江中医药大学第一任骨伤科教研室主任

沈敦道，男，主任医师，教授，浙江省中医药学会骨伤科分会第一任会长，从事中医骨伤科临床、医疗和科研工作40余年，刻苦钻研，精益求精，曾跟随上海石筱山、宁波陆银华、金华许永茂等名师学习，深得其传，通过不断学习总结，在中医骨伤领域有很高的造诣，著作丰厚，曾与人合作编著了《中医骨伤科》《中医骨伤科百家学术荟萃》《宁波陆银华治伤经验》等，均已由出版社出版。沈敦道在脑外伤方面有独到的认识和治疗经验，重视“心主神明”，在治疗老年人群头部外伤时重视补肝肾，撰写了《头部内伤辨证论治》等系列论文，在国家级、省级医学杂志上发表论文十余篇。沈敦道擅长用中医传统手法结合手术治疗各类骨折、脱位、膝骨关节炎、股骨头缺血性坏死，从浙江中医药大学毕业后长期在上海，以及宁波、金华讲学坐诊，曾赴西班牙、德国、奥地利、英国讲学会诊10余年，并进行治疗示范。

2. 浙江中医药大学第二任骨伤科教研室主任

周炳辉，男，原浙江中医学院与浙江医科大学（现浙江大学医学院）骨伤科教授、中华医学会浙江分会理事、浙江省中西医结合学会骨伤专业委员会主任委员、杭州市中西医结合学会骨伤科顾问、杭州市红十字会医院（现浙江省中西医结合医院）顾问，擅长中西医结合治疗骨伤疾病，擅长使用手法矫形。周炳辉曾参与胡庆余堂中药二厂中药丸剂的研发制作，科研成果《体外窦针治疗下肢骨折》获浙江省科技成果奖优秀论文奖，《电子牵引治疗腰椎间盘突出症》获浙江省科技成果奖，“断骨移位再植成活”“带蒂移位骨瓣”技术获浙江省科技进步奖等。

3. 浙江中医药大学第三任骨伤科教研室主任

吕凤祥，男，浙江省中医药学会骨伤科分会顾问，浙江省名中医，主任医师，从事骨伤科临床、教学、科研工作40余年，擅长运用中医药治疗因机械、化学因素造成的根性、丛性、干性坐骨神经痛，以及骨折后期再发性水肿、骨折延迟愈合、脑震荡后遗症、混合型颈椎管狭窄症、强直性脊柱炎、类风湿关节炎、骨关节结核、骨肿瘤及骨伤科疑难杂症等，并自拟“补肾填精汤”“芪陆汤”“滋阴解痉汤”等方剂30余首，在治疗痹证方面有“首辨证，注重养血舒筋，同时祛风，久痹调阴阳”的经验。曾任浙江省中医药学会理事、骨伤科分会主任委员，浙江省中医药学会骨伤科分会顾问，浙江省副高级职称评审委员会委员，原浙江中医学院骨伤教研室副主任，浙江省中医院骨伤科副主任，《浙江中医杂志》编委，浙江省中医院技术委员会委员等职。

4. 浙江中医药大学第四任骨伤科教研室主任

周林宽，男，主任医师。1960 ～ 1964 年在河南正骨学院（现属河南中医药大学）中医系学习，1974 ～ 1975 年在全国骨伤科师谈班广西中医学院（现广西中医药大学）学习，曾任中华全国中医学会（现中华中医药学会）浙江伤科分会副主任委员，中医骨伤科函授学院浙江分院副院长兼教务长，曾在原浙江中医学院讲授骨伤科学，并任骨伤科教研室主任，兼任原浙江中医学院附属医院骨伤科主任。周林宽撰写的多篇论文，包括《伤科内治八法与临床》《下肢伤肿辨证分型》《中草药外治法在伤科临床的应用》《论述高氏伤科内症治验》《通班荆地细辛汤治疗臀腿痛 98 例》等，获得了省级及校级论文奖，参与编写了《浙江省药用植物志》《医宗金鉴白话解》等著作，以及中医伤科“西学中教”材、中医伤科补充教材，自拟处方风痛宁、消骨灵冲剂在治疗颈椎病、肥大性脊柱炎的临床应用中效果显著。周林宽曾赴北方各地系统学习骨折、脱位、筋伤的手法复位，在南方各地学习骨伤疾病的内治验方，将南方与北方骨伤流派的学术思想进行了融合，在手法联合中药治疗骨折复位方面具有独特且丰富的经验。

5. 浙江中医药大学第五任骨伤科教研室主任

严亚成，男，1988 年 11 月 11 日晋升副主任医师，1999 年 6 月 29 日被授予优秀共产党员称号，2002 年获浙江省科学技术奖三等奖（肾阳虚与激素性股骨头坏死的关系及中医药防治的研究）。

6. 浙江中医药大学第六任骨伤科教研室主任

潘子毅，男，浙江省温州永嘉县人，中共党员，浙江省中医院骨伤科主任中医师，浙江中医药大学兼职教授，研究生导师，浙江省名中医。1969 年毕业于原浙江中医学院医疗系，从事临床、教学、科研工作近 40 年。曾任中华中医药学会骨伤科分会委员，中国腰椎间盘突出症研究会理事，浙江省中医院、东方医院骨伤科主任，原浙江中医学院骨伤教研室主任，《中国骨与关节损伤杂志》《中国中医骨伤科杂志》《中华现代中西医杂志》编委。现任全国颈肩腰腿病痛学会理事，浙江省中医药学会理事，浙江省中医药学会骨伤科分会主任委员，浙江省中医院脊柱病中心主任，浙江省中医院骨伤科顾问。潘子毅熟岐黄之术，治学严谨，学验俱丰，先后发表论文 30 余篇，主持科研项目多项，为本省骨伤科培养了大批人才，其中地县级医院中医骨伤科学带头人数十名，硕士研究生8名，本科生数百名。潘子毅不断吸收近、现代名医之长，并博取西医学的理论及技术，形成自己的学术理论和思想，对骨伤科疾病有较深入的研究和较丰富的临床经验，特别是对颈椎病、腰椎间盘突出症、老年性骨性关节炎、骨质增生、股骨头坏死、腰椎管狭窄症、椎体滑移、老年骨质疏松症及由各种原因引起的腰腿痛等有独到的诊治经验。

7. 浙江中医药大学第七任骨伤科教研室主任

童培建，男，医学博士，主任医师，二级教授，博士生导师。浙江省中医院骨伤中心学术主任，享受国务院政府特殊津贴，浙江省卫生领军人才，浙江省有突出贡献中青年专家，国家中管局重点学科、重点专科“中医骨伤科学”学科带头人，浙江省重点科技创新团队带头人。现任中国医师协会中西医结合医师分会骨伤专家委员会主任委员，中国中西医结合学会骨伤科专业委员会常务委员兼关节专业委员会主任委员，中国中医药研究促进会骨伤科分会副主任委员兼关节专委会主任委员，浙江省中医药学会骨伤科分会主任委员，浙江省医学会组织修复与再生分会主任委员，浙江省老年学学会脊柱关节专业委员会主任委员等。承担国家自然科学基金、省自然科学基金、省科学技术厅科研项目等20余项，获省科技进步奖一等奖等省部级奖12项，发表论文250余篇（SCI 50余篇），出版专著14部，专利17项，参编专家共识和指南7部。先后获第二届中西医结合贡献奖和浙江省优秀医师奖等荣誉。

8. 浙江中医药大学第八任骨伤科教研室主任

王维佳，男，医学硕士，主任中医师，教授，博士生导师，骨伤科关节病区副主任，第一临床医学院骨伤科教研室副主任，浙江省中医药大学教学名师。1965年9月参加工作，1978年3月至1982年12月攻读原浙江中医学院中医系中医专业学士学位，1982年12月至1985年2月攻读原浙江中医学院中医系骨伤专业硕士学位，1987年任中医系年级主任，1994年被评为原浙江中医学院附属医院优秀带教老师，1997年参加原广西中医学院骨伤手法培训，1998年在杭州参加绞锁髓内钉培训，1993年至1998年讲授古医籍选、骨伤内科学、中医骨病学、骨伤内伤学、骨伤筋伤学、中医伤科学、骨伤专题。任全国高等中医院校骨伤教育研究会理事、筋伤学科委员会委员，浙江省中西医结合学会骨伤科专业委员会委员，浙江中西医结合学会针刀医学专业委员会委员兼秘书，中华中医药学会骨伤科分会常务委员，浙江省中医药学会骨伤科分会委员。擅长椎间盘突出症、骨关节风湿病、骨髓炎的中西医诊治，主持或参与省部级、厅级课题4项，发表学术论文20余篇，主编或参编学术著作6部，

1999年获浙江省自然科学优秀论文三等奖，2001年获浙江省教育厅科技进步奖三等奖。

9. 浙江中医药大学第九任骨伤科教研室主任

刘迅，男，浙江省中医院骨伤科书记，副主任中医师，医学博士，毕业于浙江中医药大学，从事骨伤专业临床、教学工作30余年，任中国老年保健协会骨伤科分会常委兼秘书长，浙江省运动医学分会委员，浙江省解剖学会骨与关节疾病分会委员，《中华骨与关节外科杂志》编委。擅长应用关节镜微创等方法中西医结合治疗肩周炎、肩袖损伤、肩部软组织损伤，进行膝关节半月板、韧带重建及软骨损伤修复，治疗各种脊柱关节运动损伤，以及肘、膝、踝等关节炎。曾赴韩国、日本等国家及香港特别行政区学习交流，先后出版专著3部，参编国家"十二五""十四五"规划教材3部，发表论文20余篇，参与国家自然科学基金、省自然科学基金、省中医药管理局课题多项。获2018年浙江省科学技术二等奖1项，2018年浙江省中医药科学技术一等奖1项，2019年中国中医药研究促进会科学技术进步奖一等奖1项。

（史晓林）

第三章 浙派中医骨伤科学术特点

第一节 内治法

中医骨伤科学认为人是一个整体，当人受到外界因素的影响，身体的某个部位受到损伤时，全身的气血运行、经络功能均会受到影响，从而引起脏腑功能异常。骨伤科的治疗方法主要有药物、手法、固定及练功等，其中药物的使用方法又分内服和外用。通过内服药物治疗疾病的方法即为内治法，是中医治疗疾病最主要的方法之一，也是中医骨伤疾病治疗方法中的重要组成部分，是调节患骨伤疾病后脏腑、经络、气血失调的重要手段，可以减轻患者全身症状，加速骨折愈合，减少并发症。

气血是构成人体的基本物质，也是维持人体生命活动的基本物质。《素问·五脏生成》谓：肝受血而能视，足受血而能步，掌受血而能握，指受血而能摄。人身之皮肉、筋骨，都应得到血液之濡养，血和则经脉流行，筋骨强劲，关节清利。《素问·刺法论》曰：正气存内，邪不可干。气具有温分肉、充皮肤、肥腠理、司开阖、护卫周身的作用；营气濡养不使外邪侵犯也；气为诸帅，对于体内血、津液、精等液态物质起到固护、统摄和控制作用。清代沈金鳌的《杂病源流犀烛》卷三十指出：跌仆闪挫，猝然身受，由外及内，气血俱伤病也。《素问·调经论》中指出：血气不和，百病乃变化而生。古今诸多医家以气血为理论依据诊治伤科疾病。跌仆损伤，必先伤气伤血。《伤科补要》曰：跌打损伤，专从血论。清代陈士铎的《辨证录》指出内治之法必须以活血祛瘀为先，血不活则瘀不能去，瘀不去则骨不能接也。凡跌仆闪挫损伤者，皆可导致人体气血运行失常，出现气血功能失常及相应的病理现象，临床上一般表现为气滞、气虚、血瘀、出血、血虚，损伤严重者可以出现气闭、气脱、血脱。

《素问·脉要精微论》曰：骨者，髓之府，不能久立，行则振掉，骨将惫矣。该句指出了骨的作用，不仅为立身之主干，还内藏精髓，与肾气密切相关，肾藏精，精生髓，髓养骨，合骨者肾也，故肾气是否充盈与骨能否成长、壮健与再生相关。反之，骨受损伤，可累及肾，二者互为影响。《素问·痿论》曰“肾主身之骨髓”，指出了肾主骨生髓的生理功能，具体体现在肾精及肾气促进骨骼及骨髓生长。肾藏精，精生髓，骨髓居于骨骼中，骨的生长又依赖于骨髓的充盈及其提供的营养。只有肾精充盈，骨髓生化有源，骨得到骨髓的滋养才能坚固有力。所以，在临床上，如果患者肾精不足，骨髓生化无源，可能会出现骨软无力，骨质疏松，易发骨折。

浙江中医骨伤流派非常重视气血、肝肾、骨髓在伤科疾病诊断及治疗中的作用。正如当代著名骨伤大家石仰山先生运用内治法治伤的原则：以气为主，以血为先，内合肝肾。

一、伤从血论

跌仆损伤必伤及血脉，脾胃虚弱，年老体衰者多血虚，故患者受到损伤后会出现血瘀、血虚、血脱、血热等病理变化。伤科疾病从血论治非一家之言，众多伤科流派皆将治血作为伤科疾病辨证论治的基本要点。

损伤三期辨证用药是中医伤科损伤内治法的基本指导思想，浙派中医骨伤各流派谨遵三期辨证用药的基本思想，但又各有发挥。伤血及治血贯穿三期辨证及损伤诊治的整个过程。损伤初期，跌仆损伤导致骨断筋离，血溢脉外，瘀血内阻，故治法上以活血祛瘀为主。“三六九”伤科治疗损伤的伤科十三味（延胡索，木香，青皮，乌药，桃仁，赤芍，当归，苏木，三棱，莪术，骨碎补，大黄，砂仁）、上伤汤（川芎，白芷，蔓荆子，当归，赤芍，防风，黄麻花，藁本，升麻，南星，乳香，没药，过山龙）、中伤汤（杜仲，红花，桃仁，防风，归尾，赤芍，枳壳，过山龙，柴胡，甘草，延胡索）、下伤汤（牛膝，肉桂，五加皮，生地，独活，海桐皮，赤芍，归尾，川芎，木瓜，陈皮，红花）中，就运用了大量桃仁、赤芍、三棱、莪术、当归尾等活血化瘀药物，体现了“三六九”伤科在治疗损伤时重视瘀血的重要作用，体现了“三六九”伤科治疗损伤必活血化瘀的思想。《劳氏家宝》中提出：内治者宜活血祛瘀为先，血不活则瘀不去，瘀不去则骨不能接也。因此，劳氏伤科在治疗损伤初期时使用的方剂多以桃红四物汤为基础。劳氏伤科及顾氏伤科传承人发现，损伤初期虽无皮肤破裂，但患处仍存在红肿热痛，故劳氏伤科及顾氏伤科在治疗损伤初期时除使用活血化瘀的方法外，还在组方时加入清热凉血之品。劳氏伤科在治疗损伤初期时多予桃红四物汤合生肌散加天花粉、金银花加减。劳氏伤科认为，损伤初期患处红肿，皮温较高，除活血化瘀外，还应予清热凉血生肌之法，减轻患处红肿热痛，促进损伤的肌肉生长。顾氏伤科则认为，损伤初期瘀血水湿积聚于筋肉间，瘀而化热，红肿热痛，此时加用清热凉血之品，如黄芩、黄柏、金银花、菊花等大有益处。濮氏伤科认识到损伤初期出现肿胀疼痛是血脉破裂，血溢脉外，瘀血积聚皮下及筋肉之间所致，血不止，则瘀血不尽，故在治法上除活血化瘀、消肿止痛外，还重视止血活血药的使用。

濮氏、顾氏及黄氏等诸多浙派伤科医师临床治疗时均喜用三七这味中药，三七是为数不多的既可活血，又可止血的药物。从病机角度出发，三七是非常适合用于损伤初期的治疗的。损伤后期，瘀血已去，新血未生，肿胀已消，津液匮乏，疼痛已减，而气血未盛，故益气养血在此时就显得尤为重要了。章氏伤科认为，损伤后期断端已接，脱位已复，但损伤日久，伤津耗气，气血不足，肝肾亏虚，筋肉失养，肌肉萎缩，肢体乏力，此时当益气养血，滋阴补肾，因此章氏治疗损伤后期的代表方剂跌打养营汤（西洋参，黄芪，当归，川芎，白芍，枸杞子，怀山药，续断，补骨脂，木瓜，砂仁，骨碎补）中重用黄芪、当归、白芍、枸杞子等滋阴养血之药。浙派中医骨伤科将养血、和血、补血贯穿损伤诊治的全过程。

二、伤从髓论

《素问·阴阳应象大论》言：肾生骨髓。《素问·脉要精微论》言：骨者，髓之府。《素问·解精微论》言：髓者，骨之充也。只有肾中精气充盈，才能充养骨髓，骨髓充盈，才能促进骨骼生长。肾为髓主，骨为髓府，髓藏精气，肾主骨生髓的生理功能在很大程度上依赖髓的转化与分化，髓在肾精转化的过程中起着转化枢纽的作用。

在诊治骨折损伤的过程中，肾及骨髓在促进骨骼生长及肢体功能恢复过程中扮演着极其重要的角色。在骨折损伤后期，浙派中医骨伤科认为应该大量使用补益肝肾、填精益髓之药，如杜仲、续断、骨碎补、熟地黄、龙骨、狗脊、桑寄生、淫羊藿、黄芪、枸杞子等，方如生血补髓汤（当归，生地黄，熟地黄，白术，枳壳，荆芥，白芍，防风，广陈皮，杜仲，牡丹皮，川芎，干姜，牛膝，独活，茄皮，续断，黄芪，熟艾，香附，羌活，鲜红花，甘草，云茯苓）、续筋壮骨汤等。

浙派中医骨伤科认为骨不连及骨不愈合之证为肝肾亏虚所致，气血生化乏源，无以充养骨髓，精亏髓空则百骸痿废，故治疗此类疾病应以填精益髓、补益肝肾、续筋接骨为法。富阳张氏骨伤多以补肾壮骨汤（熟地黄，当归，炒白芍，续断，骨碎补，煅龙骨，煅牡蛎，炒杜仲，炒延胡索，山茱萸，枸杞子，怀山药，桂枝，淫羊藿，菟丝子，补骨脂，甜苁蓉）治疗此类疾病。苏吴氏伤科治疗骨不连、骨不愈合等的疗效显著，且见解独到。苏吴氏伤科认为使用内治法治疗骨不连、骨不愈合、骨延迟愈合时应注重“早补养”，认为延迟或者不愈合主要由精虚不能灌溉，血虚不能营养，气虚不能充达，血瘀不能畅通所致，故强调治疗此类疾病应攻补兼施，以补虚为主，其方药不离乎益肝肾、填精髓、养气血、祛瘀血，使断端得以充养，骨折得以修复，尤其提出需掌握时机，尽早补养，对于供血较少的部位，应在早中期就应用补益类药物。

浙派中医骨伤科的特点之一是融汇古今，中西汇通，以临床问题为导向有针对性地开展临床及基础研究，不断提高诊疗水平，实现理论突破和创新。罗氏伤科在中医经典理论“肾主骨”的基础上，创新性地将奇恒之腑“髓”对骨科疾病的影响作为一个独立的研究专题，创建髓系骨病理论体系。在临床治疗上也实现了单纯“从肾论治”到“肾髓同治”的治法创新，全面开展益髓中药联合干细胞治疗髓系骨病的应用研究。中医学认为，“髓”是装载于骨腔内的膏状精微物质，人类的生长发育有赖于髓的滋养，髓足则骨强体健，髓亏则骨虚体弱。“髓”与“骨”的这种生养关系，在骨伤疾病中得到了显著展现。罗氏伤科的传承人发现骨髓间充质干细胞不仅是骨组织工程的种子库，还为成骨、成脂等骨细胞的分化及骨骼的生长发育提供了稳定的内环境。骨骼相关疾病的共同生物学基础是骨骼生长发育的种子对土壤环境的调控体系失衡，调控体系的平衡一旦被打破，骨稳态就会被破坏。髓足则骨健，骨病的一个重要病机就是骨枯髓萎，骨系细胞消长失衡，骨的正常代谢活动出现障碍，动态的骨重建过程失于平衡，就会最终形成以“骨稳态失衡性”为特征的髓系骨病。

骨坏死早期多表现为局部微骨折，成骨细胞和破骨细胞失衡，以致骨稳态无法维持。使用右归饮协同转染血管内皮生长因子（VEGF）的骨髓间充质干细胞（BMSCs）移植治疗激素性股骨头坏死，能较好地改善血运，促进骨修复重建。研究证实，益髓中药可改善骨坏死病理表现，增强 BMSCs 的成骨能力；移植的 BMSCs 能增加 VEGF 和转化生长因子 β（TGF-β）等的表达，促进血管再生，创造利于 BMSCs 增殖分化的微环境，亦能修复坏死的骨组织；人骨形态发生蛋白 2（BMP-2）、β-联蛋白-骨形态发生蛋白（β-catenin-BMP）、TGF-β 等信号通路可作为“髓活骨”的靶点，达到“调髓活骨”的目的。也可通过粒细胞集落刺激因子（G-CSF）动员外周血干细胞，再经股骨头主要供血动脉，即旋股内侧动脉移植 BMSCs，移植的 BMSCs 能增加 VEGF 和 TGF-β 等生长因子的表达，促进血管再生，改善缺血，创造利于 BMSCs 增殖分化的微环境，实现“髓生骨”，修复坏死的骨组织。上述研究不仅深化了髓系病的生物学机制，而且丰富了调髓治法：益肾以调髓；局部直接输入“髓”使其速生；建立血液循环，改善微环境以生“髓”。临床上以调节骨系细胞的阴平阳秘，维持骨稳态为指导，以“肾髓同治”为治则，开展髓系骨病的循证和防治研究，对防治骨质增生、骨坏死、骨质疏松症等骨伤疾病有重要的理论和临床指导意义。

三、治伤应气血兼顾

绍兴“三六九”伤科《跌打大成》指出，治伤应内治与外治相结合，内治调气扶正，外治活血散瘀，接骨愈伤，认为损伤易伤气伤血，用力过度、跌仆损伤或撞击胸部均可导致全身气机运行失常，从而引起脏腑病变。

顾氏伤科在理气药的运用上有独特的见解。顾氏伤科认为，健脾理气用陈皮、枳壳、厚朴、木香，疏肝理气用香附、柴胡、乌药，砂仁通用。理气药应用于损伤的整个治疗过程，早期常与羌活、防风、紫苏叶、独活、细辛、白芷、荆芥等疏风解表药同用；用于活血止痛时，常以青皮与乳香、没药相伍，如止痛接骨丹；用于生血补髓时，常以陈皮、枳壳与熟地黄、黄芪、杜仲相伍，如生血补髓汤；后期养血壮筋时，常以陈皮、青皮、砂仁与生地黄、木瓜、续断、杜仲相伍，如调理药酒方。壮筋续骨方中也使用了陈皮、青皮、枳壳、乌药、柴胡等行气药。顾氏后人说，治疗跌打损伤、瘀血内停时固然需要应用活血药祛瘀活血，但是气为血帅，气行方能血行，行气与活血药相伍，能取得四两拨千斤的效果。

章氏伤科认为人体损伤，经脉受损，气机失调，血不循经，溢于脉外，离经之血瘀滞于肌肤腠理，不通则痛，故治疗时须疏通气血，临床上应根据患者的具体情况，采用先攻后补、攻补兼施或先补后攻等方法，一般按三期辨证（初、中、后三期）选择施用。一般伤后两周内为损伤初期，宜采用“攻”法，治血与理气兼顾，常用的治法有攻下逐瘀法、行气活血法、清热凉血法。伤后 3 ～ 6 周为损伤中期，局部肿胀基本消退，瘀未尽祛，筋骨仍未连接，故宜采用“和”法，和营生新，常用的治法有“和营止痛法”“接骨续筋法”“舒筋活络法”。损伤后 7 周及以上为损伤后期，由于气血亏损，往往出现虚证，故应采用“补温法”，常用的治法有“补气养血法”“补养脾胃法”“补益肝肾法”“温经通络法”。损伤后期的治疗核心是“养”，以调和气血、生新续损、强壮筋骨为目的。临证时应当注意多期治疗，必须先辨证，再灵活施治，以增强疗效。以上内容是章氏伤科对骨折患者的施治要点。

黄氏伤科传人黄乃聪从患处肿胀考虑，创新性地提出以患者受伤后气血的虚实状态为基础指导损伤的临床治疗。若患者患处肿胀明显，皮薄、肤亮、质硬，按之立即恢复，则属实证，气机瘀滞，血瘀于内，此时应配伍行气活血或破气散瘀之品；若患者患处肿胀干瘪或按之不能马上恢复，则属虚证，气血亏虚或气虚血瘀，此时应配伍补益气血或补气活血之品。此法临床实践可见效验，但仍应结合患者全身症状及体征辨证用药。

在治疗胸部损伤时，浙派中医骨伤科非常重视气血在疾病发展过程中的作用，比如富阳张氏伤科多在活血化瘀的基础上加上广郁金、青皮、陈皮、制香附、延胡索等行气破气之药。濮氏伤科在治疗肋骨骨折时，多采用复元活血汤治疗，方中柴胡既是引经药，也是重要的理气药。

气滞血瘀虽是损伤的基本病机，但临床治疗损伤时用药的轻重程度不尽相同。顾氏伤科认为活血药是最常用的治伤药，选择的药物药性十分平和，一般不使用地鳖虫等破血药，连三棱、莪术都很少用，在验方归通破血汤中，也只用了桃仁、赤芍、当归尾、苏木、牡丹皮等活血药。顾氏伤科治伤以和为贵的学术思想首先体现在其谨遵损伤辨证三期用药。黄氏伤科在临床上使用的行气活血药药性也非常平和，损伤初期基本以桃红四物汤加减。四物汤养血活血，主治血瘀证，加入桃仁、红花后，变成了活血养血并重的方剂。中医学认为，瘀血不去，新血不生，四物汤中当归养血活血，以养血为主，生地黄滋阴生血，白芍养血和营，川芎为血中之气药，诸药配伍，使本方可以养血而不留瘀，行气而不伤气。濮氏伤科及苏吴氏伤科认为，骨折脱位初期的治疗应着眼于对患者虚实及损伤程度的判别。如果患者年老体衰，损伤程度轻，存在气血本虚的情况时，则应养血活血并用，补气行气并举。如果患者身体壮硕，损伤较重，疼痛肿胀较明显，则当破气逐瘀。正如《正体类要》所述：且肢体损于外，则气血伤于内，荣卫有所不贯，脏腑由之不和，岂可纯任手法，而不求脉理，审其虚实，以施补泻哉。如果患者肢体、脏腑损伤，必使气血失调。若病在血，则补气以生血；若为蓄血之证，则逐瘀以行血；若失血，分虚实而补泻；若病在气，则理气以行血，气行则血行，气滞则血凝。损伤亦有轻重，轻者闪扭挫伤，气血凝滞作痛，皆当先疏通气血。若伤筋动骨，当续筋接骨，非调治数月不得平复，重者伤及经络，致使气血内停，离经之血外溢，更有甚者损及脏腑，阻塞其气不通者必死，需急泻其血、通其气，抑或有可生焉。因此，在治疗时，应辨别患者所伤之轻重，血不止者，外宜敷贴止血药，内宜服止血和血之剂，血蓄于内者宜下之，然后顺气活血止痛，使其无留滞气血之患，须切记之。

浙派中医骨伤科内治法经验丰富，是我国骨伤科发展史上不可多得的宝贵财富，其基本治疗特色为起于气而伤于血，气血同治，补肝肾益精髓，续筋接骨，将活血化瘀、行气止痛贯穿损伤的整个治疗过程，但又着眼于辨别患者气血虚实之轻重，予以对症用药，对于骨折后期骨不愈合等疾病，强调气血、肝肾、精髓在内治法中的重要影响，针对股骨头坏死等疾病又从肾及髓的角度出发予以治疗。

（赵云珍　刘迅）

第二节 外治法

一、外用药学术特点

中医骨伤外治法自有记载以来沿用了数千年，是中医学中重要的治疗方法之一，是古代劳动人民和医家在长期与损伤（即筋骨疾病）相关疾病的生存斗争中总结出来的治疗方法，并在历史长河中随着丰富临床经验的积累不断发展，其疗效好，无创伤，毒性作用小，深受患者好评。浙派中医骨伤外治在整个中医骨伤外治法体系的基础上形成了具有自身特点的骨伤外治法。浙派中医骨伤外治法源远流长，其发展也经历过从萌芽时期，逐渐走向成熟的过程。

对于外治法的记载，最早可追溯到1300年前，目前已知的甲骨文中就有关于外敷药物的记载，《山海经》中出现了通过烟熏、佩戴药物来治疗疾病的方法。《周礼》中有“祝药”，即外敷药使用方法的记载，这些早期的医疗相关活动是中医外治法形成的萌芽阶段。

到了战国、秦汉时期，我国进入了学术讨论十分活跃的时期，这也促进了医学的发展，中医骨伤科理论基本形成，中医骨伤科外用药得到了很大的发展，中医骨伤科逐步形成了自身的特色。

《黄帝内经》是我国早期的一部医学典籍，较全面、系统地阐述了人体解剖、生理、病理、病机、诊断、治疗等基础理论，构建了中医基础理论框架，书中也提及了一些有关中医骨伤外治法的理论，比如《素问·至真要大论》中就提出了“内者内治，外者外治”，初步形成了外治法的总纲，也为中医骨伤疾病的治疗提供了指导，在具体的外治方法上则有涂、熨、浴、熏、吹耳、取嚏等。

除《黄帝内经》外，张仲景的《伤寒杂病论》记载了更多的外用方法，如涂敷法、坐药法、润导法、扑粉法等，中药外涂膏剂所用的基质有豚脂、羊脂、麻油、蜂蜡等。

魏晋南北朝至隋唐时期，骨伤外治法得到了进一步发展并日趋成熟，特别是中医骨伤科专著的出版，极大地促进了骨伤科技术的进步。南齐龚庆宣整理的《刘涓子鬼遗方》中有对创口感染、骨关节化脓性疾病采用外消、内托、排脓、生肌、灭瘢等治法的记载。

唐代蔺道人的《仙授理伤续断秘方》是我国现存最早的骨伤科专书，书中不仅介绍了骨折、脱位、内伤等病的基本内容，还记载了使用黄龙膏、黑龙膏治疗开放性骨折等的内容，特别记载了外用药的制作过程及相关技术，书中使用的治疗方法包括熨、敷、熏、浴等，治疗方法多样且成熟。

宋、辽、金、元时期，医学实现了快速发展。

宋代医官王怀隐等编著的《太平圣惠方》推广了淋、熨、贴、熁、膏摩等外治法。宋代太医局编写的《圣济总录》内容丰富，其中折伤门总结了宋代以前骨伤科的医疗经验。

到了明清时期，外治法开始兴盛。清嘉庆年间刊行的《急救广生集》中记载了“硼砂点眼”治疗腰扭伤的内容，该疗法作用奇特，广为多部医著所录。随后出版的《理瀹骈文》将我国中医外治法的水平又提升了一个高度，其内收集外治之理、法、方、药，遍及内、外、妇、儿、五官科，敷、熨、涂、罨、熏、浸、洗、捏、塞、刷、缚、扎、点等各法俱全，作者吴尚先也因此被尊为“外治之宗”。

浙派中医骨伤科在传承中医骨伤科理论的基础上，继承了前人的治病经验，总结出了一套具有自身特点的骨伤外治法，其流派众多、各具特色，在继承、发展外治法的过程中重视创新和应用，凸显了浙派中医骨伤外治法的特点。

（一）制作工艺精良

浙派中医骨伤的外用膏药制作工艺精良，在总结先人经验的基础上，不断完善外用膏药的炼制方法，不仅在选用药材的质量上进行严格把控，在制作工艺上更是精益求精。在浙派中医骨伤的各个流派中，外用膏药一直被视为治疗骨伤疾病的有效方法，深得广大患者的信任。张氏骨伤的百草膏是由130多种中药熬煎而成的，制作工序复杂，先用百草熬制，然后加入一些芳香类药物，再炼制成膏。外用膏药是绍兴“三六九”伤科的名片，据《里西房方药集》和《下方寺伤科医录》记载，传统“三六九”伤科的外用复方膏剂制备工艺复杂，膏药熬制经过“炼油→下丹→炼丹→冷却成膏→去火毒→熬膏→加药→摊涂”

等复杂工序，充分发挥膏药的治疗作用，足以体现当时制作技艺的精湛。顾氏伤科的膏药制作也体现了工艺的复杂性，其炼制需要从春季开始准备，到秋季才能进行，还要在冬季放入雪水中，以去火毒，制作时间需要整整一年。

（二）善用活血药物

清代“外治之宗”吴尚先在外治专著《理瀹骈文》中指出了外治法的理论基础及作用原理：外治之理即内治之理，外治之药即内治之药。跌打损伤是骨伤科的常见病，损伤的基本病机是气滞血瘀，活血化瘀法是基本治法。浙派中医骨伤科不仅善于使用活血化瘀药物进行内治，外用膏药治疗也体现了活血化瘀的思想。顾氏伤科的桃红损伤膏运用了大量的活血药物，如红花、三七、桃仁、乳香、没药等。罗氏伤科在整理先人治疗各种跌打损伤引起的瘀滞血肿、疼痛等较为理想的经验方的基础上，研制出了具有祛伤消肿、散结软坚、温经活血止痛功效的万应膏，万应膏中也含有多个活血化瘀的中药。除上述流派外，其他各个流派都在不同程度上运用了活血化瘀药进行外治，加快了骨伤疾病的痊愈速度。

（三）善用引经药

“引经报使药”即引经药，是中医中药的瑰宝，它具有引导药物归入各经络的作用，通过引经药，可使诸药力直达病所，达到事半功倍的疗效。引经药的使用是骨伤科特色，不同的部位可以使用不同的引经药物，如下肢损伤用牛膝，能载诸药下行。如程氏伤科自制的程氏伤膏，就运用生南星来引药入关节来治疗关节损伤的疾病。茶亭伤科的膏药方将牛膝作为引经药，起到强筋骨、利关节的作用。当然，其他引经药物的使用也很频繁，如杜仲引药力至腰背，乳香、没药引药力到全身。

（陈国茜　刘迅）

二、正骨手法特色

中医正骨手法是中医骨伤科学的特色，历史悠久，周代就有“疡医”专治骨折。《周礼·天官》中有疡医专治折疡的记载。晋代葛洪所著的《肘后救卒方》记载了颞下颌关节脱位的整复手法，唐代的《仙授理伤续断秘方》中介绍了揣、摸、拔伸等正骨手法，首次运用杠杆力学原理整复骨折，对后世影响深远。明代薛己的《正体类要》记述的正骨手法简明，王肯堂的《证治准绳》中也记载了许多正骨手法。清代的《医宗金鉴》总结了前人的正骨经验，提出了摸、接、端、提、推、拿、按、摩正骨八法。

浙派中医骨伤科在继承上述特色的基础上，发展了具有自身特色的正骨手法。浙派中医骨伤流派众多，正骨手法独具特色。

（一）手法轻柔

浙派中医骨伤科除继承传统的中医正骨八法外，还体现了一个“柔”字，浙派中医正骨之柔体现在正骨的整个过程中，认为在整复骨折前首先要“心悟”，了解骨折的成因机制，这样才能手法轻柔，其次在手法复位的过程中，要用一些特殊的方法转移患者的注意力，使患者放松，达到减少患者疼痛的目的。例如，顾氏伤科进行手法复位就讲求稳健、准确、使用巧力，力争一次复位成功。

（二）注重骨折复位的时间及固定的松紧

浙派中医骨伤科特别关注复位时间，认为早期复位有助于水肿的消除及骨折的愈合，还有助于减轻患者的疼痛，比如顾氏伤科、黄氏伤科的“七上八落”的原则就注重骨折的早期复位，另外待患处消肿后需要及时调整固定的松紧，防止再次出现移位。

三、理筋手法特色

理筋手法是一种理顺经络的手法，包括按、推、摩、揉、擦等，能够镇痛解痉、散瘀活血、疏松肌肉。理筋手法一直伴随着中医骨伤科的诞生，我们的祖先在生存、生活中必然会遇到筋伤，损伤后用手去抚摸等都是筋伤疗法的起源。唐代孙思邈所著的《备急千金要方》中记载了“老子按摩法”“天竺国按摩法”，归纳的按摩手法有擦、捻、抱、推、振、打等。隋唐时期，骨伤科被列入按摩科。清代的《医宗金鉴》中对筋伤的诊断、手法治疗都有明确的记载。浙派中医骨伤正是在继承先人经验的基础上传承创新的。

（一）以平衡为主

浙派中医骨伤各流派强调平衡理念。平衡是理筋手法的治疗目的之一，常见的理筋手法有按、推、摩、揉等。绍兴“三六九”伤科十分讲求脊柱的平衡，包括整脊法等在内的多种手法的治疗目的就是维持脊柱的平衡。

（二）注重整体

浙派中医骨伤的理筋手法注重整体。人体是一个整体，治疗时需要关注全身情况，即使是局部的筋伤也要关注整体情况，不止调整一个部位。比如腰部出现疼痛后，要关注骨盆、膝关节等处的问题。

（陈国茜　刘迅）

第三节 功法

一、导引（练功）疗法特色

导引，繁体作“導引”，又称“道引”，最早见于战国《庄子·刻意》：吹呴呼吸，吐故纳新，熊经鸟伸，为寿而已矣，此道引之士，养形之人，彭祖寿考者之所好也。晋代注家李颐将导引注解为“导气令和，引体令柔”，强调对气息疏导，使其匀细绵长，让肢体伸展，使其柔软灵活。《说文解字》曰：导者引也，引者开弓也。可见，导引原本的含义为“伸展”“开导”。虽然当下流行的导引功法，如易筋经、八段锦、五禽戏等，导气与引体一般是协同操作的，但作为两个有机结合的部分，导与引的起源并不相同。《金匮要略·脏腑经络先后病脉证第一》记载：四肢才觉重滞，即导引、吐纳、针灸、膏摩，勿令九窍闭塞。该句说明导引能行气活血、疏经柔筋、通络缓急，对肢体沉重、气血瘀滞具有预防调节作用。道家著作《太清导引养生经》提出：所以导引者，令人肢体骨节中诸邪气皆去……则骨节坚强，以愈百病。该著作最早明确地提出了导引可以有效而又有针对性地祛除肢体邪气。

练功疗法作为中医骨伤科四大治疗方法之一，历史悠久。在对导引进行现代化概念的解释时，国医大师施杞认为“练功又称功能锻炼，古称导引”。《中医大辞典》描述导引时，认为它是“以主动的肢体运动为主，并配合呼吸运动或自我推拿而进行的一种锻炼身体、防治疾病的方法”，可以增进健康，促进肢体功能恢复。因此，导引理念早已贯穿整个中医骨伤科的发展历程。现存最早的伤科专著《仙授理伤续断秘方》以固定伤肢的功能锻炼为重要治则，阐明关节部位受损后必须随时活动，才不会导致关节僵直：凡曲转，如手腕、脚凹、手指之类，要转动，用药贴，将绢片包之，后时时运动，盖曲则得伸，得伸则不得曲，或曲或伸，时时为之方可。后世不少医家也强调练功疗法的重要性。《杂病源流犀烛》等在讲到每个病治疗方药后还另附导引法，这些都是开创骨伤科疾病中练功疗法的先河。

浙派中医骨伤科历史悠久，流派众多，各具特色，在继承和发展的过程中重视导引的创新和应用，独树一帜。

（一）强调呼吸的重要性

导引是中医治未病的重要方法之一，《素问·上古天真论》提出了导引治未病的三大原则，即呼吸精气、独立守神、肌肉若一，后世将这三大原则概括为“调身”“调息”“调心”。

浙江省名中医姚新苗教授认为练功（导引）是诸多伤科疾病疗效的保障，但中医传统导引技术的许多价值目前并未得到充分的体现。传统导引以八段锦、太极拳、五禽戏等为代表，强调“三调合一”，目前比较注重“调身”，而“调息”作为导引重要的组成部分，其作用并未得到足够的重视。以现代脊柱康复医学为例，脊柱康复重视对呼吸运动功能的训练，认为呼吸力学对姿势与脊柱的稳定起着重要作用，呼吸运动正常化是许多脊柱病症康复的基础，协调腹部对呼吸的支撑能力是其中的关键环节，使用腰围即是这样的原理。因此，姚新苗将逆腹式呼吸运动引入腰腿痛和颈椎病的康复导引中，凸显“调息”的重要性。

（二）融合“移精变气”思想

骨伤科疾病的发生，往往伴随着疼痛等不良刺激，造成患者呼吸浅表或急促，全身气机失调，而骨伤处气滞血瘀，使疼痛加剧。疾病本身及其诊治过程均可给患者造成巨大的心理负担，从而使患者处于焦虑、紧张和不安的状态。导引是在中医整体观与辨证论治的哲学观视角下的一种治疗手段，强调以意识为主导，通过形体的导引运动，配合呼吸吐纳，从而达到强身健体、防病治病的目的，促进身心健康，这与积极心理学主张的观点不谋而合，比如苏吴氏伤科，不但继承了祖传接骨治伤手法和用药经验，而且将“调心”思想融入正骨过程中，提倡分神整复法，整复过程中用巧妙的语言和动作来分散患者的注意力，呼吸吐纳，放松心理，取得患者的合作，同时施以成熟、巧妙的接骨手法，片刻之间将骨折和脱位复位，未待患者知觉，就已得到治疗。这正是中医整体观思想的体现。

（三）古今相融，融汇中西

导引作为中医导引按跻术的一部分，是中医五术之一，历史悠久，后世导引功法不断发展，并汲取了部分养生功法的内容，逐渐发展出太极拳、八段锦、五禽戏、六字诀、少林内功等丰富的传统功法。浙派中医骨伤流派强调对中医理论的学习和继承，各集大成者无不熟读古籍经典，辅以丰富的实践经验，进而发展为一家特色，这就是对古代导引术的继承和发扬。如绍兴“三六九”伤科脊柱平衡法是浙江省非物质文化遗产传承人傅宏伟在家传医学及少林武术基础上总结而成的集手法、针法、药物及功法于一体的脊柱综合治疗方法，具有鲜明的传统骨伤特色。温州苏吴氏伤科亦在祖传武功和少林内功的基础上摸索出一套较为完整而又实用的练功术势，根据部位的不同选用相应的练功术势。

中医导引历经各代发展，不断成熟完善，过程中不断融入西医学理念，进一步诠释中医导引。中医导引中的“调身”可以促进形体放松，加强骨骼肌肉的力量，通过体表刺激来改善脏腑功能；“调息”可以通过腹式呼吸提高肺的代谢能力，调节自主神经，提高机体功能；“调心”可以通过抑制交感神经、兴奋副交感神经减少人体耗能，刺激下丘脑调节激素的分泌，进而维护身体健康。在中西医理论的指导下，越来越多的浙派中医骨伤学者将导引（功能锻炼、康复）朝着科学化、规范化、现代化的方向发展，并开展一系列的临床和教学工作。导引作为一项不容忽视的中医技能，也早已被世界卫生组织（WHO）纳入传统和补充医学实践范畴。

（吕帅洁　刘迅）

二、按跻（按摩）疗法特色

按摩，古称“按跻”或“案杌”，明代以后也称“推拿”，是医生通过使用按、摩、推、拿、滚、揉等各种手法，达到疏通经络、宣通气血、调和阴阳目的的治疗方法。《史记·扁鹊仓公列传》记载：上古之时，医有俞跗，治病不以汤液醴酒、砭石、跻引、案杌、毒熨，一拨见病之应。其中，案杌就是指按摩。成书于战国时期的古医方帛书《五十二病方》记载：令病者北（背）火灸之，两人为靡（摩）其尻瘤也。这是我国现存最早的按摩医方。《黄帝内经》对按摩进行了理论上的阐发，使其成为一门学科。清代太医院废除按摩专科，使按摩难以在“官医”发展，但也促使其流行、发展于民间，有的则附属于正骨科或骨伤科。其间，按摩手法在骨伤科方面的运用也有较为详细的整理、总结和提高。清代吴谦所著《医宗金鉴·正骨心法要旨》中记载：因跌仆闪失，以致骨缝开错气血淤滞，为肿为痛，宜用按摩法。按其经络，以通郁闭之气，摩其壅聚，以散瘀结之肿，其患可愈。书中还把摸、按、端、提、推、拿、按、摩列为骨伤科的“正骨八法”。20世纪70年代后期，全国各地的按摩相关学术活动逐渐开展，以按摩治疗颈椎病和腰椎间盘突出症等疾病风行一时。

按跻（按摩）在历代浙派中医骨伤科学的发展过程中具有重要的地位，并逐渐发展成为具有很强实用性、指导性的疗法，颇有特色。

（一）百家争鸣

浙江的中医骨伤流派众多，如杭州地区的张氏骨伤、罗氏伤科、茶亭伤科、李氏伤科，绍兴地区的“三六九”伤科、顾氏伤科和陈氏伤科，金华地区的黄氏伤科、谢氏伤科、程氏伤科等，各流派在一代代的传承与发展中，形成了各具特色的骨伤科按跻（按摩）手法。例如，始于南宋少林的绍兴“三六九”伤科，医武同宗，讲究手摸心会、点穴通经、分筋错（正）骨和功法习练，针对临床上的伤筋疾病（软组织急、慢性损伤疾病），创立了包括推揉式、摩擦式、按拿式、振颤式、拍击式、托转式、拔抻式、拂柳式和温阳式在内的分筋九式整复手法，疗效显著。同样，发源于清光绪年间的南山中医骨伤，在继承“正骨八法”的基础上，融汇百家手法精粹，创立了独特的正骨手法——南山骨伤回春术，提倡通过按摩推拿改善局部血液循环，促进骨质愈合和关节功能恢复。此外，萧山李氏伤科的“筋帮骨，骨帮筋”理论、安吉濮氏骨伤的“罐吸拍击疗伤痛”、富阳张氏骨伤的“张氏正骨十二法”等具有各流派特色的按跻（按摩）理论与手法代代相传，百家争鸣，造福一方。

（二）强调“筋骨并重”

《素问·五脏生成》曰：诸筋者，皆属于节。人体的筋都附在骨上，凡跌打损伤，筋伤首当其冲。中医之筋，泛指筋络、筋膜、肌腱、韧带、肌肉、关节囊、关节软骨等，几乎包括四肢、腰背除骨骼外的各种软组织，范围极广，伤筋之后，多可见局部疼痛、肿胀、活动不利等症状。萧山李氏伤科认为损骨能伤筋，伤筋亦能损骨，因此对骨折的治疗倡导“筋帮骨，骨帮筋”的观念，坚持筋骨并重，在调理气血的同时外辅手法推拿，可舒理肌肉，活血化瘀，使关节、肌肉充分活动，改善局部血液循环、淋巴回流和代谢功能，促进瘀血、炎性物质的吸收，从而有利于康复。“王羹薪堂”中医传统正骨手法中包含的揉摩、推滚和拿捏等，同样是为了调理骨折损伤变位、筋脉扭转曲折，体现了筋骨并重的思想。

（吕帅洁　刘迅）

参考文献

[1] 喻秀兵 . 对伤科气血理论的一点认识 [C]//2010 中医骨伤流派与非物质文化遗产传承高层论坛暨石筱山先生创建上海中医药大学附属龙华医院骨伤学科 50 周年纪念大会论文集 .2010：138–142.

[2] 胡雪琴，金红婷，肖鲁伟，等 .“浙派中医”骨伤学家肖鲁伟辨治“髓系骨病”的学术经验 [J]. 浙江中医药大学学报，2019，43（10）：1071–1073，1082.

[3] 蔡水奇，华全科，莫景熙 . 劳氏伤科治法用药经验探析 [J]. 浙江中医杂志，2012，47（07）：496–497.

[4] 沈钦荣，颜夏卫，王敏龙，等 . 顾氏伤科用药经验探析 [J]. 浙江中医杂志，2016，51（10）：711–712.

[5] 沈钦荣 . 绍兴“三六九”伤科及其学术经验探要 [J]. 中医正骨，1992（01）：34–35.

[6] 陆晓东 . 绍兴“三六九”伤科用药特色 [J]. 浙江中医学院学报，1988（05）：9–10.

[7] 贾含雪，洪时清，江凌圳 . 金华黄氏伤科临床特色探析 [J]. 浙江中医杂志，2022，57（07）：483–485.

[8] 王和鸣，黄桂成 . 中医骨伤科学 [M]. 北京：中国中医药出版社，2012.

[9] 闫康，魏泽仁，张超阳，等 . 导引的起源及其秦汉分流 [J]. 北京中医药大学学报，2022，45（02）：148–151.

[10] 张宇，严石卿 . 严蔚冰“中医导引学”之伤科学术思想撮要 [J]. 中国民间疗法，2021，29（18）：20–22.

[11] 周国庆，陈煜民，何帮剑，等 . 姚新苗名中医骨伤科学术经验述要 [J]. 浙江中医药大学学报，2016，40（04）：232–237.

[12] 王千怀 . 推拿按摩学发展概略 [J]. 山西中医学院学报，2004（03）：57–59.

第四章 浙派中医骨伤科名医荟萃

本章重点撰写浙派中医历史上对骨伤科做出过贡献的骨伤科名医。本章将浙派中医的发展历史分成三个阶段，依次介绍这些骨伤科名医的基本情况、学术特点及典型医案等。

第一节　古代名医（1840 年以前）

一、嵇清

嵇清，生卒年不详，南宋正骨科医生，原籍汴京（今河南省开封市），宋室南渡后迁居临安府仁和（今属浙江省杭州市），出身于医药世家，自幼随父习医，得世传治疗骨损金疮秘术。北宋末年，金军屡犯中原，伤残军民无数。嵇清与父亲一起行医民间，救治了很多患者，因此名声渐著。嵇清的父亲随宋高宗南渡时（1126 年），救治戎马践伤者甚众，金军将帅听说其医术高明后，强请嵇清随军治伤，被他拒绝，后嵇清的父亲趁乱南逃，定居临安府。嵇清承家学亦精通骨伤秘术，年不满二十即接任父职，凡宫中有骨折者，他医莫能治，嵇清皆能整复如初，故倍受敬重。宋室闻知其事后，命操旧业，召为御医，执掌太医院事。当时宫中有人肱骨骨折，御医中无人能治，嵇清手到病除。宋孝宗喜习骑射，常有损伤，全仰嵇清妙手诊治，始得无患。因此，嵇清得到了朝廷内外的诸多赞许，人们称他“续断起废，辄见奇效”。卒于官。后世称其“嵇接骨”。后裔嵇胜有医名。

二、范接骨

范接骨，生卒年不详。洪迈的《夷坚志・乙志》卷七曰：张二大夫者，京师医家，后徙临安，官至翰林医痊免退，居吉州，启药肆，技能不甚高，而一意牟利，累资数万缗，屋后小圃，广袤不能十丈，日往纵步，忽垣墙颓仆，正压右足，腕折骨破，痛不堪忍，市民范接骨以外科著名，亟招之。范视其骨胫中但黄膜存，叹曰：凡人上自头，下至足，皆以髓为主，故能恃以久长，方盛壮之时，或有毁折，苟精髓充盈，则可施板夹掖伤处，乃用外药涂傅，随其轻重浅深，刻日复旧，今大夫髓枯矣，无复可接，是病非吾所能医也，即舍去，张宛转榻上，呻呼几半年而死（转引自《笔记杂著医事别录》）。

三、姚应凤

姚应凤（继元），生卒年不详，明代钱塘人。

《杭州府志·方技》曰：姚应凤字继元，钱塘人，少朴鲁，年十三，入大涤山采药，遇老妪提筐中青精子使食之，自是颖悟，夜经东新桥，有大木横道，跨之过，俄见童子叱大木使起，雷电骤作，龙翔空中，应凤立视，色不变，心神顿开，尝诣齐云山，逢老人病不能行，求附载，应凤独行无车徒，乃负之至山巅，老人怀中出小榼导之饮，应凤觉其异，取饮之，遂能洞见肺腑。老人曰：子当以医名世。应凤拜受教，旋失老人所在，应凤既屡有异征，自信能治奇疾，时人未之深信也。崇祯时，抚军喻思恂驻温州拒海贼刘香，毒发背间剧甚，召应凤至，刲腐肉二大器，傅以丹药，越二日，痈平，开辕门坐受香降，巡抚深德之，由是名著，严州施盛宇头痛不可忍，应凤乃割额探首骨出瘀血数升，顿除。郑孝廉尚友痛流注，应凤视之曰：气从下泄。乃取药作靡，周身封以败楮，隙肩井穴治之，遂愈。某叟患胀满，诸医多云隔症，应凤曰：此肺痈耳。取一大盂水向病者顶上倾之，病者陡惊，急举刀直刺心，泻脓血数碗而愈。人问之，应凤曰：人心下垂，水泼而惊，惊则心系提，吾刀可入也。沈氏嗽不休，应凤曰：肺溃至第二叶，然尚可生。先投洗肺汤已，令食猪肺数十片，遂愈。有人身患痛，左臂似有系之者，应凤曰：君食肉中鼠毒，左臂生鼠悬。刀拟之，有鼠坠地而逸。其疗毒奇中多类此。应凤好为德于乡，遇兵荒多所赈恤。官太医院院判，卒祀乡贤。

《钱塘县志》曰：姚应凤，字继元，钱塘籍，少孤，随姑适姚，遂氏姚，以疡医知名，能隔垣见肺腑，其法不尽本方书类，有异授，割皮刮骨，一见洞然知表里，疲癃委顿，呼号欲绝，旁观股栗者，应凤入视，病即已，人皆以为神（引自《古今图书集成·医部全录》卷五百十七）。

四、劳天池

劳天池，清代余姚人，生于明天启七年丁卯（1627），卒于清康熙三十七年戊寅（1698）。

《浙江历代名医录·清代》曰：劳天池，原名双龙，清初余姚周行镇人，天性亢直，不事章句，尝为人抱不平事，身罹于狱，狱中有犯积案者，自知难得赦，重天池任侠尚义，口授以伤科秘方，及出狱，折节励行，即以伤科为人治病，专治跌打损伤，接骨入骱，声誉渐著，卒于康熙戊寅，年七十二，嗣后子孙世其业，至今浙江伤科陆劳皆称世家云。

《劳氏家宝自序》曰：夫医各有科，皆赖先圣传授于世，惟骨科一门，遍阅诸书，不得其详，予少游江湖，遇一异人，业精此症，讲之甚明，上骱有术，接骨有法，予侍奉如父，随行一世，不惮辛劳，方得传授，试之无不效验如神，以为子孙保身济世之至宝，今将原伤骨骱论方著之于书，后世子孙一字不可轻露，当直谨慎珍藏，毋违我之嘱。大明嘉靖六年荷月上浣天池自序于姚江北海滨。

五、王征南

王征南，生于明万历四十五年丁巳（1617），卒于清康熙八年己酉（1669），名来咸，又名瑞伯，字征南，浙江宁波奉化人，是明末清初著名的武当派拳师。

《医学大辞典》曰：王瑞伯，原名征南，又名来咸，字瑞伯，明末清初时在世，浙江鄞县人，幼年跟随武当派大拳师单思南学艺，气功武术俱精，随后又至闽西武夷山，原少林寺方丈碧眼禅师处苦练，内外武功造诣精湛，中年在甬城设帐授徒，兼治跌打损伤。某日，有一人，被人打伤在地，面色惨白，动弹不得，口张不闭，满头大汗，痛苦万状，瑞伯见之，忙取出银针，予悬冲、神门、下关穴各扎一针，随后，在患者项背猛击一拳，患者即能四肢活动，张口说话，门人有陆姓者，独专伤科一道，其人即是清代浙江著名伤骨科专家陆士逵也。乙酉年三月，清兵攻陷省城杭州，宁波知府弃职遁逃，众人共商抗清大计，树起义大纛，瑞伯任带队千总，并联合郑成功、张苍水联军，抗击鞑虏。兵败之后，王瑞伯销声匿迹，埋名故里。

据王宗羲《王征南墓志》载，瑞伯卒年五十三岁，死后葬鄞东同岱。瑞伯集平时治伤损经验良法而成《秘授伤科集验良方》一卷，附验方，另辑有《接骨秘方》一卷，《跌打奇方》不分卷，其方法与别本不同，所施手术、外敷及内服法皆有师传，最著名的学生有骨伤科专家陆士逵等。

（胡雪琴　刘迅）

第二节　近代名医（1840 ~ 1949 年）

一、达芦和尚

达芦和尚，生于清咸丰三年（1853），卒于民国二十三年（1934）。

《医林荟萃》第七辑曰：达芦和尚，里居、俗姓不详，清末民初义乌人，三十六岁出家杭州望江门外海潮寺，后为二圣庙住持。以无痛手法上骱接骨疗伤。闻名远近。一九三四年四月，涅槃于二圣庙，终年八十一岁。

《浙江历代名医录》曰：少精技击，宗武当派，有柔术，尝为人作镳局护师，翱翔江湖间，五十以后，改名达芦，落发为僧，后挂锡杭州二圣庙中，精于接骨上骱之术，手法敏捷，为平常伤科所不及，数十年间，医名满两浙，尤擅用按摩理气，遇有重伤气闭、不省人事者，每以按摩提气为急务，活人甚多，时正骨科虞翔麟蜚声杭垣，慕达芦之术，执弟子礼以求教，达芦尽以其技授之。达芦一九三四年卒，年八十二。

二、虞翔麟

虞翔麟（祥林），清末民初无锡人，行医于杭州，生于清光绪十九年癸巳（1893），卒于民国三十二年癸未（1943）。

《浙江历代医林人物》曰：虞翔麟，字祥林，江苏无锡人，十五岁习医，拜德清伤外科名医李明德为师，后又从名师凡七八人，开业以来，名闻遐迩，年近不惑，闻杭州达卢僧于伤科有特长，善治陈旧性骨折，便投帖拜师，执弟子礼，复得达卢僧之真传，技艺益精。虞氏集数十年之精力财力，于 1927 年在杭州皮市巷附近创办祥林医院，以中医伤科为主，设病床二十张，虞氏亲自担任院长，并聘请少林派传人达卢和尚为顾问，董志仁为门诊部主任，并邀名医王邈达、裘吉生、何公旦、陈道隆等为特约医师，后感场地狭隘，房舍简陋，不敷应用，又建新型医院于葛岭山麓智果寺旁，病床扩充为八十张，并添设伤外科所需之医疗设备和手术器械、X光机器等，这在中医院是创举。因该院伤科技术水平高，设备齐全，在全省以至全国负有声望，一些政界要人均来诊治。虞氏十分重视伤科护理，故设中医伤科护士班，系统学习中医伤科护理，成为我国最早伤科专业护士。祥林医院名声日振，应各界要求，又在上海老闸桥畔开设祥林医院上海分院，得到上海市民的好评。时值国民党当局压制、取缔中医之时，医院曾两次迫令停办，但在中医界和广大市民的呼吁下，仍然开办，为人民健康做出了一定的贡献。抗日战争爆发后，杭沪一带被日寇侵占蹂躏，祥林医院也惨遭侵吞，医院设备抢劫一空，房舍沦为养马场，终遭拆毁。自建院至夭折，时约十年。虞氏在学术上重视传统中医伤科理法方药的继承，又在继承的基础上重视创新。除上述伤科设备革新外，在中医伤科之包扎固定、用药剂型之改革及伤科敷料之革新方面均有不少建树。虞氏自拟之接骨丹，以扶助正气为主，加上伤科专用药，对加速骨折愈合颇有卓效。中华人民共和国成立后省中医院曾一直沿用。在内伤方药上，虞氏分上中下三焦辨证处方，如上焦损伤用脑上舒气丸、下焦损伤用踊下和气丸等，效果显著。虞氏一生从事中医伤科事业无暇著述，然其方剂、医案仍有遗存，其子女及门人，均能承其学。祥林医院的创办，大大推动了杭州骨伤科的发展，其治疗经验由董志仁整理，编为《国医军阵伤科学概要》一书，经枝经山房刻印，阅才书局翻印而影响全国。

三、汤御龙

汤御龙（荣光），清代乌程（今属今浙江省湖州市）人，生于1896年，卒于1968年。

《湖州府志·人物传艺术》曰：汤御龙字荣光，乌程人，乾隆二十一年武解元，居郡东新兴港，家世业外科，接骨治伤有奇效，至御龙，善骑射，精书法，而医艺尤绝伦，遇难证，每出新意治之。有甲乙二人，凌晨奋争，互抱不释，故未尝斗殴也，甲忽卧地而僵，第胸前尚温，延汤救治。汤详视，复诊其脉，沉思良久，曰：得矣。定方用川椒、使君子等味，急令煎汤灌之，须臾甲苏，下蛔虫升许而愈，盖视甲遍体无伤，脉息亦无死法，而面色清瘦，知其有虫，清晨用力猛，蛔为之结，故僵卧若死耳，其家佣者采桑于树，树折坠地，腹着枯椿而破，其人昏晕，伤口二寸余，已透膜，内系红肉不见肠，欲以线缝之，而形似口张不能合。汤令舁归，饮以药酒，遂不知痛楚，汤用刀割伤口使宽，以铁钩钩膜内红肉出，则其大如掌，乃宿患之疟母也，始如法敷治伤口，数日而愈，宿疾顿除。有邻叟与汤素洽，农隙入城，偶市钓钩，归舟鼻疮微痒，试将钩入鼻代抓爬，钩着疮口不得出，钩有倒刺，顺逆取之皆刺痛不可忍，须臾鼻肿，既抵家，疾赴汤所乞出之。汤笑曰：我素号汤十两，须十两到，取钩易易耳。叟知其相嬲，乃许只鸡为谢。汤曰：钩出则叟食言。叟痛甚，亟遣子捕鸡舁之。汤先以刀割其鸡，乃徐拔鸡翎，剪成管入鼻，套钩尖出之，烹鸡欢饮而罢。有富翁倾跌，伤臂骱脱，护痛不许人动摇，他医束手，汤乃令患者向隅立，汤一手顺取冷水泼其顶，患者仓猝发寒噤，即乘势将臂一把，骨遂入骱。有因跌脊骨脱险者，下节错向内，无可着手，汤乃密令其家备栲栳一具，中安棉絮置于旁，扶患者环柱走，走乏，猝推置栲栳间，上身直而下身弯，所脱脊骨稍凸出，遂以按之入骱而愈。其治法之灵巧类如此。

四、张彪

张彪（翰如），生卒年不详，清代秀水人。

《嘉兴府志·秀水艺术》曰：张彪，字翰如，少结游侠，精拳勇，能腾身贴壁，或头足着两几，中空而鼾睡，设酒肆塘湾街，粮艘水手使酒，踞柜坐，张佯以巾作拭柜状，坐者已摽出门外去，他人治伤尚药力，张纯以巧胜。一妇弓鞋滑足，从梯初桄坠，伤环跳穴，避嫌难用手，乃令端坐狭木凳，背以栲栳仰承之，拍肩使翻身团坐，骱已合。笄少年被殴伤肾囊，肤全脱，宰鸡取黄，以冷水浇病者顶，噤则丸缩，伺缩半，急以黄裹之药敷口，即胶合。若折胫断胁，尤见本领。有陆禹门者跂脚坐，旁有囊豆疾趋者脱肩压其股。膝骨下垂，又有肋骨受伤十二年，扪之痛彻心，渐弯向内，均以生平运练柔克以治之。性慷慨，且存救世心，不受酬，故较城中严氏接骨尤阴行善云。

五、陆士逵

陆士逵，生卒年不详，清代慈溪人。

《慈溪县志·艺术》曰：陆士逵，字鸿渐，世为东乡陶家山人，自其父徙居鄞，幼好与侪辈角艺，偶戏而伤臂，时鄞人王瑞伯方以技击有名，精其艺者必通解折伤方药，士逵因就求施治而愈，大喜，遂师事王，尽其术，北游齐鲁燕赵间，交结奇技异能之士，益致秘方以归，遂以伤科名。士逵性孝友，事父母及二兄极谨，又好施与，贫而就医者不取值，且施之药。年八十三卒。子孙世传其术，其读书能文者，至今犹籍慈溪。

《鄞县通志·文献志》曰：甬上伤科，清则有王瑞伯。瑞伯，技击家也，传其学者散之四方，称极众焉。陆氏之学不知所起，而陆士逵于清季最为老手，其子孙皆衣食此业。今所揭之招，犹称士逵云。

《浙江历代医林人物》曰：陆士逵字玉如，清顺治时人，原籍慈溪，后徙于鄞，幼时与群儿角艺，偶戏而伤臂，求治于王瑞伯，得愈，遂师事之，尽其术，北游鲁赵间，交结奇才异能之士，多得秘方，归甬遂业伤科。医名甚隆，医技益精，被誉为浙东第一伤科，其子嗣皆衣钵相传，宁波陆氏伤科遂称世家。士逵将平生治疗各种伤损经验，撰有《伤科》一书，由陆氏再传门人董亦香与王瑞伯裔孙王德扬同订。书中详述各种跌打损伤、头颅外伤、内脏挫伤、刀斧伤、破伤风之多种治法，及皮伤缝合法、脱臼手法复位法、骨折整复及夹板固定法，治法井然有条。陆氏并创订麻药水消除患者在复位时之痛苦。士逵并撰《医经通考》一书，考证各经典医籍之条文。

《浙江历代医药著作》曰：《伤科》一卷，得陆氏再传弟子黄亦香、王瑞伯裔孙德扬订正，系抄本，未梓，详述各种跌打损伤、头颅外伤、内脏挫伤、刀斧伤、破伤风治法，介绍皮伤缝合、脱臼复位、骨折整复、夹板固定诸法，介绍治伤汤丸药剂，尤其麻药水用生川乌、生草乌、闹羊花、川椒、生半夏制作，涂于患处可消除复位痛苦，颇具独到之处。

六、顾士圣

顾士圣，生卒年不详，清代山阴人。

《绍兴医学史略》曰：顾士圣，清山阴人，以医负盛名于世，精伤科，早年承袭少林寺，兼收南北伤科之长，医术兼收，法药并蓄，擅长调筋接骨，能机触于外，巧生于内，手随心转，法以手出，盛名于浙东，后世俱操其业，至今八代，世称顾氏伤科，原袭武功，至第五代顾凤来，始传医而弃武，所传《顾氏医案》毁于浩劫年间。

《绍兴医药文化》曰：顾氏伤科始于清初的顾士圣，子子兴，孙传贵，均承家学，医武并进，至第五代顾凤来，传医弃武，笔录先贤经验，有《医录》传世，六世医杏元、杏庄、杏春、杏林四兄弟皆得其父真传，尤其是杏庄（字二宝）著《祖传药录》，为顾氏伤科增色不少，二宝长子仁瑞、次子仁生，皆绍祖业。

七、顾凤来

顾凤来，又名顾杏庄（二宝），生于1855年，卒于1926年，清末民初山阴人。

《浙江历代医林人物》曰：顾二宝，又名杏庄，顾氏伤料六世医，二宝自幼随父凤来习医，精伤科，擅接骨入骱，晚年自号杏庄老人，著《祖传药录》，为家传秘笈，其子孙辈皆操其业。

八、胡廷光

胡廷光（耀山，晴川），生于1880年，卒于1941年，清代萧山人。

《伤科汇纂》自序略曰：余仰读瑶函，转忆庭训，因先君子遗有《陈氏接骨书》一卷，乃专科家秘，而书中论简未详，是以獭祭群借，钦遵《御制金鉴·正骨要旨》四卷为经，以诸子百家为纬，溥搜伤科诸要，更参以家传之法，汇辑成编，计续辑诸伤四十四门，附增单方一千有奇，类分六集，卷为十二，校订七载，稿经三易，不敢自秘，付诸梨枣，以公海内，请质高明，唯望后贤勿哂以蠡测海之意云尔。时嘉庆乙亥仲冬长至前三日，萧山晴川氏胡廷光耀山甫叙于都门之旅舍。

《伤科汇纂》俞登渊序略曰：余于轩岐之术素未究心，然性好检阅《本草纲目》等书，又爱手录经验奇方，以为行李仓皇应变拯危之计，今夏侨寓都门，山阴陈子予平携萧山晴川胡氏所辑《伤科汇纂》一书，余披览数过，虽未能剖析精微，然观其图象之详、门类之全、方法之备，缕析条分，了如指掌。晴川自叙有云：校订七载，稿经三易，良非虚语。余嘉其用意之勤，而有合于古仁人君子博爱之心也，于是乎书。时嘉庆二十二年岁次丁丑九月望后三日，赐进士出身翰林院庶吉士西夏俞登渊陶泉氏书于京寓之藤月山房。

九、蔡烈先

蔡烈先（承侯，旅斋），生卒年不详，清代山阴人。

《山阴县志·籍采访》曰：蔡烈先，字承侯，号茧斋。《本草万方针线》以李时珍《本草》[①]卷篇繁赜，因录单方一万五六千，分门别类，挨次查登，注明出第几卷第几篇，以便查阅。总目亦然。

《本草万方针线》自序略曰：丙戌、丁亥间，余三游西粤，深入丽江，盖

---

① 《本草》，即《本草纲目》。

极边瘴疫地也，罹危病者再，日与药物为亲。己丑春，安南期贡丽江太守研斋蒋公，以开关之行偕予至明江，夜深跌足舟中，断右胫，于边伍中得楚南符水之术治之，并不痛楚，甚觉神异，而心究未为信，归衙斋，昼夜仰卧，不敢转侧，蒋使君爱护备至，命遍搜方书，凡可以接骨，并用以助之，有李时珍《本草》一集，旦夕翻阅，共约得方一万五六千之数。是役也，自己丑三月起，至壬辰二月止，逾年者三，手录者三，乃始告厥成功。蒋公曰：是可梓行于世，以弘济人利物之功，庶几《本草》所载之方，皆以适用，而更不必别具方书也，则非目录也，即方也。古越种山蔡烈先承侯氏茧斋识。

十、张德意

张德意，生卒年不详，清代绍兴人。

《大受堂札记》曰：吾国伤科能以断骨接之如旧。乙丑三月，张德意，绍兴人，十四代之伤科，偕其妇设谦益伤科专门医院于沪。凡未伤内部者皆可治，不至残废，西侨之受疗而瘳者且五人（转引自《笔记杂记医事别录》）。

十一、严瑞雯

严瑞雯（灿云，炼石），生卒年不详，清代奉化人。

《奉化县志·人物》曰：严瑞雯，字灿云，号炼石，城内人，习岐黄业，凡割皮解肌、诀脉结筋，得不传之秘。时杨制军经奉，其书记曹某坠马折胫，邑令陈延瑞雯治之，不日愈。旋有扬州僧与邑人斗伤足骨，他医治之，足能履而跛，僧讼之官。复延瑞雯，为断其接处，别用法接之，足端正如故。邑令益奇其术，以“秘授青囊”四字赠之。

十二、刘廷桢

刘廷桢（铭之），生卒年不详，清代慈溪人。

《中西骨格辨正》自序略曰：桢从事西医，寝馈于斯已十有余年矣，所得一知半能，非敢自炫与古人争长，第思千虑一失，本无庸为圣人曲讳，爰摭拾见闻，互相析证，以效愚者之一得，拾遗补阙，古人其许我乎？光绪二十有三年岁次丁酉孟冬之月，慈溪刘廷桢铭之甫识于武林人寿庐。

《续修四库全书提要》曰：《中西骨格辨正》六卷，《中西骨格图说》一卷，清刘廷桢撰。廷桢字铭之，慈溪人。受学于英国教士梅滕更，通西文及医术。因中西医籍所言人之骨格，其说不同，因撰是书。

十三、叶保泰

叶保泰，生卒年不详，明代龙游人。

《龙游县志·人物》曰：叶保泰，佚其字，工于接骨之术，人有折足断臂者，保泰为剖解刮洗，敷以药，妙合腠理，不数日平复如初。

十四、黄圣科

黄圣科（仁安），生卒年不详，清代衢州人。

《衢县志·方技》曰：黄圣科，字仁安，南乡缸窑村人，生而岐嶷，有异人状，时洪杨之乱，衢城大兵云集，圣科得某军医秘传，善治枪炮伤及骨折、腹裂濒死诸危症，经其着手，无不起死回生，有窃其方者，乃知其配合金创药中必用活土鳖虫如拇指大者雄雌一对，方著神效，此虫活者殊不易得，圣科素蓄此虫，临时取用，且练习既久，手法纯熟，故能以刀圭擅誉于一时，人疑为华佗再世。子淦，郡庠生，尝继其志而好以医济世。至今子孙犹传其术云。

十五、梅占春

梅占春，生卒年不详，清代龙泉人。

《国术点穴秘诀伤穴治法合刊》序曰：龙泉梅生继春，世精技击，兼业接骨疗伤，颇称道于乡里，梅生犹以不足，负笈从余习仲景书，孜孜不倦，甘之若有余味，几忘其家传之学矣。既而袖出其曾祖占春公所编书一卷相示曰：此点穴接骨疗伤之秘诀也，家传已数世。兹者习仲景而不忍坠先人之业，尤不愿此书之湮没，乞一序以行世。余感生之意，爰濡笔序其巅末如此云。时道光十五年岁次乙未孟春之月，常熟曹仁伯序。

十六、沈国才

沈国才（楚藩），生卒年不详，清黄岩人。

《台州府志·人物传二十六》曰：沈国才，字楚藩，黄岩人，国子监生。得伤科术于闽人，接肢续骨，奏手若神，其家人并通习手术，遇妇女至，则闺人出应之，踵门求治者日常如市，所施药剂，概不受值，国才娴技击，有胆略，尝督乡团，以兵法部署子弟，乡赖以安，子馨山，字芗生，传其术，益著声，活人无算，而伍卒尤夥。光绪间，土寇猖獗，军士受巨伤者数百人，皆馨山力活之，镇军杨岐珍、郡守成邦干，俱有赠额，国才族子奏韶，同里梁芬，并传其术，有济人功云。

十七、陈承芳

陈承芳（寿图，彭宸），生于1869年，卒于1939年，清末民初景宁人。

《浙江历代医林人物》曰：陈承芳字寿图，号彭宸，弃儒随父习医，对《外科金鉴》研究颇深，业精伤科，善治骨折、脱臼，精于手法，内服外敷，双管齐下，名驰毗邻各县。

十八、孙德钟

孙德钟（退甫），生卒年不详，清代山阴人。

《活人一术初编》自序曰：疾患者所时有，方药在所必需，囊寄砚魏博潞河观察使幕，削牍之暇，即集录方书，阅四稔，得方三千有奇，名曰《活人一术》，每将所录广德丸、接骨散、金疮散、六合定中丸等方照合施送，累用有效，谚云施药不如施方，欲悉以付梓而力有未逮，兹择其十分之二，镂版行之，名曰初编，有力者择方制治以备卫济，无力者醵资公制，或遇病传方，各从所便。人之欲善，谁不如我？愿邑士民共跻仁寿焉。道光戊戌年七月既望，知汤阴县事山阴孙德钟退甫氏识。

十九、章玉堂

章氏伤科始创于清道光三年（1823），至今已有200多年。章氏伤科在传承过程中形成了独特的治疗方法，在手法复位、中药内服、中药外敷治疗骨伤疾病，以及杉树皮夹板的制作、外固定等方面独树一帜，名扬全国，其继承历史及规模在国内罕见。章氏伤科世代相传，至今已有7代，章氏伤科源自少林寺，章正传得少林僧人传授伤科，以外疗为主。清道光末年（1850），章正传谢世，其子章如奎继承父业，在黄岩江田村开设保春堂伤科，悬壶济世。传承至第三代传人章玉堂（生卒年不详）时，章氏伤科已发展、总结出了一套内外兼治的理、法、方、药，提高了疗效，减轻了患者的痛苦，由此章玉堂被称为“正骨先生”。对软组织损伤，章氏伤科采用独特的中草药与祖传指法麻醉相结合的治法。施行伤科手术时，章氏伤科采用中药（闹羊花、川乌、草乌等）麻醉，或用以蟾酥为主的药物外搽皮肤进行麻醉。对创伤患者，则用儿茶煎汤冲洗清创，并用儿茶与鸡蛋清调和外敷，用珍珠散生肌收口。由于焦坑地处黄岩西乡进城的交通要道，章氏治伤的声名渐渐被黄岩西部山地居民广泛传播，直至邻县仙居、临海、乐清一带，百姓间传颂“要正骨到焦坑”。

二十、雷仁祥

雷仁祥，又名大相，生于1853年，卒于1934年，畲族，景宁县（现景宁畲族自治县）黄山头村人，草药医生，医武兼备。雷仁祥年少时在遂昌学武功，得师授草药医治骨刀伤的医术，后考取武秀才，其医技渐振，名扬景宁、泰顺诸地，人称“大相师”。雷仁祥中年时期在景宁县城童弄街设武教馆，带徒多批，习武医伤，其徒遍布县城、东坑诸区乡。其子雷宜林（又名义林），承父练武学医，在20世纪40年代县运动会上多次献艺，并在大均叶坑村设武馆带徒，草药医伤之术不亚于其父，中华人民共和国成立后加入医师协会。曾孙雷茂祯、雷茂森亦袭祖从事草药骨伤专业。

二十一、张正

张正，字负庵，号药樵，生卒年不详，嵊县（现浙江省嵊州市）人。因母病臀疽，疡医治之无效，乃弃儒业医，探心求源，注重内治，时人谓其虽未必擅湔肠刮骨之能，着理脑解颅之效，而五行明理，六气辨淫，膏丹精洁，应手即瘥。晚年总结其临证经验，撰成《外科医镜》，书名意谓以儒通医，析理若镜。镜吾之得失也可，即镜人之死生也可。可见，张正造诣精深，虚怀若谷。

二十二、陈遇奇

陈遇奇，字梦荣，生于1864年，卒于1949年，缙云人，20岁从师学医，后创药店，号称“存诚堂”，以治伤科见长。患者朱某，不慎跌倒，右手桡骨粉碎性骨折，经其诊治，如期而愈。时至晚年，曾因治愈县长及主事之疾而得赠拐杖、手术器械及匾额。医名彰于永嘉、武义、永康及缙云南乡一带。子云钦、七钦嗣其业，亦颇有医名。

二十三、成玉林

成玉林，生于清同治五年（1866），卒于1928年，兰溪人。少壮从师业医，擅长伤外科，善用雷火神针。

二十四、谢汉定

谢汉定，字和清，生于1864年，卒于1961年，丽水市龙泉市小梅镇人。

怀有一身强功，生性爱打抱不平，遍游江南，抗强扶弱。有四川遭劫获救者，酬赠伤科名著一集，嘱其务当研习，日后必有宏验。汉定着意揣摩，尽识奥理，以此治伤，俱获奇效。临诊善正骨，尤精手法，尝谓：手法者，伤科之首务，若手法不精，良药也无功。大率骨折脱位，审视按摩以断移向，正骨八法以复移位，早稳准巧以期速愈，以受伤之部位、伤力之大小、时间之长短，揆度其轻重缓急虚实，辨证施治，外用内服，获效多良，医名遍及浙闽十县。

二十五、黄七甲

黄七甲，原名伟鉴，字性芳，生于清同治五年（1866），卒于1959年，乐清人。祖父景兰，父辅郎，祖传三代专精外科而声名远播。黄七甲世居乐清柳市七甲，世代皆称其“七甲先生”。黄氏幼承庭训，传家业，于1890年悬壶于温州府城，对《金鉴外科》《疡医大全》《疮疡科经验全书》和《十药神书》深有研究，对疔疮、痈疽等的治疗均具独到经验，既擅内治，又长外治，手术治疗别具一格，尤精于腐骨摘除法及背痈之烙铁烫治法，对深部脓疡，仅凭手指触诊，即能准确探测“脓门”之所在，进而刀至脓除，兼擅武术、伤科。

二十六、陈承芳

陈承芳，字寿图，号彭宸，生于清同治八年（1869），卒于1939年，景宁人，弃儒随父习医，对《金鉴外科》研究颇深，业精伤科，善治骨折、脱臼，精于手法，内服外敷，双管齐下，名驰毗邻各县。

二十七、雷宜林

雷宜林，生于清光绪十三年（1887），卒于1961年，景宁人，世系畲族，喜拳棒，业承祖传伤科，用土法，擅草药，接骨复位之手法精湛，疗效卓越。

二十八、顾纯素

顾纯素，生于清光绪十五年（1889），卒于1962年，奉化人，承父顾瑞扬之传，对骨外科有较高造诣，尤擅治疗“吊角肠痈”（髂窝脓肿）、流注（慢性骨髓炎）、痔疮等，就诊者接踵，声名远播邻县，且懂日语，好学不倦，带徒20多人，桃李芬芳，后继有人。

二十九、刘善福

刘善福，生于1891年，卒于1973年，文成人，随祖父习医，专精伤科，善治跌打损伤，名闻近邻各县，1935年曾在浙南山区为红军伤病员治病。中华人民共和国成立后，先后任瑞安县、文成县人民医院伤科医师，遗有接骨膏药方、跌打损伤内服方及外敷“止血丹”等验方。

三十、王治平

王治平，号国钱，生于1893年，卒于1976年，瑞安人，精拳术，世传伤骨科已3代，求正骨治伤者络绎不绝，曾以中草药治愈颅脑开放性外伤、股骨颈骨折等疑难重症。

三十一、陈文棠

陈文棠，生于1895年，卒于1978年，诸暨人，自幼随父学医，擅长伤科，尤以接骨复骱为精。陈氏行医60多年，享有盛誉，以“无仁爱之心难为医，无真才实学难为医，同行相斥难为医”为座右铭。

三十二、陆银华

陆银华，号延鋆，生于清光绪二十一年（1895），卒于1967年，宁波人。陆氏自其祖士逵起，累世精理伤科，誉满浙东，至银华已六世，以武道、伤科传家，时称“浙东第一伤科”。银华幼承庭训，从父维新传业，习文练武，深得家传之秘。又涉猎名家著作，对叶天士、王清任学说尤为深研。1912年春，银华18岁，一渔民髋臼脱位，陆银华只身巧用腰腿之力，徒手为他复位。陆银华悬壶未久，已崭露头角，求诊者与日俱增。中华人民共和国成立后，陆银华对医术更是精益求精，正骨上骱，手法娴熟，常能解除痛苦于须臾间，晚年医名声大噪，闻名遐迩，求治者日以百计，遇危重伤损，多能化险为夷，特别是对头部内伤、“海底”伤、胸肋内伤等的诊治，环环相扣，自成一体。陆银华以“心脑并论”“治心为先”理论为基础，创制了以镇心安神功效为主的“琥珀安神汤”，用治头颅内伤，疗效卓著。陆银华对骨折治疗提出“静如磐石不移，动似钟摆有律”的原则，即骨折整复后，为有利于愈合，防止重新移位，应采用具有良好固定性能的杉树皮做夹板固定，但静中要有动，要有节有律，渐进式活动，这是加速骨折愈合和功能恢复的重要措施。对骨折内治法，陆银华提出“血溢宜止勿迟疑，活血祛瘀紧相连，补肝益，肾调气血，不碍脾胃惜后天”的原则。

1962年5月，银华曾在奉化区人民医院会诊治疗一林姓小孩，9岁，1天前被汽车撞伤，左太阳穴处有破口出血，右侧肋骨骨折，昏迷不醒，面色苍白，瞳孔缩小，血压下降，小便不通，病情危笃。西医会诊后认为内脏出血，要剖腹探查。陆氏认为瞳孔缩小必有震脑，建议在未剖腹前时权且先以镇神平脑，芳香开窍之剂，以图化吉为幸。用琥珀、龙齿、三七、辰砂、天竺黄、甘菊、石菖蒲、紫苏梗、川郁金、藿香梗、桑叶煎剂。小孩进服一剂后复醒，小便亦通，食欲始复，病有起色后原方去天竺黄、石菖蒲、郁金、藿香梗，另加丹参、荆芥穗、灯心草。翌日，小孩的症状大减，神志清醒，能坐起吃饭，精神亦振。后经随访得知小孩情况良好，无后遗症。

陆银华弟子甚众，桃李遍于省内外。陆氏伤科蔚然成派，子侄辈皆传其业、有医名。

三十三、劳祥和

劳祥和，原名修菊，外号小和尚，慈溪人，为劳双池十世裔孙，生于清光绪二十二年（1896），卒于1966年，享年71岁。劳祥和擅治跌打损伤、头部外伤、刀斧伤、破伤风、正骨入穴等，先后在周巷平王庙、姚城金锁桥、县东街等处开诊，时人誉其医技“横进直出”（伤者被抬进去，治后自己走出来），其同辈劳翔舞、劳修德等皆擅长伤科，与兄齐名，至今劳氏世传其业。陈凤翔、钟潜英、胡祥庆、许勉斋、张春阳等皆以医术闻名一时。劳祥和曾任余姚县（今属浙江省余姚市）中医公会常务委员、主任委员，余姚县中医师公会主席理事。

三十四、张凤鸣

张凤鸣，张梅亭之孙，生卒年不详。幼承祖父传教，精于骨伤科与针灸，在民间久享盛誉，是中华人民共和国成立前绍兴八大名医之一。

三十五、胡绍棠

胡绍棠，号子丹，生于1902年，卒于1950年，享年49岁，兰溪人，因所居上房顶，以世传外科闻名，人称“上房顶外科”，擅长医治骨疽、瘘疾，善用刀针，以“刀针派”著称，家传手抄本名为《养怡堂方录》。

三十六、陈荣兴

陈荣兴，又名沸，生于1903年，卒于1973年，享年71岁，松阳人，世以伤科名家。自幼随父业医，擅长接骨及骨骱复位，手法精湛，起效迅速，经治者不计其数。

（胡雪琴　刘迅）

第三节 现代名医（1949 年以后）

一、浙江省国医名师

（一）肖鲁伟

肖鲁伟，男，出生于1948年，全国老中医药专家学术经验继承工作指导老师，浙江省国医名师，浙江省名中医，主任中医师，现任浙江省名中医研究院院长。

肖氏治学严谨，医德高尚，遵循“崇尚经典、整体辨证、衷中参西、关注病理、遣药精当、动静有序、防治结合”的主要思想，在诊治骨伤疾病时，将中医的“辨证”与西医的“辨病”相结合，采用中西医结合疗法，取长补短。

肖氏学术思想和辨证特色主要有以下4个方面。

1. 构建“髓系骨病”理论体系

肖氏基于几十年的骨伤疾病临床诊治经验，在中医经典理论“肾主骨”的基础上，创新性地将奇恒之腑“髓”对骨伤科疾病的影响作为一个独立的研究专题，提出“髓系骨病”的概念。他带领团队系统整理历史文献，溯源探流，结合临床实践，研究“髓系骨病”的理论基础，探究髓的本质、髓的生理与病理、髓系骨病的治疗与预防，系统构建了髓系骨病理论，对骨伤科疾病临床辨证论治起到重要指导作用，建立了髓系骨病病证体系，并创立了肾髓同治的治疗原则，实现了髓系骨病的治法创新。

2. 重视“整体辨证，审因论治”

肖氏治疗骨伤科疾病时重视整体观念，全面考虑病情，从损伤的部位出发，首先辨清引发损伤的主要原因，以及损伤的时间和过程，其次将瘀血、寒凝、痹阻、痰滞等致病因素结合起来，采用由点到面、由局部到整体的辨证思路，使骨伤科疾病的辨治真正达到整体辨证、内外兼治的理想境界。肖氏一贯重视辨证施治，在临床上反复强调不要听病开药。肖氏认为，明确病因是治疗的前提，在参考疾病证候的同时，若能够针对病因采取相应的治疗方法，可以取得好的效果。肖氏认为，在骨伤科疾病中，引起骨折、脱位、筋伤、伤科内证等的跌仆伤损或骑马跌坠等病因属于不内外因，而导致痹证与痿证的感受风、寒、湿、热邪等病因属于外因。肖氏在辨证施治方面形成了一套独具特色的经验，辨治时尤其重视脉诊。肖氏认为，虽然在望、闻、问、切四诊中脉诊排在最后，但是它是中医诊断学中最重要的一环，是起决定性作用的一环。骨伤科的脉诊主要应把握脉证相符与不相符的规律。肖氏在临床诊治过程中，对四时脉的变化也非常重视，人与天地相参，四时气候的变化可使人体脉象也发生相应的变化。

3. 关注病理，病症结合

肖氏对中医辨证和辨病理论多有阐发，强调两者应在中医理论指导下有机地结合，认为中医辨证、辨病论治的结合符合生物 – 心理 – 社会的现代医学模式，能更好地发挥中医系统论、整体观的优势。肖氏始终教导后辈“师古而不泥古”，通过掌握和使用现代手术技术，可对骨伤科疾病诊疗进行有针对性的修正，从理论和实践上为骨伤科疾病诊疗的规范提供理论支撑，使我们对骨伤科疾病的治疗从传统和现代两个角度进行更全面的认知，便于推进中医诊治骨伤科疾病的发展。肖氏多年来始终坚持“衷中参西、关注病理”的观点，这个观点实际上就是辨证与辨病相结合的体现。

4. 药简效宏，擅用经方

肖氏平时最反对的就是问病堆药，拼凑成方，或随症增药。肖氏临证多选经方，但其所用并非机械照搬，而是据证灵活化裁，兼采众家之长，不断发展和创新，常用的经方有桂枝类方、柴胡类方等。肖氏也喜用历代名方、效方，认为自秦汉时期直至明清，历代医家的立法思想是一脉相承的。这些方子经历了几百年的临床考验，是先贤留给我们的宝贵财富，在临床上也都有不错的疗效。肖氏认为，用药时要注意以下三个方面。首先，要熟知药性。其次，要注意用药平稳。最后，在治疗慢性疾病时，因病程长，治疗时间久，短期内难以痊愈，用药时一般选用补而不滞、滋而不腻、凉而不寒、温而不燥、活血而不破血及利水而不伤阴之品，久服无弊。

（二）张玉柱

张玉柱，男，出生于1962年，中华中医药学会第二届“中医骨伤名师”，全国“最美中医”，浙江省国医名师，最具网络人气十大省级名中医，浙江省优秀共产党员，杭州市劳动模范，全国中医药杰出贡献奖获得者，浙江中医药大学兼职教授，第四、第五、第六批全国老中医药专家学术经验继承工作指导老师。在担任富阳中医骨伤医院院长期间，坚持大专科、小综合的发展路线，秉承张氏骨伤传统特色，发挥专科优势，做精、做强医院，使富阳中医骨伤医院成为享誉全国的三级甲等专科医院、全国中医药文化重点建设单位、中华中医药学会首批“中医骨伤名科”、国家临床重点专科建设单位。

张玉柱从事中医骨伤临床、教学、科研工作50余年，秉承张氏骨伤疗法180多年来的学术思想、正骨技术，结合自己的临床经验，总结出“张氏正骨十二法”，制定、完善54种骨伤疾病的张氏诊疗规范。

张氏学术思想和辨证特色主要有以下5个方面。

1. 详释病情，七诊合参

张玉柱将“望、摸、比、问、切、量、阅”七法贯穿整个诊断过程，认为在辨证过程中，既要有整体观念，重视全面检查，也要注意结合骨伤疾病的特点，进行细致的局部检查，这样才能全面而系统地了解病情，做出正确的判断。

2. 顾护脾胃，擅用疏法

张玉柱非常赞同《正体类要》中记载的“且肢体损于外，则气血伤于内，荣卫有所不贯，脏腑由之不和”的医学道理，十分重视骨伤疾病的内治，强调治疗损伤必须从机体的整体观念出发。张玉柱以《伤科补要》“损伤之症，专以血论”为指导原则，善用破血、活血、养血、和血之法，在继承家传“血不活则瘀不祛，瘀不祛则骨不能接，瘀祛新骨生则合”的骨折治疗经验的基础上，根据骨折“专从血论”“恶血必归于肝”“肝主筋、肾主骨”及“客者除之、劳者温之、结者散之、留者攻之、燥者濡之”等骨伤科内治法基本理论，临床除善于运用大多数骨伤科医家常用的消、下、清、开、和、续、补、舒、温等治法之外，还特别擅长运用疏法。疏法主要是指疏肝平肝之法，张玉柱主要运用此法治疗头部内伤，认为头部内伤的早期症状大多与肝经有较为密切的关系。《素问·至真要大论》指出：诸风掉眩，皆属于肝。足厥阴肝经，属肝络胆，与督脉会于颠顶，头部经络主要由肝所主，一切跌仆损伤，败血留内，从其所属必归肝经，比如脑损伤后出现的抽搐惊厥、偏瘫、言语不利等，就常按肝风内动论治。中医学肝风内动的表现一般指的是中枢神经系统的症状，而有疏肝、平肝、潜阳息风等作用的药物也大多能对中枢神经系统异常表现起到治疗作用，治疗时常用天麻钩藤饮加减。

张玉柱治伤以三期辨证治法为指导，但又不完全拘泥于此，常在骨折初期即用续骨接筋之品，认为早期应用续骨接筋之品能够动员骨折处的成骨能力，激发患者骨折愈合的潜能，促进骨折尽早愈合，降低骨不愈的概率。同时，张玉柱认为疾病是错综复杂的，每种治法只单独针对某一方面，考虑到人体是一个统一的整体，故在临证时当具备全局观念，联用两种或两种以上的治法，以获得更好的临床疗效。

张玉柱遣方组药从整体出发，亦强调损伤部位的局限性，善于运用引经药，如头部损伤加藁本、细辛、川芎；上肢损伤加桑枝、羌活、片姜黄；下肢损伤加牛膝、独活、泽泻；颈部损伤加葛根、桂枝；胸胁部损伤加广郁金、青陈皮、制香附、延胡索；腰部损伤加狗脊、杜仲、桑寄生；尾骶部损伤加马鞭草、韭菜子；腹部损伤加广木香、炒枳壳；小腹部损伤加小茴香、台乌药等。药达病所，疗效卓著。

张玉柱亦十分重视外治，认为外治是对内治很好的补充，两者之理、所施之药相似，唯法异耳。张玉柱外敷以使用百草伤膏为主，适用于损伤各期。百草伤膏是张氏根据其家传秘方制成的，由木香、牙皂、山柰、公丁香、冰片、血竭、麝香等20多味药组成，以活血、消肿、理气、止痛为主要功效。外洗治疗以使用损伤洗剂为主，主要用于损伤后期，该方由透骨草、木瓜、路路通、伸筋草、桂枝、细辛等12味中药组成，以舒筋通络止痛为主要功效。外洗药应用时加水宜稍多，煎成之后加少许食醋，使用时将患处置于药液之上，以气熏之，待药温下降后将患处置于药液内，以液洗之，使局部血液流通，皮肤毛孔舒张，这样有利于药物的有效成分渗透进人体进而发挥药理作用。食醋的运用能增强药物的渗透性，同时其本身味酸，性温，入肝经，具有活血化瘀、消肿止痛、散水气、杀毒邪、软坚的作用，可消骨关节之肿胀、筋脉之粘连。

张玉柱临证时运用整体辨证，尤重脾胃。张玉柱深受《景岳全书》“凡欲察病者，必须先察胃气，凡欲治病者，必须常顾胃气，胃气无损，诸可无虑”观点的影响，认为损伤后病势多缠绵，用药时间长，且伤药多克伐碍胃，故须合理配伍，以免损伤脾胃，影响气血生化，进而影响骨折的愈合。因此，张玉柱强调用药时须注意勿使克伐伤正，耗伤气血，注意保护脾胃，常用的药物有川石斛、广木香、木蝴蝶、广陈皮、炒白术、怀山药等。

3. 巧用劲力，收骨入位

张玉柱认为，骨折脱位者“须用法整复归位”，临诊时重视手法的运用，

“手法者，诚正骨之首务也”，同时深刻领悟《医宗金鉴·正骨心法要旨》所载的“摸、接、端、提、按、摩、推、拿”正骨八法，并在此基础上有所发挥和创新，以“摸、牵、折、旋、提、挤、叩、捋”概括自己的正骨心得。张玉柱在临床整复时注重手摸心会，以症定法，遇骨折两断端有重叠时，就行“牵”法，沿肢体的纵轴向反方向对抗牵引，即所谓“欲合先离，离而复合”。如遇拮抗力强、断端无法完全牵开的情况，可用“折”法，加大断端成角，待骨折端皮质相顶时反折，纠正重叠。当骨折断端发生旋转或成角移位时，按远端凑近端的原则，将远端或“提”或“旋”到近端，使骨折两断端轴线相对。当骨折端有侧方移位时，可行“挤”法，用手环抱骨折处挤正复位。当骨折端经上述手法整复后断端间仍存有裂隙时，沿肢体纵轴方向相对用力行“叩”法，可进一步提高复位质量。最后，根据“骨错则筋挪”的原理，应捋顺骨折处附近损伤的筋脉。

张玉柱在实施手法时，必对患处局部的内、外立体形象了然于胸，了解骨端在肢体内的方位，做到“知其体向，识其部位”，从而“一旦临证，机触于外，巧生于内，手随心转，法从手出”。张玉柱实施手法时遵循早、稳、准、巧、快的原则，达到“法使骤然人不觉，患者知痛骨已拢”的境界，大大减少了患者的痛苦。

4. 量身塑形，松紧相宜

为了保持整复效果，固定是骨折治疗的必备一环，有效的固定才能够创造骨折愈合所需的相对静止环境。张玉柱善用自制的杉树皮夹板外固定，认为杉树皮具有良好的可塑性，可根据损伤部位的结构特点灵活裁剪塑形，其良好的弹性和韧性可适应肌肉收缩和舒张时产生的肢体内部力的变化，且具有足够的支持力，不易出现变形及折断，同时杉树皮质轻，可减轻患肢的负担，便于进行肢体锻炼，不影响 X 线检查。

张玉柱十分强调夹板固定应松紧适度，夹板固定过紧可影响患肢血供，贻误治疗，甚至可造成灾难性后果，所以必须警惕；夹板过松则达不到维持骨折复位的效果。所以，张玉柱以“先松后紧，松紧适宜”为原则，分三阶段适时对夹板进行调整，初期宜松，中期宜紧，后期松紧适宜。夹板固定的松紧主要靠布胶环扎和绷带绑扎时施加的拉力来调整。

5. 动静结合，善用器具

功能锻炼古称导引，是通过肢体运动防治疾病、增进健康的一种有效方法，数千年来一直为历代医家所应用。张玉柱亦非常重视骨折损伤后的功能锻炼，认为功能锻炼与整复、固定同等重要，正确的功能锻炼对提高疗效、减少后遗症有着重要的意义。他十分推崇《吕氏春秋》“形不动则精不流”和华佗“人体欲得劳动，但不当使极耳，动摇则谷气得消，血脉流通，病不得生，譬犹户枢不朽是也”的观点，并将它们贯穿骨折的整个康复过程，以“动静结合，循序渐进”为功能锻炼指导原则。

骨折早期的功能锻炼以静为主，主要锻炼患肢的肌力，并进行损伤邻近关节、远关节的锻炼，比如上臂损伤者屈伸腕关节、前臂损伤者锻炼手指关节、大腿损伤者屈伸踝关节等，这样一方面能够防止肌肉萎缩，另一方面能够利用肌肉收缩的泵作用促进患肢的血液循环，加快肿胀的消退。在骨折中期可利用杉树皮夹板易于修剪的特性，缩短夹板的长度，解放邻近关节，锻炼幅度由小渐大，逐渐恢复关节的功能。骨折后期解除固定后的锻炼以动为主，以恢复关节的正常功能为目标，以患处局部是否出现疼痛感为衡量锻炼量是否妥当的参照点，锻炼不可过量，不可激进。张王柱特别强调，下肢骨折患者在恢复正常状态前的过渡阶段，应从下地开始进行负重练习，以正常步态为参照，脚底踏平，步速和缓，步态必端。

张玉柱指导患者进行功能锻炼时，除徒手的方式外，还喜欢借助日常生活中易得的一些用品协助功能锻炼的进行，效果明显，患者易于接受。例如，锻炼踝、膝关节时可用脚底踩空啤酒瓶来回搓滚，活络关节，此法的运用可上溯至宋代张杲在《医说》所述的搓滚舒筋之法，书中记载了有关脚踏转轴、搓滚竹管以促进骨折损伤后膝、踝等关节功能恢复的内容；锻炼手指关节时可搓转两三颗大核桃于手掌，活动手指，以促进损伤后期手腕肿胀的消退和手指灵动功能的恢复；锻炼肘关节时常用手提竹篮，篮中逐渐加物，此法主要用于肘关节损伤后的屈曲锻炼。

（三）姚新苗

姚新苗，男，出生于1957年，主任中医师，教授，博士生导师，第五批、第六批、第七批全国老中医药专家学术经验继承工作指导老师，全国名老中医药专家传承工作室导师，浙江省第二届国医名师，浙江省名中医，国家临床重点专科、国家中医药管理局重点专科学科、浙江省中医药重点专科学科（中医康复学、老年骨伤学、骨质疏松症专科、颈肩腰腿痛专科）学术带头人，中国中西医结合学会第二届康复医学专业委员会主任委员，中华中医药学会针刀医学分会副主任委员，浙江省康复医学会中西医结合专业委员会主任委员，浙江省中医药学会整脊分会主任委员。主持国家自然科学基金项目、浙江省自然科学基金重点项目与一般项目等多项，曾获浙江省人民政府科技成果一、二、三等奖，主编专著6部，发表学术论文60余篇。

姚新苗的学术思想和辨证特色如下。

1. 因虚致瘀，亏瘀致痿

姚新苗认为，“虚”是骨痿的病机本质，究其根本在肾，肾虚是骨痿发病的基础。《圣济总录》曰：夫肾脏虚损，骨痿羸瘦者，盖骨属于肾，肾虚损，则髓竭骨枯，阳气既衰，身体无以滋养，所以骨痿，肌肤损削而形羸瘦也。肾主骨生髓，肾虚则骨弱、髓空，肌肉瘦削、行走无力。“瘀者，积血也”，《医林改错》曰：元气既虚，必不能达于血管，血管无气，必停留而瘀。血行的流畅依赖气的正常推动作用，若正气不足，鼓动无力，血停脉管，久而化瘀，不通则痛，常表现为腰背疼痛且日久不去，长此以往会导致脏腑功能失调，影响骨的正常生理。

如何区别虚与亏？姚新苗认为，虚之渐为亏，亏为虚之极，两者是量变引发质变的关系。瘀与虚亏之间有什么关系呢？姚新苗认为，虚亏只是一种病理状态，比如骨痿患者大多已过七七、八八之年，体质逐渐变差，先天之肾虚已经成为必然的状态，久而久之必转为亏，而虚亏之下，精化气的功能减退，推动乏力，“瘀”作为病理产物自然而然就产生了。虚则元气不足，无力推动气血运行而致气滞血瘀；反之，气血瘀滞，脏腑失于濡养而致虚损，是以因虚致瘀，因虚致亏，因亏致瘀，亏瘀致痿，“因虚致瘀，亏瘀致痿”的理论就此构建形成。骨痿发病，病位在骨，其本在肾。骨痿以虚为本，以瘀为实，虚瘀互结，亏瘀致痿，因此在治疗上当“以补肾为主、健脾为先、活血为要”，姚新苗据此提出“补肾健脾活血法”，并创制益骨汤治疗骨质疏松症。

2. 补肾为主，健脾为先，活血为要

补肾健脾活血法，即补肾填髓、健脾益气、活血化瘀，为的是达到虚瘀兼顾的治疗目的。肾者主骨生髓，骨痿所表现之虚亏乃肾之虚亏，因此应以补先天之肾为主，然而先后天相辅相成，在先天之本不可避免地受到影响的条件下，应考虑以后天滋养先天，使先后天同生同长。瘀阻气血，会加重脏腑亏虚，是以活血化瘀，以通为补。于内治法而言，方药配伍当以补肾药与健脾、活血药同用，这是补肾健脾活血法的内在精髓；于外治法而言，当遵循“骨正筋柔，气血以流”的理念，通过运动疗法维持机体骨骼、肌肉、软组织的健康，保障气血通畅，这是补肾健脾活血法的外在体现。内外同治，虚瘀兼顾，则能够益肾气，强筋骨，运气血，通经脉。气盛脉通则血行畅通，濡养四肢百骸，肾骨强健，便能形成良性循环，从根本上治疗骨质疏松症。肾虚精气不生，则筋痞骨软，肾不能主骨，亦不得生髓，则痿；脾虚健运失司，则气血化生、精微运化失常，筋骨不得濡养则痿；脾肾功能恢复正常，则虚无处生，亏无法存，瘀无地寻。临证时在补肾健脾活血的基础上佐以活血祛瘀，可畅通脉管，通达脏腑，濡养机体。姚新苗言：以补肾为本、健脾为先、活血为要，痿之不存。可见，临床上应注重补肾以充精气，养骨髓；健脾以助运化，补气血；活血以通脏腑，顾整体。

3. 筋骨并重

姚新苗认为，“筋”与“骨”及二者的联系是骨伤科中最为重要的概念，“肝主筋”“肾主骨”，因此骨伤科的很多疾病都与这两脏密切相关。姚新苗认为，在一些慢性疾病，尤其是退行性疾病的治疗中，更应关注“筋”的功能。基于上述认识，姚新苗提出在许多慢性疾病的治疗中应“以筋为主”，强调“理筋为先”“筋柔骨正”的筋骨平衡观，并据此提出“动静结合”“筋骨并重”“内外兼治”“医患合作”的治疗原则，体现了中医学特有的思辨能力，指导着诸多骨伤疾病的治疗。

筋骨平衡观一直是姚新苗关注的重点问题，筋与骨的关系相当于“唇与齿”的关系，唇齿相依，筋强则骨健，筋疲易骨痿，临床上不仅要重视骨的功能，更要重视筋的作用，“筋骨并重，理筋为先”。如何理筋呢？“筋”包含肢体活动功能的概念，需要临床医师更关注患者的功能恢复。姚新苗强调，老年人群要注意适度运动，通过走路、爬山等方式增强筋骨的功能，这样不仅能使机体维持良好的代谢，还能使骨质得到一定的改善，在一定程度上预防骨痿的发生。对于骨质疏松性骨折的患者，应在术后尽早进行康复运动，恢复机体原有的功能状态，早日回归正常生活。姚新苗言：筋骨并重，理筋为先，骨正筋柔，气血以流。保证筋骨平衡，不仅有利于骨质疏松症患者的正常活动，还在一定程度上缓解了骨质疏松症的进一步发展，间接促进了骨质疏松症患者的康复。

二、浙江省名中医（按获得顺序排列）

（一）吕凤祥

吕凤祥，浙江省中医药学会骨伤科分会顾问，浙江省名中医，主任医师。从事骨伤科临床、教学、科研工作40余年。擅长运用中医中药治疗因机械、化学因素造成的根性、丛性、干性坐骨神经痛、骨折后期再发性水肿、骨折延迟愈合、脑震荡后遗症、混合型颈椎管狭窄症、强直性脊柱炎、类风湿关节炎、骨与关节结核、骨肿瘤及骨伤科疑难杂症等，并自拟“补肾填精汤”“芪陆汤”“滋阴解痉汤”等方药30余首。曾任浙江省中医药学会理事及骨伤科分会主任委员，浙江省副高级职称评审委员会委员，原浙江中医学院骨伤教研室副主任，浙江省中医院骨伤科副主任，浙江省中医药学会骨伤科分会顾问，《浙江中医杂志》编委，浙江省中医院技术委员会委员等职。

吕凤祥的学术思想和辨证特色如下。

1. 首辨证

老年性骨和关节疾病发病率高，由于骨质增生、骨质疏松和肌腱附着部钙化等导致关节疼痛、活动不便、僵硬畸形，功能减退。目前对其发病机理尚未完全探明，也缺乏特效的治疗方法。吕凤祥对本病病因病理作了探讨，按照辨证施治原则，取得一定疗效。吕凤祥将本病分为肝肾亏虚、筋骨失充；脾胃虚弱，四肢不用。津液不足，筋骨失濡。瘀水互积，滞留关节；体虚不固，外邪夹杂。

2. 从肝论治

吕凤祥认为，臀筋膜炎是臀部纤维组织的一种非特异性疾病，临床较常见。吕凤祥从肝论治臀筋膜炎常用泻肝通利法、养肝舒筋法、滋肝柔筋法、疏肝理气法、暖肝温经法、调肝化瘀法等。

（二）叶海

叶海，主任中医师，浙江中医药大学特聘教授，第二批全国老中医药专家学术经验继承工作指导老师，浙江省名中医，享受国务院政府特殊津贴。师从浙东著名伤科大家陆银华先生，又得到上海伤科名家、魏氏骨伤科传人李国衡教授的悉心指导。曾任宁波市中医院副院长，中华中医药学会骨伤科分会理事，全国人才学会骨伤分会理事，浙江省中医药学会理事兼骨伤科分会副主任委员，宁波市中医药学会副主任委员兼骨伤专业委员会主任委员，中华医学会宁波分会常委、理事，宁波市中西医结合学会理事。历任《中医临床与保健》《浙江创伤外科》《宁波医学》等杂志编委。从事中医骨伤临床工作60余年。叶海全国名老中医药专家传承工作室由国家中医药管理局于2016年批准建设，2017年正式成立，是宁波市首个骨伤科国家级名老中医药专家工作室。

叶海擅长中西医结合治疗各类复杂性骨折、脱位及软组织损伤，擅长治疗颈椎病、腰椎间盘突出、骨缺血性坏死及骨质疏松症等，将陆氏伤科与魏氏伤科的学术精华进行了结合创新，形成了独具特色的骨伤疾病诊疗思辨理论——

经纬辨证理论。

叶海的学术思想和辨证特色如下。

1. 经纬辨证理论

经纬辨证理论是叶海在对中国古代哲学思想和历代医家对骨伤疾病发生发展规律认识的基础上，经过长期临床实践而形成的一种全新的辨证方法。由于骨伤疾病常以畸形、疼痛、麻木、瘀肿、出血等局部病变为主，因此可以对搜集的临床资料进行整理分析，将临床主症或者检查结果设定为“纬线”，将病因病机设定为“经线”，这样设置的经线和纬线会交叉产生多个要“点”，将这些要点连接起来，疾病的真实“面”貌也就随之浮出水面了。经纬辨证方法就是用设“纬”、辨“经”、定“点”、集“面”的方法来指导临床治疗的。

2. 血证论

叶海基于《血证论》“止血、消瘀、宁血、补血”之经典治血四法，根据临床创伤疾病发生、发展的特殊性，结合三焦辨证，将损伤的部位进行三焦归类，再结合经络辨证理论，指导遣方用药，从而形成了以“止血、化血、和血、补血”为纲的创伤血证的治疗“新四法”。另外，叶海以“消、清、和、补”为纲，总结出了非创伤性血证治疗四法。伤科非外伤性血证多见于伤科相关痹证、附骨痈等。此类疾病多以外感六淫或邪毒感染为前提，而后体内气血发生病理变化，导致出血，故此种血证与外伤血证有很大不同。叶海认为，以“消、清、和、补”为治疗伤科非创伤性血证之四大法进行临床治疗时，其与治疗外伤出血的差别主要体现在“消”“清”两法的运用上。

3. 痰瘀论

对伤科痰瘀证进行辨证论治时，应四诊合参，从不同侧面了解和收集病情资料，寻找可串联的证据链，根据痰瘀的致病特性，进行综合判断。辨体内痰瘀时，应明确痰瘀的位置、性质、趋势，推断出痰瘀产生的原因和机理，明确疾病所处的阶段，是否夹有他邪、兼有他证，病情的转归如何。叶海认为，痰瘀交结一旦形成，必须化痰活血，双管齐下，如此才是正治。叶海对于隶属骨病范畴的股骨头缺血性坏死、骨质疏松症、风湿性关节炎、类风湿关节炎、强直性脊柱炎、痛风性关节炎及骨髓炎等疾病的治疗，尤其注重痰瘀并治。叶海根据痰瘀交结证的病因病机，总结出了“骨伤科化痰祛瘀六法”，即化痰行瘀蠲痹法、解毒清痰化瘀法、息风豁痰祛瘀法、益气化痰祛瘀法、降浊化痰祛瘀法和软坚散结解毒法。

4. 痹证论

痹证常见的虚证类型有气虚、血虚、肾虚、阳虚，常见的痰瘀证类型有痰滞、血凝、痰瘀互结。痹证是内外因互相作用的结果，感受六淫外邪是外因，营卫失调、气血紊乱、脏腑功能失调是内因。痹病久发，内舍脏腑，脏腑内伤，痰瘀内生，病程缠绵。叶海根据自己的临床经验，将痹证分为八种证型，即血虚风袭型、肾虚入骨型、气虚痰滞型、阳虚血凝型、痰瘀互结型、风寒侵袭型、湿注关节型和气机痹阻型。对于痹证的治疗，叶海归纳出了“治痹八法”，即祛风散寒通络止痛法、疏理气机通络止痛法、活血行瘀化痰通络法、除湿消肿舒筋通络法、益气豁痰通利骨节法、养血搜风解痉镇痛法、滋肾壮骨养精益髓法和补气回阳化痰通络法。叶海将治疗痹证的常用中药分为温里散寒类、疏肌解表类、祛湿疏经类、益气通脉类、温肾健骨类、清热解毒类、消痰逐瘀类、镇静止痛类、消食理气类、虫类、藤类、骨类与胶类和引经药等。

（三）章煜铭

章煜铭，浙江省名中医，主任中医师，教授，杭州市中医院骨伤科主任，浙江省名中医研究院研究员，浙江省中医骨伤科学会第一、第二、第三届副主任委员，中华中医药学会骨伤科分会委员，中国特效医术研究会理事，浙江省和杭州市高级职称评审专家委员，浙江省和杭州市医学会医疗事故技术鉴定专家，浙江省新药审批审评专家，《浙江创伤外科杂志》编委。

章煜铭从事中医骨伤科临床、科研、教学工作56年，擅长骨折的手法整复，以及头部内伤后遗症、颈肩腰腿痛、骨关节病的诊治。

章煜铭的学术思想和辨证特色如下。

1. 局部与整体的一致性

人体是一个整体，由皮肉、筋骨、经络、脏腑、气血、津液等共同组成，人体的生命活动也是基于这些组成部分的功能来进行的。脏腑的生理功能经由经络联系全身的皮肉、筋骨等软组织，保持着相对的平衡，相互联系、相互依存、相互制约，成为一个完整的、不可分割的整体，因此人体任何一个部位受损，在气血、筋骨、经络、脏腑等方面都会有所反映。例如，头部受外伤后，脑与脑气受扰，血离经道，渗溢而瘀，血瘀气滞，上蒙清窍，使清阳不升，浊阴不降，气机逆乱，则导致神昏、烦躁、头痛、恶心、多梦等症。《正体类要》曰：且肢体损于外，则气血伤于内，荣卫有所不贯，脏腑由之不和。局部的损伤必映及气血、经络、脏腑的功能紊乱，比如局部的肿痛可导致水谷不能进，腑气不能降，大便秘结，夜不能安卧，进而一系列症状随之而来。因此，在诊治时必须要有整体观，要熟记局部损伤与病理病机的因果关系，只有这样才能防患于未然，减少患者的痛苦，增强治疗的效果。

神志不清，脉洪大，经CT检查无须手术治疗者，治以开窍通闭，方用夺命丹（珍珠、熊胆、三七、琥珀、麝香、天竺黄、牛黄）。

心神不宁，头痛头晕，惊悸怔忡，苔薄脉涩者，治以安神、醒脑、散瘀，方用琥珀安神汤（琥珀、龙齿、辰砂[①]、甘菊、桑叶、苏梗、三七、荆芥、石决明、白芷）。

神不守舍，心乱气越，肢体不固，烦躁不安，舌暗紫，苔薄，脉细涩者，治以祛瘀通络、养心安神，方用癫狂梦醒汤加减（桃仁、赤芍、柴胡、制香附、紫苏子、川芎、龙齿、琥珀、炒酸枣仁、天竺黄、炙甘草）。

肝胃不和，恶心呕吐频作，舌苔白腻，脉弦细者，治以疏肝理气、和胃降逆，方用旋覆代赭汤加减（旋覆花、姜竹茹、姜半夏、丁香、广郁金、柴胡、琥珀、朱砂、石决明、钩藤）。舌苔黄腻者，用左金丸治之。

肝风内动，头晕目眩，四肢抽搐，舌苔薄，脉弦者，治以平肝潜阳、养血息风，方用天麻钩藤饮加减。

风痰阻滞，肺气不宣，痰阻经络，舌苔白，脉弦滑者，治以清解化痰、逐瘀通络，方用桑菊饮。

肝阳上亢，头晕目眩，血压增高，头重脚轻，舌苔薄，脉弦细者，治以平肝降逆、滋阴养血，方用平肝降逆汤（龙骨、石决明、珍珠母、桑叶、当归、白芍、麦冬、柏子仁、生地黄、枸杞子、牛膝）。

脑虚不固，筋脉失养，四肢颤动，头晕目眩，腰酸重，舌淡胖，苔薄，脉沉细者，治以补养气血、调补肝肾，方用可保立苏汤。

肝经郁热，寒热交作者，治以清肝除热、寒热同调，方用四逆散加味（柴胡、白芍、枳实、甘草、丹参、制香附）。

脑伤后耗伤心血，则心阳衰，不能促脾运化，心脾不足，致心悸、失眠、少食、头晕、乏力等症，舌苔淡薄，脉沉细，治以补益气血，方用归脾汤。

脑气伤可致心气不足，清阳下陷，浊气上逆，头痛头晕，少气乏力，形寒肢冷，舌淡，苔薄，脉沉细者，治以升阳举陷，方用补中益气汤加附子、知母。

脑伤后肾阴、肝阴不足，头晕目眩，耳鸣，腰酸脚软，失眠、血压降低，舌淡，苔薄，脉细弱者，治以补益肝肾，方用三元汤（鹿角胶、阿胶、龟甲

① 辰砂，即朱砂。

胶、党参、麦冬、熟地黄、黄芪、知母、当归、陈皮、焦冬术、山药、焦鸡内金），或川芎陈萸汤（川芎、山茱萸、山药、党参、茯苓、白芍、制首乌、制黄精、制玉竹、女贞子、牡蛎、天麻、附子、熟地黄）。

脑气不足而瘀血不净，头痛头晕，肢体麻木或半身不遂，舌暗紫，苔薄，脉细涩者，治以补气逐瘀，方用补阳还五汤。

2. 外伤内损，以治气血为主

外伤内损必伤及气血，气血乃生命之根本，故气血通畅是治伤的总则。气为血之帅，血为气之母，气行则血行，气滞则血凝，故治伤以血为主，以气为先。血伤肿，气伤痛，气滞血凝则肿痛，治当以理气活血为主。胸、腰、腹损伤，以及股骨颈骨折、股骨粗隆间骨折的患者，必伤及脏腑，致腑气不通，首当通便祛瘀，而年老体弱者，应以润下治之，用六仁三生汤（桃仁、火麻仁、郁李仁、瓜蒌仁、柏子仁、苦杏仁、生延胡索、生香附、生枳实），便下而气血畅通，则痛可大减。章煜铭认为伤损而气滞脏腑经络者，胀闷窜痛，局部无肿胀、压痛，乃气滞而痛，以治气为先，理气活血以止痛。气闭而昏晕者，可用芳香开窍法（苏合香丸）治之。损伤后气机逆乱上冲而烦躁喘促者，用平肝降逆法治之。

3. 选方用药，贵在精准

选方在于法，法依据辨证，而辨证准确与否与中医基础理论功底是否扎实有关。“不为良将，必为良医”者，必须中医基础理论功底扎实，才能更好地诊治患者。章煜铭选方时以经典方或验方为主，随症灵活增减。用药如用兵，选用每味药、确定每味药的用量，都必须根据患者所患疾病的特性、患者的临床表现及病情的轻重缓急进行，以免顾此失彼。

外伤内损早期多属气滞血瘀之实证，治以理气、活血、化瘀、通络，方用桃红四物汤加理气的木香、香附、青皮、枳壳、延胡索、沉香等，需攻下逐瘀的用大成汤治疗。胸部损伤瘀阻者，用复元活血汤或血府逐瘀汤治疗。伤损后瘀肿硬结红、热、痛者，用仙方活命饮治疗。若瘀热妄行，咯血、吐血或尿血，应凉血、止血、活血，用十灰散加花蕊石、檵蕊、血竭、三七，或合用小蓟饮子等治之。若血瘀湿停，瘀阻肝经，内生湿热，苔黄腻，脉涩滞，应清肝火、活血化湿，用龙胆泻肝汤加苍术、薏苡仁、猪苓、茯苓等治之。因新伤出血而虚脱者，应补脱固元。年老体弱，复受损伤，虚实相夹者，应扶正祛瘀、攻补兼施。临证时攻瘀当有度，把握虚实，方能使攻伐有节制。伤损日久而致气血不足者，宜补益气血、调补肝肾、强筋壮骨，兼助脾胃以养气血。若伤损日久，气虚推动无力，导致瘀积不消，应补气消瘀，元气充沛则伤损自愈，此乃以补为攻，积瘀可除。素体虚弱或长时间低头工作者，常有颈、肩、腰背肌肉酸痛的问题，此乃气血亏虚，肌肉痉挛所致，应益气血、强筋骨，宜用八珍汤加葛根、狗脊、续断、桂枝、仙茅、淫羊藿治之。章煜铭治疗痹证时遵循《素问·评热病论》之"邪之所凑，其气必虚"原则，以扶正祛邪为主。邪气乘虚而入，应辨风、寒、湿、热、痰。章煜铭治疗风盛痛无定处者时，遵从"治风先治血，血行风自灭"之理，选用身痛逐瘀汤加全蝎、蜈蚣。若寒胜痛甚，筋脉拘急，则治以温经通络，选用麻桂温经汤加全蝎、蜈蚣。若湿盛重着肿胀，则治以清湿通络，选用羌活秦艽汤（羌活、秦艽、防风、独活、海风藤、苍术、白术、薏苡仁、茯苓、虎杖、鸡血藤）。若寒湿郁而化热，则治以清热利湿，选用银藤羌活汤（金银花、忍冬藤、羌活、独活、苍术、白术、薏苡仁、茯苓、秦艽、防风、海风藤、鸡血藤、虎杖）或桂枝白虎汤。若气血亏虚，津液聚积骨节或筋膜间导致痰湿阻滞，则治以化痰利湿，选用南星木瓜归红汤（制南星、半夏、木瓜、当归、红花、苍术、白芷、桂枝、威灵仙、茯苓、防己、车前子）。

4. 手法、针药并进

章煜铭临证时手法与针药并进，起效迅速，立竿见影。对于外伤筋骨之病，手法治疗是重要手段。手法可分为正骨手法与理筋手法，正骨手法多用于骨折整复、脱臼复位、骨错缝等，理筋手法多用于筋伤，筋伤可分为筋粗、筋走、筋转、筋翻、筋歪、筋挛、筋断、筋结等。治疗筋骨损伤疾病，如腰椎间盘突出症等，可采用耳针加推拿一次整复治疗法，耳针治疗可选取腰骶椎、腰痛点透臀、坐骨神经、神门，推拿治疗可采用三位五法，即仰卧位推运拔伸法、侧卧位侧扳松动法、俯卧位牵伸弹压法，然后进行腰部熏蒸治疗，常能获得满意的效果，但要完成这样的治疗需要三位医者共同操作，且体力强度大，因此章煜铭研制了多功能推拿牵引治疗床，获得了较好的临床效果。该成果获得了浙江省医学科技进步奖二等奖、第二届世界传统医学大会"超人杯"三等奖，取得了国家专利证书，章煜铭凭此获得了"民族医药之星"称号。章煜铭对颈肩膏外敷治疗颈椎病、肩周炎的研究获得了浙江省医学科技进步奖三等奖，"益肾健脾胶囊加钙剂防治雄性大鼠去睾后骨丢失的骨组织形态计量学研究"获得了浙江省政府科技进步奖三等奖。

外伤早期肿痛明显，以瘀热为主，以用外敷清凉膏（大黄、黄柏、黄芩、生山栀）或消肿散（生山栀、赤芍、紫荆皮、当归、天花粉、白芷、防己、连翘、甘草、威灵仙、川芎、姜黄）为好，肿痛消减后改用活化散（苏木、红花、制乳香、制没药、血竭、煅自然铜、丁香、制马钱子）。骨折患者一般两周后肿退，可用接骨膏（煅自然铜、制马钱子、骨碎补、土鳖虫、制乳香、制没药、无名异、当归、红花、白芷、冰片）外敷。伤损后期关节、肌肉僵硬者，用透海散（透骨草、海桐皮、乳香、没药、白芷、川芎、红花、川椒、细辛、桂枝、三棱、莪术、冰片）熏洗，熏洗后施以手法推拿，活动关节，并结合功能锻炼。

治疗寒湿凝滞太阳经的腰背痛，尤其是夜间痛不安宁的患者时，可在牛角板上涂红花油，从上向下刮背部至红热，治疗效果显著。针刺治疗胸部伤损胸闷痛的患者时，应嘱患者不得咳嗽、深呼吸，针刺内关穴，留针10分钟后症可大减。治疗腰部扭闪，不能转动的患者时，可针刺天柱穴和腰痛点（手背部），留针20分钟，嘱患者带针走动后即见奇功。治疗腰扭伤被抬进诊室的患者时，可针刺天柱穴、腰痛点，然后施用侧卧位侧扳松动法，患者即可自行走出诊室。

总之，中医骨伤科医生既要学好中医学，又要学好西医学，既要能内治，又要能外治，手法与针药并进，既做患者的良医，又做患者的益友，努力成为救死扶伤、全心为患者服务的医务工作者。

（四）陈健

陈健，男，主任医师，教授，毕业于浙江中医药大学，擅长骨伤科疾病的治疗，现任中国创伤康复医学会副主任委员、浙江省中医药学会骨伤科分会副主任委员、《中国伤残医学杂志》编委，从事中医骨伤科学医疗、科研及教学工作40余年，擅长骨关节、脊柱及软组织急（慢）性损伤的诊治和研究，以中西医结合方法治疗多种关节病、软组织疼痛、颈椎病、腰椎间盘突出症等，疗效显著，取得了多项研究成果，发表专业文章35篇，出版著作3部，1998年被浙江省人民政府授予“省级骨伤名医”称号。

（五）张培祥

张培祥，出生于1942年6月，男，汉族，浙江富阳人，浙江省名中医，主任中医师，富阳张氏骨伤第五代传人。全国老中医药专家学术经验继承工作指导老师。曾担任浙江省中医药学会骨伤科分会委员，浙江省老年卫生科技工作者协会理事，浙江省名中医研究院研究员，浙江省立同德医院骨伤科及张绍富中医骨伤学术研究所顾问。2001年被浙江省人民政府评为“浙江省名中医”，1995年被卫生部（现卫生健康委员会）、人事部（现人力资源和社会保障部）、国家中医药管理局授予“全国卫生系统先进工作者”称号。张培祥是国家中医药管理局第一批中医临床适宜技术推广项目主持人，该项目获得了浙江省中医药科学技术创新奖二等奖、浙江省科学技术进步奖三等奖。张培祥被5次评为浙江省卫生厅系统先进工作者。

张培祥出生于中医世家，行医60余年，擅长利用中医药方法治疗各种骨折、创伤、关节、脊柱疾病。

张培祥的学术思想和辨证特点如下。

1. 手法整复

张氏中医骨伤疗法由浙江富阳人氏张永积在清道光年间（1821~1850年）创立，以手法整复、杉树皮夹板外固定、百草伤膏治疗为特色，于2011年被列入国家级非物质文化遗产代表性项目名录。传承至今，张氏中医骨伤疗法逐步形成了以“整体辨证、手法整复、杉皮固定、内外兼治、筋骨并重、动静结合、功能锻炼”为特点的骨伤诊疗体系，正骨手法独特，在治疗桡骨远端骨折、肱骨近端骨折、掌骨头骨折、第5跖骨基底部骨折、小儿尺桡骨干双骨折、小儿肱骨髁上骨折等骨伤疾病时有着优秀的复位效果，配合使用杉树皮夹板外固定、中药内服，可使患者骨折愈合快、功能恢复好。

2. 树皮夹板外固定

因江浙地区杉树高产，张培祥在治疗骨折时因地制宜，采用杉树皮夹板外固定，根据患者的性别、年龄、形体，自定义杉树皮夹板的长、宽及松紧度，突出杉树皮小夹板材质轻盈、富有弹性、透气疏风、易于更换等特色，在固定患肢的同时使患者能够进行一定程度的功能锻炼，体现了中医骨伤科筋骨并重、动静结合的学术思想。多年的临床实践充分肯定了杉树皮夹板固定牢、塑形好、弹性好的特点。

3. 温肾助阳治疗骨不连

张培祥在骨不连的治疗上有着自己独特的见解，他提出用温肾助阳法治疗骨不连，在临床上收效显著。肾藏精，主骨、生髓、通脑，骨折的修复有赖于肾精气的滋养。张培祥主张，骨不连的发生除有感染、断端不稳等常见因素外，肾气亏损也是一个重要的因素。肾为先天之本，每个人的先天禀赋不同，同时随着年龄的增长，肾气、肾精的损耗越发加剧，易出现肾气不调的问题。因此，张培祥在治疗骨不连时常用续断、毛姜、淫羊藿、合欢皮等药物以温肾助阳，促进骨折愈合，临床疗效较好。

4. 清热利湿三妙汤治疗膝痹证

张培祥在治疗膝痹证时有着自己独到的见解，他认为该病的病因病机主要是正气不足，风寒湿邪外侵，属本虚标实证，本痿标痹，可分为气滞血瘀型、风寒湿痹型、肝肾亏虚型、湿热痹阻型，其中湿热痹阻型的病机乃湿热内蕴，复感风邪，或风湿化热，致风湿热三邪合而为患，但以湿邪偏重为其特点。湿热痹阻型膝骨关节炎、滑膜炎多见于中老年人群，此年龄段人群易肝肾亏虚，致筋骨皮肉渐失濡养，风寒湿邪乘虚而入，滞于关节筋脉，引起关节肿痛。寒湿日久，郁而化热，导致湿热痹证，或湿热邪毒直接久滞经络，致膝部气血不利，热毒郁结，湿热蕴蒸肢节骨臼，引起膝关节局部肿、痛、热、红，屈曲、伸直不利。张培祥认为，该证型早期应治其标，以清热利湿、祛风止痛为原则。本病之源乃标实本虚，肝肾亏虚、脾气不足为其根本原因，所以治标后应补益肝肾。脾胃为后天之本，气血生化之源，脾喜燥恶湿，脾失健运，则水湿运化失常，导致湿邪内生，湿性黏滞，蕴蒸不化，胶着难解，从而使本病更缠绵难愈或反复发作。因此，张培祥强调该证型中后期应治以补益肝肾，同时顾护脾胃，健脾利湿。

5. 补肾祛邪治腰痛

腰痛多以肾虚为本，以外感风寒湿邪、外伤劳损、气血损伤等为标，与脏腑经络有着密切的联系。到了明清时期，各医家对腰痛病因的理解趋于一致，大致可分为肾虚、风、寒、湿、热、瘀血、气滞、痰饮、闪挫九种，其中肾虚为腰痛之本，其他皆为腰痛之标。张培祥在治疗腰痛时，主张标本兼治，攻补兼施，常用的狗脊、秦艽、豨莶草、川牛膝、桑寄生、徐长卿、独活等药物可祛除风湿，杜仲、狗脊、桑寄生等药物可补益肝肾，健腰膝，强筋骨，对腰扭伤、盘源性腰痛、腰椎间盘突出症、椎管狭窄症等疾病均有着较为满意的疗效。

6. 整体思想

由于骨伤科中医用药时以活血药物为多，部分药物可能伤及脾胃，导致患者依从性下降或药物吸收率降低，治疗效果欠佳，因此张培祥在临床辨证施治时特别注重整体思想，特别关注患者的脾胃功能，从饮食情况，以及是否有腹胀、腹痛、恶心、便秘、泄泻等多个角度问诊，力争在保护胃气的同时对疾病进行精准治疗。与此同时，在骨伤疾病三期辨证的基础上，张培祥还会根据患病部位的不同遣方用药：治疗上肢疾病时常用桑枝、桂枝、片姜黄等；治疗下肢疾病时常用川牛膝、木瓜等；治疗胸前疾病时常用枳壳、象贝、桔梗、苦杏仁、青皮、陈皮等；治疗腰部疾病时常用杜仲、狗脊、秦艽、丹参等。另外，张培祥针对一些特殊症状也有着自己独到的用药经验，比如疼痛时加乳香、没药，气急时加紫苏子、降香、木香、郁金、乌药。张培祥在重视整体辨证的同时，也关注局部辨证，不仅会从整体上为疾病的痊愈创造条件，而且会改善让患者最为不适的症状，标本兼治，从而收效斐然。

（六）潘子毅

潘子毅，男，出生于1944年10月，汉族，浙江省温州市永嘉县人，中共党员，浙江省中医院骨伤科主任中医师，浙江中医药大学兼职教授，研究生导师，浙江省级名中医，1969年毕业于原浙江中医学院医疗系，从事临床、教学、科研工作近40年，曾任中华中医药学会骨伤科分会委员，中国腰椎间盘突出症研究会理事，浙江省中医院、东方医院骨伤科主任，原浙江中医学院骨伤教研室主任，《中国骨与关节损伤杂志》《中国中医骨伤科杂志》《中华现代中西医杂志》编委，现任全国颈肩腰腿病痛学会理事，浙江省中医药学会理事，浙江省中医药学会骨伤科分会主任委员，浙江省中医院脊柱病中心主任，浙江省中医院骨伤科顾问。潘子毅熟练应用岐黄之术，治学严谨，学验俱丰，先后发表论文30余篇，主持科研项目多项，为本省骨伤科培养了大批人才，其中地县级医院中医骨伤学科带头人数十名，硕士研究生8名，本科生数百名。潘子毅不断汲取近、现代名医之长，学习西医学的理论及技术，形成了自己的学术理论体系，对骨伤疾病有较深入的研究和较丰富的临床经验，特别是对颈椎病、腰椎间盘突出症、老年性骨关节炎、骨质增生、股骨头坏死、腰椎管狭窄症、椎体滑移、老年性骨质疏松症及各种原因引起的腰腿痛等有独到的诊治经验。

潘子毅的学术思想和辨证特点如下。

潘子毅认为，膝骨关节炎以肾虚为本，以瘀结为标，属中医学“痹证”“骨痹”“膝痹”等范畴，提出了骨关节炎经验方：怀山药15g，龟甲10g，当归15g，熟地黄20g，制首乌15g，白芍15g，党参15g，炒附子6g，黄柏10g，锁阳10g，延胡索20g，独活20g，白术15g，炙甘草6g。寒盛者加制川乌、制草乌以散寒止痛；关节肿胀明显者加泽兰以除湿消肿；痹久肢体拘挛者加全蝎、细辛以通络止痛。

（七）郑海焕

郑海焕，男，出生于1946年12月26日，浙江余杭人，中共党员，主任中医师，副主任法医师，2001年被浙江省人民政府授予“省级名中医”殊荣，浙江省中医药大学客座教授，浙江省名中医研究院研究员，浙江省中医学术经验继承工作室指导老师，1983 年、1994 年被评为浙江省卫生个人先进，丽水市首届名中医，1999 年被授予“十佳科技突出贡献奖”，2021 年荣获丽水市“最美离退休党员”称号，曾先后任世界中医骨科联合会理事，中华中医药学会骨伤科分会委员，《浙江中医杂志》和《中医正骨》编委，丽水市中医学会常务副会长，丽水市中医院副院长等职。

郑海焕熟练掌握中医理论与骨伤临床知识，认真研读经典著作，在骨伤专业上具有较高造诣，经数十载临床实践，结合对中西医典籍的探讨，形成了自己独到的医疗见解，临床经验丰富、手法多样、药法独特。

郑海焕的学术思想和辨证特色如下。

1. 辨证论治，整体思辨

盖医之为业，生命攸关，辨证论治，务必胆大心细，遵守病机，善于将“八纲辨证”“经络辨证”“卫气营血辨证”等中医基础理论与西医理论相结合，取长补短，相辅相成，互相渗透，以中为主，衷中参西。郑海焕根据中医学“天人合一”的思想，把人体看成一个有机的整体，并且把人与社会、自然联系在一起，从中医整体观出发，因人施治，结合中医辨证及西医辨病，运用现代科学技术与手段，更好地为患者服务。

骨伤疾病以慢性劳损居多，与患者的生活环境、年龄、体质、生活习惯等相关，亦与正气的强弱息息相关。《黄帝内经》中提到“正气内存，邪不可干”“邪之所凑，其气必虚”。郑海焕在治疗老年肱骨外科颈骨折、股骨颈骨折、桡骨下段骨折等疾病时，发现患者或多或少伴有骨质疏松、骨量减少的情况。老年患者正气本虚，容易因不耐受外力而出现骨折，郑海焕据此提出“骨质疏松性骨折”的概念，治疗上以补肾活血为纲。

骨伤疾病以“气血”为要，“不通则痛，痛则不通”。气血以通为顺，气行则血行，跌仆闪挫，必伤气血，血凝则气滞，故用药或施用手法时须注重调畅气机。

《黄帝内经》言“肾主骨”“肝主筋”“肾生骨髓”“肾者……其充在骨”。郑海焕治疗骨折、筋伤等骨伤疾病时重在固肾（补肾填精），常用补益肝肾药，如熟地黄、山茱萸、杜仲、淫羊藿、巴戟天、狗脊、枸杞子、续断等，并配伍紫河车、鹿茸、海马等血肉有情之品增强补肾作用。《素问·痹论》言：风寒湿三气杂至，合而为痹也。《素问·调经论》言：血气者，喜温而恶寒，寒则泣不能流，温则消而去之。郑海焕治疗骨伤疾病一般以温通为先，遣方用药时常选巴戟天、肉苁蓉、鹿角霜、鹿茸等以温肾助阳，取川乌、草乌、麻黄、细辛、肉桂等外用以温通经络，用乳香、没药、三棱、莪术、伸筋草、当归、白芍、鸡血藤等以行气活血，柔肝止痛。

脾胃为水谷之海，气血生化之源。李东垣的《脾胃论》曰：欲人知百病皆由脾胃衰而生也。郑海焕在治疗骨伤疾病的过程中注重整体观念，辨证论治，尤其重视调理脾胃，常用党参、黄芪、白术、豆蔻、山药、茯苓、陈皮等药。

郑海焕重视中医骨伤科学术思想的弘扬和发展，临证时强调整体观，提倡内外同治，尤其注重对手法的研究与应用。骨折手法复位一般是逆受伤机制的过程，因此在正骨施术前，应该仔细分析患者的受伤机制、骨折移位情况、软组织与骨的空间相对位置、阻挠骨折复位的因素等，施术时用远端凑近端，“宁可重叠一厘米，不可分离一毫米”，这样临床治疗才会获得较好的效果。

2. 中西合参

郑海焕在临床上充分利用中医学望、闻、问、切四诊，亦注重西医学望、触、叩、听物理诊断，兼用化验、X线、超声、CT、磁共振成像等辅助检查。郑海焕曾在专业期刊上发表医学论文40余篇，撰写的《体相观与黑箱理论刍论——中医骨伤科临床诊断体会》观点新颖，获世界中医骨科联合会“尚天裕”科技进步奖三等奖；在《世界中医骨伤科杂志》上发表的《硬膜外麻醉下正骨复位治疗腰椎间盘突出症》获浙江省科技成果创新三等奖，郑海焕凭借此篇论文应邀参加香港大学中西医结合论坛交流，获世界中医骨科联合会科技创新三等奖；《布巾钳夹固定治疗尾骨骨折》《鸭嘴式夹板固定治疗第一掌骨基底部骨折》分别获丽水市人民政府自然科学优秀论文二等奖、浙江省科学技术厅及浙江省科学技术协会优秀论文三等奖。

骨伤疾病大多病程长、易复发，患者以中老年人为主。郑海焕注重内外兼治，常使用手法治疗，并指导患者适当进行功能锻炼，比如治疗颈椎病时常选择葛根桂枝汤内服，并使用“提拉、牵引、旋转、按压、滚拍”五部正骨手法，使患者的痛、麻、酸胀感立见缓解，病情严重者另配药枕方外用，疗效更佳，这一系列的治疗帮助了部分患者免受手术之苦；治疗膝骨关节病时，在内服六味地黄汤的同时，向关节腔注射玻璃酸钠注射液，可对患者的膝关节起到保护、湿润和滋养的作用，这样的配合治疗大幅缩短了疗程，减轻了患者的痛苦；治疗腰椎间盘突出症时，可内服腰痛十味散或补阳还五汤加减，并配合内服祛风活络胶囊（自制成药），再辅以“拔伸牵引、左右转腰、后伸按压、拍击按摩、直腿按压”五步自创手法治疗，治疗后嘱咐患者卧床休息七天，加以药膏外敷、腰围固定，如此能获得满意疗效。

郑海焕善于用正方，比如用六味地黄汤治疗腰腿痛，用天麻钩藤饮治疗眩晕，用四妙汤加减治疗痛风，用葛根桂枝汤加减治疗颈椎病等。郑海焕善于结合名师之验方，比如用浙江省名中医王以文的蒲公英煎治疗胃炎，用椿根皮饮治疗妇女带下，用柴胡疏肝汤治疗胸胁痛，用千里追治疗癥瘕等；用原浙江中医学院沈敦道的珍珠二龙汤治疗脑震荡，用二一散治疗肾挫伤，用还筋汤治疗梨状肌综合征等；用浙江省名中医吕凤祥的腰痛七味治疗腰痛病等；外用河南洛阳正骨研究院院长郭维淮的展筋丹治疗筋伤，用钳夹、鱼鳞钉外固定可塑脚板、手法复位等行之有效的方法治疗骨折。郑海焕擅用小针刀治疗狭窄性腱鞘炎、网球肘、肩周炎，提高治疗效果。郑海焕善于运用经典古方，又善于汇集名医之验方，取各家之长，据患者的临床表现，结合自己的理念辨证用药，每组成一张处方都能做到理明、法清、方简、药精，目标明确，箭无虚发，故能击中要害，药到病除。

（八）杨友发

杨友发，男，出生于 1958 年 2 月，浙江安吉人，主任中医师，浙江省名中医，湖州市首批特聘专家，第一批全国优秀中医临床人才，全国基层名老中医药专家学术经验继承工作指导老师，事业单位专业技术二级，曾获浙江省中医药科学创新奖二等奖，浙江省中医药重点学科中医骨伤科学学科带头人，得益于衢州市中医院钟坚的学术指点，临证水平有所提高。杨友发曾赴原中国中医研究院骨伤所、望京医院，以及山东文登整骨医院进修，山东大学周易研究中心首届大易文化研讨班、国家首批中医临床优秀人才研修结业。杨友发师承浙派各家，坚持使用中医临床思维，临证时擅长骨伤科疾病及杂病的治疗。

杨友发的学术思想和辨证特色如下。

1. 整体思辨

杨友发认为，形气互化彰显整体思辨，如日月星辰与人体脏腑经脉属形，源于无形之气的凝聚，即所谓“万物无形而有形”。有形的本质是无形之气的运动变化，即所谓“有形而实无形”。无形之气行于形体之内而生长壮老已，有形之体又化于无形之中。中医学重视有形，更重视无形，比如治疗积聚、痰核、痛风肿块、颈椎间盘突出症、腰椎间盘突出症等时，用中药调理无形之气，使其吸收或消失，将有形化于无形之内，达到治疗目的。

2. 理伤整体观

杨友发认为，理伤应注重整体辨证，治疗筋骨痹时不独关注筋骨，应全面考虑患者的病情，制订最佳治疗方案。例如，治疗老年人骨折，当先理其虚，待虚得复，始攻其瘀，而非固守先攻、继和、后补三期治疗法。三期治法后期用补，若无虚，则不补。瘀祛虚现，唯补为要，是为整体观。骨关节退行性疾病的患者大多年高，往往多系统疾病同时存在，辨治时必须综合其全身情况，基础病与骨伤病兼顾，辨其表里、阴阳、寒热、虚实。

中医学临证重视整体观，同时顾及全身及骨伤病，杨友发称之为“综观全身，兼及全科，综合治疗”。中医学临床有内、外、妇、儿、伤、眼、耳鼻喉、针、推等分科，但各科医生首先应是一个全科医生，即所谓“十三科一理贯之”。骨伤科患者可能患有一种或多种他科疾病，如高血压、冠状动脉粥样硬化性心脏病等，因此医生的视野要广及全身，不能仅局限于所谓的伤病，治疗方案也可从各科的治疗经验中借鉴，变通化裁。可见，辨证施治需要有多科功底。

3. 筋骨痹非独治筋骨

杨友发善治腰腿痹证，如腰椎间盘突出症及腰椎管狭窄症等，从生理上看该病证外属筋骨，内应五脏，病机属痰瘀阻滞，标实本虚，施治时应化痰祛瘀，通痹培本，认为用中药调理无形之气，可使炎症消失或使突出物被吸收，使有形化于无形之内，从而达到治疗目的。杨友发常将腰腿痹证分为痰瘀虚痹、痰瘀热痹、痰瘀寒痹三型施治。

杨友发治疗项痹病，如颈椎病时，以六经论治之效佳。杨友发认为，颈部上撑头颅，下连躯体，为经脉所过之要道，头身气血相贯之要冲，是经络、气血、筋骨、肌肉等的综合枢纽，其活动频繁，易招致病损。颈椎病是指颈椎退行性变引起颈椎管或椎间孔变形、狭窄，刺激或压迫颈部脊髓、神经根、交感神经等，造成结构或功能性损害所引起的临床综合征。颈椎病的临床表现复杂，危害严重，关乎全身。太阳型颈椎病指因患颈椎病而招致太阳经不能宣发卫外、阳不化气或水液代谢失调者；少阳型颈椎病指颈椎病见少阳经循行所过部位的其他病症，并具有少阳枢机障碍特点者；阳明型颈椎病指颈椎病见阳明经循行所过部位的其他病症，并具有阳明合机障碍特点者；太阴型颈椎病指颈椎病见太阴经循行所过部位的其他病症，并具有太阴开机障碍特点者；少阴型颈椎病指颈椎病见少阴经循行所过部位的其他病症，并具有少阴枢机障碍特点者；厥阴型颈椎病指颈椎病见厥阴经循行所过部位的其他病症，并具有厥阴合机障碍特点者。

杨友发治疗肺癌晚期骨转移的患者时，关注本虚标实，以经方（比如竹叶石膏汤合葶苈大枣泻肺汤）化裁获效。

（九）沈钦荣

沈钦荣，男，出生于1963年，绍兴钱清人。1985年7月毕业于原浙江中医学院，第六批全国老中医药专家学术经验继承工作指导老师，第六浙江省名中医，浙江中医药大学硕士生导师，国家级非物质文化遗产绍派伤寒项目省级代表性传承人，浙江省中医药重点学科中医骨伤科学学科带头人，绍兴市第七批专业技术拔尖人才、学术技术带头人，首批越医名家，绍兴市中医院主任中医师（二级），现任绍兴市中医药学会会长，绍兴市中医药文化研究所副所长。主持完成的科研项目获省级中医药科技二等奖1项，厅（市）级中医药科技三等奖8项，独著、主编出版《绍兴医药文化》《理伤续断一得录》《骨折必读》《颈腰病必读》《神经与运动损伤必读》《顾氏伤科经验与特色》《越医薪传》《越医文化》《餐桌上的本草》《张景岳医论医案》《何廉臣医案》等专著10余部，发表论文60余篇，主持国家级继教项目10项，获得发明专利3项。

沈钦荣从事中医骨伤、越医研究工作37年，重视学习中医经典及现代医学新知，精于临床实践及古代文献研究，整理、挖掘越医资源，以传承、弘扬越医文化为己任，学验俱丰。

沈钦荣的学术思想及临证经验如下。

1. 以顺为治，以平为期

沈钦荣认为，骨伤是各种外力或内因导致机体失衡，骨断筋伤的疾病，其治疗目的是通过各种方法使机体达到新的平衡，消除或改善症状，治疗时应遵循中医整体观，以顺为治，以平为期。

正骨手法切忌过于暴力，应顺势而为，以末求本，先逆后顺，欲合先离，离而复合，以末求本，即以远折端对近折端复位；先逆后顺，"逆"即逆骨折移位通道，利用软组织张力复位，"顺"即纠正残余移位及轴线。例如，若肱骨内上髁骨折时，则在伸指伸腕前臂旋后肘外翻位利用屈肌腱拉力将内上髁牵出肱尺关节，达到复位目的；若肱骨外上髁骨折旋转移位，则在屈肘前臂旋前位用拇指向肘后推挤，利用韧带牵拉使骨折块回转，再用捏按手法矫正残余移位；若桡骨远端"背靠背"移位，需先沿原移位方向回旋、折顶，再加牵引才能复位，单凭牵引难以成功。在复位的全过程中一定要注意保护骨折端血运及周围软组织，固定时应选择骨折移位的相反方向。

用药方面，当以辨证论治为原则。沈钦荣重视学习经典及历代名家用药经验，仔细体味古今名方的奇思妙想，拓展思路，化裁应用。桂枝汤、小柴胡汤、桂枝芍药知母汤、真武汤、千金独活寄生汤、六味地黄丸、五福饮等，都是沈钦荣临床常用的方子。例如，腰椎间盘突出症表现出来的下肢酸、痛、麻诸症多发生在足少阳胆经循行部位，故以小柴胡汤加减治之；很多膝骨关节炎患者除膝关节疼痛、活动受限之外，舌脉并无变化，肝肾不足的症状并不明显，沈钦荣认为随着年龄的增长，人体五脏虚损的变化与膝骨关节炎的发生密切相关，遂以越医张景岳的五福饮加减，制五福健膝方，五脏同补，并非拘泥于补益肝肾、活血通络诸法。

2. 后天为本，补脾养胃

脾胃为后天之本，安五脏所以治脾胃，调脾胃所以安五脏，沈钦荣治伤时时处处顾护脾胃之气，临证时必先问患者是否有胃病，若有，则为其悉心调治；若脾胃素健，亦慎用活血破血药、苦寒药、虫类药、矿物类药，以及熟地黄、黄精等滋腻厚味药，善用异功散、参苓白术散、资生丸、逍遥散等古代名方，常用薏苡仁、白术、党参、陈皮、山楂、神曲等深符脾胃本性之药。对于碍胃之药，多与其他药配伍应用，如自然铜常与鸡内金配伍应用、熟地黄常与砂仁配伍应用等。慎斋云：诸病不愈，必寻到脾胃之中，方无一失。沈钦荣在古代医家“祛瘀接骨”“补肾接骨”说的基础上，提出“健脾接骨”说，自创健脾接骨方治疗骨折延迟愈合，该方组成为党参、茯苓、白术、当归、黄芪、续断、骨碎补、自然铜、丹参、山药、山楂、新会陈皮等，治以健脾益气为主，辅以养血活血，俾脾胃强、气血旺则骨接筋续。沈钦荣调治理脾胃时，特别重视脾、胃、肝、胆四个脏腑的生理功能和病理变化，以及相互之间的影响，疏肝和胃、健脾益气、和胃养阴、化湿醒脾是他的常用之法。

3. 治养并重，防在治先

三分治，七分养，若不重视养，则得不到满意疗效。腰椎间盘突出症、颈椎病、膝骨关节病等，都与工作、生活中的不良习惯密切相关，如果不予纠正，必定屡治屡发。为此，沈钦荣总结出了以下六点骨伤疾病的调养体会。

（1）避风寒

在骨折初期，患者大多伴有瘀血吸收热，但体温一般波动在 37.4 ～ 37.8℃，这时若外感风寒，极易导致高热。对于开放性骨折，见风着水也是继发感染的一个重要诱因。患肢的保暖对促进局部血液循环的改善十分重要，特别是在冬天，因患肢保暖不当致使瘀血日久不消者并不少见。热敷、热熨、熏洗等治疗后，如果医生没有向患者交代清楚需适当保暖患肢，常致疗效不显。

（2）慎饮食

在骨折初期，患者胃纳一般较差，又多伴发热，此时应适当忌口，主张以食粥为主，以利消化吸收，对腰椎骨折、肋骨骨折及发热患者尤为适宜。至伤后第三周，胃纳一般已复，此时应鼓励患者多吃营养丰富的食品，促进骨折愈合，不必为忌口所拘。

（3）适情感

调适情感在内科的治疗中显得十分重要，而在骨伤科的治疗中常被忽视。骨伤患者大多忧虑，担心自己是否会终身带疾，容易因伤病恢复得太慢而焦虑，因慢性骨关节病长期疼痛而精神抑郁者更是比比皆是。医生应注意开导患者，使他们对自己的疾病有正确的认识，保持乐观、舒畅的情绪状态，积极配合医生的治疗，争取早日康复。女性易多思善感，因此心理疏导更加必不可少。

（4）巧服药

对于有胃病的患者，或方中有对胃的刺激性较强的药物，一定要嘱患者在餐后半小时内服药，或服药前先吃些糕饼，以减少药物对胃的刺激。有些患者药入即吐，可在服药前喝少量酱油，或口嚼生姜片以止吐。对于大便不通需服用番泻叶者，一定要泡服并趁热一口气喝下，若分几次冷服，其效不佳。

（5）勤锻炼

若欲保持骨折复位后不移，则需要进行有效固定；若要促进患肢功能早日恢复，则需要尽早活动。如何处理这个矛盾呢？古代医家以“动静结合”四字对此进行了高度概括，即在保持有效固定的前提下，提倡积极进行功能锻炼。例如，医者对桡骨远端骨折患者进行夹板固定后，应早期指导患者做远端指间关节的屈伸活动，后期拆除夹板后应尽早开始进行腕关节的屈伸旋转（不负重），预防腕关节僵硬。对于其他慢性疾病，如骨关节炎、腰椎间盘突出症、肩周炎等，要耐心指导患者尽早进行正确的功能锻炼。例如，膝骨关节炎患者可做坐位伸膝、两足滚筒等动作，既不增加膝关节负担，又可加强膝关节周围肌肉的力量训练，同时应少做上下楼梯、下蹲等不利动作。

（6）防诱因

慢性疾病一般都有一个积累的过程，某些动作反复持续累积，就可能引发病痛，比如经常弯腰可引发腰椎间盘突出症，经常爬楼梯或坐矮凳易导致膝骨关节炎，所以在治病的同时，一定要嘱咐患者改掉这些不良习惯，要求患者发挥主观能动性，让患者自己对疾病有正确的认识，配合医生的治疗。沈钦荣对此的体会有三句话：第一句是“有利的动作多做，不利的动作不做”，只有患者少做不利动作，治疗时才能见效快，治疗后才能少复发；第二句是“我们不能改变骨，就改变筋”，对于骨关节病，骨及软骨的退变难以改变，但通过对筋的有效锻炼，可以明显减轻病痛，改善活动功能，提高生活质量；第三句是“久久为功，坚持才能见效”，任何锻炼都难以立竿见影，需要一定时间的积累才能起效。

为使治养能够有机结合，沈钦荣根据不同人群专门研制了接骨食疗方，包括蟹肉粥（儿童）、三七白毛乌骨鸡（女性）、壮骨酒（男性），集预防、治疗作用于一体的药枕方，促进骨折后功能恢复、缓解慢性骨关节痛的外洗方，醒脾悦肝的五福花茶饮，以及缓解筋骨关节痛的专用膏方等。

4. 筋骨退变，五脏同补

中医学认为，人之为病，一由正虚，一由邪侵。正虚有以一脏虚损为主者，邪侵有从一脏始发者，但五脏紧密相关，不能机械对待。沈钦荣认为，膝骨关节病为骨、软骨退变所致，属中医学“膝痹”范畴，其基本病机为本虚标实，以五脏虚损、气血不足为本，以痰浊、瘀血阻滞为标。五脏虚损，气血不足，脏腑功能失调，气血运化失常，聚而成痰成瘀，阻滞经络，直至累及五脏，虚实夹杂是膝痹本虚标实病机的基本构成，同时风寒湿邪外侵、饮食不节、七情内伤、劳逸不当等亦与膝痹的形成密切相关。五脏虚损，正气不足，风寒湿邪乘虚而入，气血运行受阻，荣养失司，不荣则痛，久而成痿，这也是退行性骨关节病的共性。因此，筋骨退变当五脏同补。

张景岳五脏同补学说源自《黄帝内经》的有关论述及与五行五脏相关的观点。《灵枢·天年》曰：人之寿夭各不同，或夭寿，或卒死，或病久，愿闻其道……五脏坚固，血脉和调，肌肉解利，皮肤致密，营卫之行，不失其常……故能久长。所谓五行五藏，是指五行中的任何一行生克互藏。《类经》曰：（五行者）第人知夫生之为生，而不知生中有克；知克之为克，而不知克中有用；知五之为五，而不知五者之中，五五二十五，而复有互藏之妙焉。如土之互藏，木非土不长，火非土不荣，金非土不生，水非土不蓄，万物生成，无不赖土，而五行之中，一无土之不可也。张景岳沿袭五行五脏的观点，将五行与阴阳紧密结合起来，提出“五行即阴阳之质，阴阳即五行之气，气非质不力，质非气不行”，将五行与五脏结合起来，即形成了五脏互藏理论。《景岳全书》曰：所谓凡阳有五者，即五脏之阳也。凡五脏之气，必互相灌濡，故五脏之中，必各兼五气，此所谓二十五阳也。书中还指出：有一脏之偏强，常致欺凌他脏者；有一脏之偏弱，每因受制多虞者。张景岳提倡五脏同补，创制了五脏同补的代表方——五福饮。五福饮由人参（补心）、熟地黄（补肾）、当归（补肝）、白术（补肺）、炙甘草（补脾）组成，主治五脏气血亏损，方后自谓：凡五脏气血亏损者，此能兼治之，足称王道之最。

（十）万全庆

万全庆，浙江宁海人，主任中医师，教授，硕士生导师，毕业于浙江中医药大学，师从中医名家叶海，为第二批全国老中医药专家学术经验继承人，浙江省椎间盘诊疗中心主任，历任中国民族医药学会疼痛分会副会长、中华中医药学会针刀分会常务委员、浙江省针灸学会针刀专业委员会主任委员、浙江省针灸学会常务理事、浙江省中医药学会理事，浙江省康复学会理事等，《实用非处方中成药》副主编，“十三五”规划教材《针刀医学》副主编。

万全庆的学术思想和辨证特色如下。

1. 仁心仁术，坚守医道

1977 ～ 1979 年，万全庆在当地当上了赤脚医生，随后跟随宁波市中医院骨科主任叶海学习。在当学徒的几年里，万全庆看到了无数患者深受病痛的折磨，使得他充分认识到了医学的重要性，当他看到老师利用手法复位、中药外用、中药内服等治疗方法，使很多患者恢复健康时，便对中医学产生了浓厚的兴趣。恢复高考后，万全庆经过自己的努力在 1981 年如愿考入原浙江中医学院，1986 年毕业后被分配到学校组织部从事行政及骨科门诊工作，在骨科门诊工作期间有机会接触到了当时杭州的几位骨伤大家，如沈敦道、周炳辉、周林宽等。1997 ～ 2000 年，万全庆第二次跟随当时已成为国家级名中医的叶海进行师承学习，成为第二批全国老中医药专家学术经验继承人，汲取名家精华，为今后形成自己的理论体系打下了深厚的基础。2019 年，万全庆被授予浙江省名中医称号。

2.“针刀 – 正骨 – 中药”三位一体化诊治模式

万全庆经过多年的临床积累，综合各名家之所长，逐渐形成了一套自己的临床诊治模式。针刀是传统中医针灸理论与现代解剖学理论结合的产物，治疗慢性软组织损伤时应用针刀可以快速松解粘连、祛除瘢痕，万全庆在 30 余年的临床实践中逐渐形成了一套自己的针刀手法，而且不断地揣摩针刀技术，更新针刀刀具，操作时动作轻柔，临床应用广泛，使得年轻人不必谈“刀”色变。正骨疗法是中医骨伤科学的精髓，万全庆在跟随诸多骨伤名家学习后，将正骨手法广泛应用于各类疾病的治疗，结合中药辨证施治，形成了“针刀 – 正骨 – 中药”的三位一体化诊治模式，在颈椎病、腰椎间盘突出症、肩周炎、膝关节炎、腱鞘炎等多种骨关节病，软组织病，四肢、椎体骨折等治疗方面积累了丰富的经验。万全庆临证时总是站在患者的立场上思考，尽可能用最经济的方式减轻患者的负担，力争在最短的时间内见效，减轻患者的痛苦，并尽量在门诊就解除患者的病痛。

3. 传统小夹板固定术治疗骨折病

在治疗骨折的患者时，万全庆善于利用传统的小夹板固定术，这种小夹板都是量身定制的，是根据患者自身的比例特点用杉树皮现场裁制的。在进行夹板固定的同时可结合中药外敷、中药口服和关节功能锻炼，这样既减轻了患者的病痛，又减轻了患者的经济负担，而且预后极佳。

小夹板固定是中医治疗骨折的传统方法，在骨折的治疗中发挥着重要的作用。小夹板固定的优势是将手法整复、外固定、功能锻炼有机地结合在了一起，做到了边整复边固定，固定后还可以继续调整。小夹板固定疗法可以通过放置不同形状的加压垫有效地对抗骨折断端的移位，从而维持骨折复位后的位置、夹板的弹性束缚作用及对固定带的调整，亦可以维持骨折复位后的稳定。

杉树皮夹板是一种透气、轻便、制作简单且易于塑形的天然材料，既能形成足够的强度在肢体外部进行支撑固定，又能控制肌肉的反作用力，符合中医正骨动静结合、内外统一、辨证论治的理念，与石膏托相比存在明显优势。此外，杉树皮夹板固定能使关节获得更大的活动范围，且杉树皮夹板限制了骨折移位方向的运动，对不影响骨折愈合的方向的运动则不作限制，在起到固定作用的同时可使患者能够进行适当运动，促进消肿、止痛，预防肌肉萎缩和关节僵硬，还能刺激骨痂生长，利于骨折愈合。

4. 用疏风清热法促进骨折早期愈合

万全庆通过多年跟师学习及临床实践积累，形成了一套自己的中药辨证施治方法，比如我们一般认为骨折早期瘀血痹阻，多用活血化瘀之法，但万全庆认为骨折早期风邪内侵兼有内热，宜以疏风清热之法为先，再予以活血散瘀，如此往往能获得事半功倍的效果。其主持的“疏风清热治疗骨折”课题获得了浙江省自然基金项目立项。

疏风清热法促进骨折早期愈合是以治未病理论为基础的，治未病思想早在《黄帝内经》中就有所体现，《素问·四气调神大论》曰：是故圣人不治已病治未病，不治已乱治未乱。通俗意义上讲，治未病就是在疾病恶化之前进行干预治疗，预防疾病向不良方向发展，促进病愈。疏风清热法有助于减轻骨折断端周围水肿、缩小血肿范围、控制无菌性炎症、改善血管壁通透性、刺激骨折局部骨基质胶原的合成、促进骨生长因子的分泌与合成等，从而促进骨折早期愈合。

骨折后正气受损，虚邪贼风乘虚而入，阻滞经络，脉络不通，导致各种变证。由此可见，骨折后风邪初中经络，治法必求于经络之间，当疏风、散风以通络，治疗时多选用荆芥、防风等辛味药以疏风散风。然而，无论是外感六淫还是内伤七情，日久均可邪郁而化火，火盛酿毒。骨折后脉络不通，气血瘀滞，邪郁化火，火伤经络，毒邪既成，则皮肤红肿热痛，并易出现脓疡等变证，从而导致骨折愈合延迟。"不治已病治未病"，治疗时应在热毒未甚之时应用苦寒或咸寒之品，多选用金银花、连翘、焦山栀等苦寒药，苦可以清热解毒，直折热毒之势，使邪势得以遏制，消除病因，而无为害之机。万全庆认为，对于骨折初期的治疗，用疏风解毒法要比用活血化瘀法疗效好、见效快，有助于缩短疗程。

（十一）史晓林

史晓林，医学博士，博士后，主任中医师，教授，博士生导师，浙江省名中医及传承项目指导老师，浙江中医药大学附属第二医院骨伤科学科带头人、骨质疏松中心主任，浙江中医药大学中西医骨代谢疾病研究所所长，浙江省科学技术厅国际联合实验室主任，浙江省中医药骨代谢疾病重点实验室主任，浙江省151人才工程第一层次培养人员，浙江中医药大学"5151远志人才"，国家中医药管理局"十二五"重点学科带头人，国家中医药管理局"十一五""十二五"重点专科带头人，浙江省中医药管理局"十三五"重点学科带头人，中华中医药学会骨质疏松防治发展共同体主任委员，中国医促会骨质疏松分会副主任委员，中国老年学与老年医学学会骨质疏松分会副主任委员，浙江省中西结合学会骨质疏松分会主任委员，浙江省康复医学会骨质疏松分会主任委员，浙江省中医药学会骨伤科分会副主任委员，浙江省医学会骨质疏松与骨矿盐分会副主任委员。《中国骨质疏松杂志》副主编，《中国中医骨伤科杂志》副主编，《中医正骨》杂志编委。主持国家自然科学基金项目4项，主持国家中医药行业专项1项，主持省部级课题13项（其中重点2项），获省部级科技进步奖二等奖5项，发表学术论文230余篇（其中SCI 25篇），获得国家专利11项。

史晓林从事中医骨伤科临床工作30余载，在治疗骨质疏松症方面有着独到的见解及丰富的临床经验，擅长骨代谢、脊柱疾病的中西医结合诊治。

史晓林的学术思想和辨证特色如下。

1. 创立骨痿“三因一变”理论

“三因致变”理论是史晓林针对骨痿提出的一种病因病机理论。“虚、瘀、毒”三因密切相关，即因虚致瘀、虚瘀致毒、虚瘀毒相互交结，合而为病，将导致骨痿。三因致变理论既是病因理论，指出了骨痿以虚为本，以瘀为标，因毒而变，又是病机理论，三因不是相互独立，而是互相影响、互为因果的，可共同作用导致骨痿。因虚致瘀，因瘀致毒，又可因瘀及毒加重其虚，如此陷入恶性循环。另外，“三因致变”理论又在一定程度上揭示了骨痿的基本病理过程往往是“虚→瘀→毒→骨痿”，但在临床实践中发现，每一个病理过程中的相关因素都不是“虚瘀毒”中的单一因素，而是相互夹杂、各有侧重的。血瘀在骨痿的发生发展中起着重大作用。虚为内质，瘀为外象，在骨痿发生早期，患者往往表现为疼痛，给人一种纯实证的假象，很容易让人只顾活血化瘀而遗忘补其虚，导致治疗效果不好。在临床实践中，根据“三因致变”理论辨治骨痿，能够获得良好的疗效。

2. 提出骨痿“温、通、和、补”四法

史晓林在骨痿的治疗方面提出了“温、通、补、和”四法，即补肾精气以滋先天、温脾胃中焦以养后天、通经脉以行气活血、和气血阴阳以防瘀毒致变。中医学认为，骨痿主要涉及肾、脾、肝等脏腑。骨痿最常见的病因病机为肾虚、脾虚、血瘀。肾为先天且与骨同源，肾藏精，精生髓可濡养骨骼，肾虚则骨失所养，久之则髓减骨枯，发为骨痿；脾为后天之本，现代相关研究已经证实，骨骼肌的退变与骨量减少密切相关，后天气血充足，则肉丰骨坚，若脾虚无力化生气血，将会导致体内钙、维生素 D 等的水平下降，最终导致肌弱骨枯。血瘀亦与骨质疏松症息息相关。大部分骨痿患者在血瘀分子生物学指标等方面有客观病理改变，现代中医更是提出了“骨络”这一概念，同时现代相关研究发现血瘀能够通过调节铁过载影响成骨分化及骨的再生、修复。因此，史晓林在骨痿的治疗方面提出了“温、通、补、和”四法，并在此基础上遴选出十余味中药应用于骨痿的治疗，有效缓解骨痿患者腰背疼痛、腰膝酸软、持重困难等临床症状。

3. 创立益气温经法代表方——强骨饮

强骨饮是史晓林等人根据中医学对骨质疏松症的认识自拟的益气温经方。方中黄芪补气摄血、祛瘀散结、益气固表，鹿角霜补肾助阳、收敛止血，重用二者为君；骨碎补、杜仲补肾壮骨，通筋活络，共为臣药；川芎、鸡血藤、肉桂温阳益气，补血活血通络，共为佐药；独活、秦艽、防风祛风湿，强筋骨，止痹痛，共为使药。诸药相伍，相得益彰，共奏补肾壮骨、舒经通络之功。气血得补，脉络通畅，可使骨质生化有源，输泄有道。骨质疏松症的“证”与强骨饮的“治”是一致的，这是强骨饮立方之本。强骨饮中骨碎补、杜仲等补肾药与川芎、鸡血藤、秦艽、防风等活血祛湿通络药同用，可通过补肾强骨、活血通络之法，使骨质疏松症之肾虚气弱、气血瘀滞、脉络闭阻得解。强骨饮治疗原发性骨质疏松症已经取得一定临床成果，经药理学研究等的验证，强骨饮可以补肾壮骨、通筋活络，缓解骨性疼痛、提高骨密度、增加骨形态计量学参数、抑制破骨细胞对骨的吸收。

4. 益气温经法外治——益气温经穴位贴

益气温经穴位贴是史晓林根据骨痿“虚、瘀、毒”的中医病因病机，运用益气温经法联合相应穴位治疗的一种中医外治疗法。抗骨质疏松治疗的最终目的是缓解骨质疏松性疼痛，预防患者因驼背畸形而影响心肺功能，降低骨折的风险，维持患者的生活质量。中医学认识到骨痿的发生不仅与各脏腑，尤其是肾、脾胃的关系密切，还与“虚、瘀、毒”密不可分，因此治疗时以补肾强骨、健运脾胃、益气补血、活血化瘀为主。益气温经穴位贴的药物组成为女贞子、怀牛膝、肉桂、吴茱萸及蜂房，根据一定比例配制上述药物后溶于松香溶媒即制成。方中以女贞子为君，女贞子性沉降，归肝、肾经，具有补肝肾、强筋骨的作用；怀牛膝为臣，味苦、酸，性平，可强腰膝，引气血下行，对下肢痿痹无力有良好的治疗效果；肉桂、吴茱萸辛散而温热。除药物本身的作用外，怎样选取穴位也会影响该病的防治效果。骨痿与足太阳经、督脉、足少阴经、任脉等经脉的关系较为密切，史晓林临证时常选择肝肾之背俞穴、肾之原穴、任脉的神阙与关元，以及涌泉穴作为敷贴的主要穴位，另可加入局部疼痛明显的阿是穴。经过大量的临床试验和基础实验证实，经过益气温经穴位贴敷贴治疗的患者生活质量明显改善，且功能障碍减轻，腰背部疼痛缓解。

（十二）全仁夫

全仁夫，全国老中医药专家学术经验继承工作指导老师，浙江省名中医，杭州市萧山中医院党委书记、院长，毕业于浙江大学医学院，医学博士，博士后，博士生导师，享受国务院政府特殊津贴。先后担任中华医院管理协会副理事长，中国医药教育协会国际脊柱教育专业委员会副主任委员，国际矫形与创伤外科学会（SICOT）中国部脊柱专业委员会副主任委员，SICOT 中国部计算机与赋能技术专业委员会副主任委员等。任《中华骨与关节外科杂志》常务编委，《中华骨科杂志》编委，《中华创伤杂志》编委，《中医正骨》副主编等。

擅长脊柱微创、脊柱矫形，尤其是大角度脊柱侧弯的矫形，以及恶性骨肿瘤的切除、重建。

全仁夫的学术思想和辨证特色体现了中医临床辨证应变之法，“有法而不拘泥于法”，极大提高了中医疗效。全仁夫根据自己的临床经验总结著成《名老中医全仁夫教授骨伤科学术思想及治伤经验精选》等学术专著10余部。全仁夫在芒针治疗脊髓损伤的基础及临床研究，毛囊干细胞的开发、临床应用和生物材料研发等领域的成果处于国内领先水平，先后承担省部级重大课题10余项，发表核心期刊与SCI论文200余篇，先后获得中华中医药学会科技进步奖三等奖（主持）1项，浙江省科技进步奖二等奖（主持）4项，浙江省科学技术发明二等奖（主持）1项和浙江省科技进步奖三等奖（主持）2项，在业内已具有很高的威望，先后被评为全国卫生健康系统先进工作者、全国老中医专家学术经验继承工作指导老师、享受国务院政府特殊津贴专家、浙江省优秀共产党员、浙江省劳动模范、浙江省名中医、杭州市名中医、杭州市劳动模范，先后获得浙江省优秀医师奖、杭州市杰出人才奖、杭州市卫生科技突出贡献奖，并享受杭州市政府特殊津贴。

全仁夫从事中医骨伤科临床、科研、教学工作30余年，始终坚持“中西二法，兼收并蓄，取长补短，与时俱进”的治疗原则，在脊柱创伤、颈腰腿痛等疾病的防治方面已形成了自己的独特见解，并贯穿整个临床诊疗过程。

全仁夫的学术思想和辨证特色如下。

1. 气血同治，重在化瘀

人体的生理病理基于阴阳而归结于气血，气血的共同之处在于二者都是人体生命活动的物质基础，都需要水谷精微和肾中精气的滋养，都是通过肺、脾、肾等脏腑的功能活动生成的。气血是维持人体正常功能活动的物质基础，运行于全身，周流不息，外则充养皮肉筋骨，内则灌溉五脏六腑，故损伤之为病，与气血的关系尤为密切，内伤（经络脏腑）离不开气血凝聚，外伤（皮肉筋骨）亦关乎气血之变。因此，骨与关节损伤之证，究其病理，总不离乎气血的变化。针对骨与关节损伤的特点而言，气血损伤是骨伤疾病主要的病理变化，因肢体损伤后可导致气血功能失调，如血瘀、气滞、血虚、气脱等，故临床常见的症状是局部疼痛、肿胀、瘀斑，甚则功能障碍，临证时应遵循“祛瘀生新”的原则。全仁夫认为，骨与关节损伤的治疗必须以活血化瘀为先，血不活，则瘀不能祛，瘀不祛，则骨不能接，因此对肿胀、疼痛、功能障碍的治疗重在化瘀，临证时常用三法：内服化瘀之剂、外用理伤手法、外敷自制消肿膏。

2. 化瘀之法，审因求变

瘀血学说和活血化瘀治则是中医学特有的认识。瘀血证是由血行不畅，血液瘀滞造成的多种病证的总称，既是外伤、出血、寒邪、湿邪、痰湿、气郁等产生的病理产物，又是进一步引起各种病证的致病因素。因此，瘀血和其他病因相结合，能诱发脏腑经络出现多种病证。活血化瘀法是治疗骨与关节损伤的常法，也是最基本、最重要的治疗方法，但临证时还应根据具体情况审因求变，既要攻其瘀滞，又应顾其不足。全仁夫临证时常用三法：行气活血法、攻下逐瘀法、通络活血法。

3. 骨病治疗，从肾着眼

肾对骨的生长发育、新陈代谢，以及骨折修复与骨病防治均有重要的“主”与“合”的作用，因此全仁夫认为骨病的治疗，当从肾着眼，临床治疗时应以益肾为主。皮、肉、筋、骨、血、五脏间皆有联系，治疗骨与关节损伤及骨病时，应从肾着眼，兼顾其他脏腑的相关病变，进行辨证治疗。全仁夫临证时常用益肾补肝法、益肾养血法、益肾健脾法、益肾通络法等。全仁夫对强直性脊柱炎的辨治形成了独有的见解，获得了良好的疗效，并总结了以下四法：强调辨证，辨主症，辨虚实，辨淫邪；重视保护脾胃；善用引经药；喜用虫类、藤类药。

（十三）郑润杰

郑润杰，浙江省中医药传承与创新“十百千”人才工程（杏林工程）领军人才，浙江省名中医，全国基层名老中医药专家传承工作室、浙江省名中医传承工作室指导老师，中国中医药研究促进会外治分会副主任委员，世界中医药学会联合会脊柱健康专业委员会常务理事，中国老年学和老年医学学会老年病学分会常委委员，中华中医药学会治未病分会委员，浙江省中医药学会整脊分会副主任委员。擅长闭合整复骨折、火针治疗痛风，运用经验方配合手法及功能锻炼治疗颈椎间盘突出症、腰椎间盘突出症、半月板损伤、疑难骨折、骨无菌性坏死等疾病。

郑润杰已从事中医骨伤科临床、科研工作40余年，在疑难骨折的治疗上具有自己独特的治疗手法和见解。

郑润杰的学术思想和辨证特色如下。

1. 在多方领域履职建功

郑润杰于1978年就读于原浙江中医学院统招五年制中医班，此后陆续跟随郑中坚、狄任农、池永龙、朱鹤、潘子毅、童培建、肖鲁伟等老师学习，更遍访北京尚天裕、上海施杞等骨伤名家，这些经历无不使其双翼丰满。

郑润杰在28岁时提出用中药治疗股骨头无菌性坏死，当时他自掏腰包带着病历与影像学检查结果北上向尚天裕教授求教，受到肯定与鼓励后，他立即返乡申请课题，最早治愈的病例曾被温州日报等多家媒体争相报道。2019年，郑润杰发挥专业优势，成功在瑞安市组织召开中国中医药促进会外治分会学术年会暨第二届学术交流会与郑润杰全国基层名中医骨伤科特色学术交流会。

2. 著书立说，弘扬、发展中医药优势

“医学也是一门学科，如果没有创新，就没有发展。”学习和实践贯穿了郑润杰的行医生涯。郑润杰在40多年的临床实践中发现，颈肩肘腰腿痛已成为骨伤科常见病，于是他带领团队精心研究，在现实中摸索出一套独特的推拿与运动疗法，编著的《郑润杰颈肩肘腰腿疾病推拿与运动疗法图解》由中国中医药出版社出版，填补了当前颈肩肘腰腿痛推拿与运动疗法专著的空白。

40余年来，郑润杰认真学习，应用现代科学技术整理、发掘中医正骨学遗产，将动静结合、筋骨并重、内外兼治和医患合作作为骨折的治疗原则，使多数新鲜骨折可以采用不加重局部损伤的闭合手法复位、不超关节的夹板局部外固定及患者主动功能锻炼的方法进行治疗；对踝、肘关节和腕舟骨骨折等关节内骨折的治疗方法进行了改进；在陈旧性骨折畸形愈合、延迟愈合和不愈合的治疗，以及感染性、开放性骨折的治疗方面都取得了较大进展；对桡骨远端骨折的整复方法和指骨骨折的外固定进行了进一步的改进和创新。

由郑润杰编著的《郑润杰骨伤科学术经验集》已出版发行，这本25万字的著作凝聚了郑润杰40余年的心血，从医事传略、经验撷粹、药物研究三个方面介绍了郑润杰的学术思想及临床经验，通过本书既能一窥其独特的学术思想，又能身临其境地触摸到其在临床研究、临床验案方面的新思路和新技巧，得到了同行的认可。

3. 学习领会《黄帝内经》精髓，治病求本

郑润杰在临床诊治骨伤疾病时会探求疾病的根本原因，“治病必求于本”，辨证施治。《黄帝内经》提出“本于阴阳”，认为阴阳失调是疾病发生的根本原因。骨伤疾病的基本病机是局部经络阻塞，气血凝滞，以治疗痛风病为例，郑润杰在确定病邪性质后常采用放血疗法，标本同治。汪机提倡“治外必本诸内”，比如外伤后期的肿胀属于虚肿，常用归脾汤或补中益气汤治疗，内外标本兼治。中医骨伤科之治病求本要求医者认清整体和局部的辨证关系，无论是急性病还是慢性病，都要寻其本质，对四诊所得的资料信息加以分析，掌握病证的标本、轻重、缓急，标本兼顾，将治标与治本相结合，如此才能正确施治，提高临床疗效。

4. 治疗妇女、儿童患者，更需顾护后天

郑润杰认为，对于软组织损伤、滑膜炎、颈肩腰背痛、增生性关节病等骨伤疾病，治疗时要顾及脾胃，特别是对于妇女、儿童患者，要辨明患者的体质，区别寒热虚实。郑润杰认为，痛风、滑膜炎等疾病后期都与脾胃功能有密切关系。脾胃为人体生命活动之本，为后天之本，后天水谷滋养先天之气，先天之气盛，则胃气自充，四肢关节得以强健。因此，在临床上要注重固护脾胃之气。脾胃功能状态与痛风、滑膜炎、化脓性关节炎等疾病的发生及预后密切相关。

郑润杰认为，妇女在行经、妊娠、分娩、哺乳等特殊生理活动中易消耗阴血，致使机体处于阴血不足、气常有余、气血相对不平衡的状态。气血是维持人体生命活动的基本物质，脏腑功能的下降会影响气血的变化，而气血功能不足会导致脏腑功能下降。郑润杰把阿胶当作妇科常用药，体现其重视妇女以血为本的治疗原则。

郑润杰根据儿童不同时期的特点，选用性质温和、标本兼治、不良反应相对较少的中药进行治疗，认为针对不同的病情要采用不同的方法治疗，特别是需要施以手法时，动作要轻柔、有技巧。

5. 内外兼治，治有特色

骨伤科内治法以四诊八纲为依据，从整体观念出发，辨证施治，根据疾病阶段的不同采取不同的治疗方法，根据病证的不同选择不同的方药。关于中医外洗，各家学说各有千秋，郑润杰常用的中药外洗颗粒冲剂是一种治疗四肢关节软组织陈伤的中药组合物，疗程短、费用低、无须开刀、病愈后不易复发。

6. 从“需求”出发，关注健康照护

郑润杰认为，自我按摩是通过不同的按摩与自我锻炼方式来达到未病先防和既病防变的目的的，对提高身体的抵抗能力、预防疾病的发生起到了重要的作用。例如，对于因进行了过度体力劳动而导致颈肩腰腿痛与膝关节疼痛的患者，在给予手法治疗的同时应教会患者进行自我按摩与功能锻炼，起到“弯腰练肾功，摇晃关节松，气血能流通，防止腰腿痛”等作用。自我按摩锻炼有助于改善全身血液循环，使全身的关节、肌肉得到锻炼，促进代谢，提高肺活量，调节神经功能。针对骨伤科颈椎病、腰椎间盘突出症、肩周炎、腰肌筋膜炎、膝关节痛等慢性疾病，郑润杰创新发明了《颈椎保健按摩挂图》《肩关节保健按摩挂图》《腰椎保健按摩挂图》《膝关节保健按摩挂图》等供患者参照学习。

7. 基于《素问·上古天真论》谈中医学的生命观

从古至今，人们离不开对长寿与繁衍生息的追求，无论是为长生不老，还是为求子多子，人们为此尝试了许许多多的办法。在《素问·上古天真论》中，黄帝与岐伯便讨论了人如何度百岁、如何有子乎，甚至讨论了如何老能生子的问题，这是人们对生命质量有要求的体现，也是从中医生命观引申出的"养生"概念的体现。郑润杰提出了"颐养生命，形神合一""生命阶段，肾气主之""合于天地，生生不息"这三条养生策略供大家学习。

（十四）华江

华江，全国老中医药专家学术经验继承工作指导老师，浙江省名中医，主任中医师，教授，浙江省中医药学会骨伤科分会第五、第六届主任委员兼青年委员会主任委员，现任浙江省中医药学会骨伤科分会第七届名誉主任委员，中华中医药学会骨伤科分会全国委员，浙江省科学技术厅骨关节病创新团队核心成员，国家中医药管理局重点学科中医骨伤科学核心成员，浙江省科学技术厅、浙江省中医药管理局科研项目评审专家，浙江省高级职称评审专家，医疗器械、药品招标评审专家，浙江省残疾评定专家库成员，浙江省医学会、杭州市医学会医疗事故鉴定专家。从事中医骨伤科临床、科研、教学工作40余年，擅长脊柱、骨关节病的中西医结合诊治。

华江的学术思想和辨证特色如下。

1. 强调"未病先防，既病防变"的"治未病"思想

华江认为，骨伤疾病的发生大多与外伤、劳损、六淫、饮食起居失常有关，可防可治，提倡上工治未病，认为医者应重视对疾病及其传变的预防，并针对不同的疾病、疾病的不同阶段及不同的人群，采取不同的防治措施。华江认为，应当注意在骨伤疾病未发生时就向大家传授防病知识，指导不同人群做好各方面的预防工作，以预防疾病的发生，如果骨伤疾病已发生，则应力求掌握疾病的发展规律和传变途径，做到早诊断、早治疗，预防病情的发展与传变。

2. 中西结合，衷中参西

华江认为，中西医学各有优势，中医学的特点是整体观念和辨证论治，从宏观角度出发关注患者的情况，因人施治，可异病同治，同病异治，灵活机动；西医学以诊断为基础，从微观角度出发关注疾病的情况，善于运用现代科学技术和手段。两种医学不应相互排斥，而应取长补短，寻找合适的结合点，各取精华，提高疗效。在临床实践中，医者要借助现代科技手段和诊查设备，识病知因，精准定位，更加精细地了解疾病，并在此基础上灵活运用正骨手法、推拿按摩、中药内服、中药外敷、功能康复等疗法解决骨伤问题，同时充分利用现代治疗方法，以中为体，兼及西医，能中不西，先中后西，中西医结合。中医学经过几千年的发展，积累了丰富的治疗方法，对骨伤疾病的诊治有自己的特色和优势，要充分发扬，手术治疗仅是治疗手段之一，不是治疗目的，应严把指征，发挥中医药简便廉验的特点，减轻患者的负担。在诊疗疾病的过程中，医者要做到将症状、体征、影像学检查结果、神经电生理检查等进行有机结合，保证诊疗方案的准确性。华江还提出要坚守中医阵地，但是中医学是一个包容的学科，想要发展，就不能墨守成规，必须与现代自然科学相结合，广泛应用现代科学的新方法、新技术，多学科参与，对中医学展开多层次、多方位的综合研究，阐明机理，用现代语言诠释中医药学的奥秘，走中医药现代化的道路。

3. 善用滋补肝肾、活血化瘀、通络止痛之法，首提“滋阴解痉法”

华江认为，骨伤疾病的发生是内外因相互作用的结果，骨折、脱位等外伤性疾病，早期骨断筋伤，脉络受损，血溢脉外，凝而成瘀，瘀血阻滞，气机不利，导致气血津液代谢失常，故肢体、关节肿痛，应以活血化瘀、利水消肿法治之，瘀祛新生，气机通畅，津液输布正常，则肿退痛止；后期损及肝肾，故应补益肝肾，使筋骨强健。老年退行性疾病多由久病劳损所致，患者年高体弱，肾精亏损，肝血不足，不荣则痛，久病入络，不通则痛，故治宜补益肝肾、通络止痛。华江通过多年的临床观察，开创性提出用“滋阴解痉法”治疗老年颈腰腿痛疾病，并研制出了院内制剂——和营止痛颗粒，取得了良好的临床效果，荣获浙江省卫生科技进步奖二等奖（这是浙江省中医院骨伤科最早获得的科技奖励）。华江提出，骨伤疾病从病因来看多由外伤、劳损、六淫、饮食起居失常所致，从病机来看，多在肝肾阴虚的基础上出现瘀血或痰湿阻滞，临床上常用滋补肝肾、活血化瘀、通络止痛的方法解除患者的痛苦，提出了“治骨六法”，即活血化瘀法、益气活血法、祛痰通络法、养血通络法、祛风通络法、滋阴解痉法。

4. 治骨伤疾病注重顾护胃气

华江擅长治疗颈椎病、腰椎间盘突出症、骨关节炎及骨质疏松症等。骨伤科常用药物多伤胃气，加上骨伤科老年患者多见，有些患者因服药而正气耗伤太过，胃气受损，消化吸收不良，甚至出现呕吐腹泻。华江注重辨证用药，顾护胃气，增强了治疗的顺应性，有其独到之处。若患者脘腹胀满，纳呆，舌淡红，苔薄白，脉濡缓，多辨为脾胃气滞证，常采用行气和胃法，取厚朴温中汤加减治疗；若患者肢体困倦，头晕困重乏力，舌苔白滑而腻，脉濡缓，多辨为痰浊中阻证，常采用祛痰和胃法，取二陈汤加减治疗；若患者脘腹胀满，不思饮食，口淡无味，恶心呕吐，嗳气吞酸，肢体沉重，怠惰嗜卧，常多自利，舌苔白腻而厚，脉缓，多辨为湿滞脾胃证，常采用祛湿除滞法，取平胃散加减治疗；若患者胸膈胀痛，口苦泛酸，食欲减退，多辨为肝气犯胃证，常采用疏肝和胃法，取逍遥散加减治疗。华江在治疗骨伤疾病时注重辨病与辨证相结合，时刻顾护胃气，形成了较为系统的治疗方法，积累了独到的顾护胃气用药心得，临证时注意维护患者脾胃的正常运化功能，为机体的功能修复和药物治疗作用的发挥提供了良好的条件，从而取得较好的临床疗效。

5. 巧用引经药

引经药可引导或促进药物到达脏腑、经络、组织、官窍等特定部位，以增强药物的治疗作用，达到有的放矢的目的。华江临床巧用引经药以发挥更好的治疗作用，具体如下：颈部损伤常用葛根、羌活、川芎，白芷；上肢损伤常用桑枝、桂枝；下肢损伤常用牛膝、海桐皮、独活；身体上部损伤常用羌活；身体下部损伤常用独活；腰部损伤常用乌药，防风；胸胁部损伤常用陈皮、延胡索、柴胡、郁金、香附。

6. 善用利湿消肿法治疗骨伤“水肿”类疾病

骨伤疾病多“水肿”。华江认为，骨折外伤肢体肿胀，颈、腰椎间盘突出压迫神经，导致神经根水肿、骨髓炎、急（慢）性感染等，引起组织肿胀，骨科大手术后组织应急反应等均可归为骨伤“水肿”类疾病，治疗时在常规中医辨病辨证的基础上，加用利湿消肿法往往可事半功倍，比如对于腰椎间盘突出症神经根水肿，华江在补阳还五汤的基础上，加用防已祛风除湿利水消肿，白术、木瓜、威灵仙助防己健脾除湿，利水消肿，诸药合用，使外邪得除，水湿得行，痰瘀得消，气血运行通畅，通则不痛，诸证可愈。对于骨髓炎、急（慢）性感染、骨科术后吸收热等疾病，华江辨证论治，化裁古方，善用经典名方五味消毒饮，在此基础上以黄芪、党参、茯苓、白术、木瓜等补益脾胃之气，健脾利湿，以黄柏、大黄清热泻火解毒，白芷祛湿、生肌、活血，热清则湿易祛，共奏清热利湿消肿之效。华江强调“传承不泥古，创新不离宗”。

7. 注重“守方易药”治疗骨伤科慢性疾病

腰椎管狭窄症、骨性关节炎、类风湿关节炎、骨质疏松症等属于骨伤科“慢”病，日积月累，病势缠绵，多需要长期调理。华江在慢性病的治疗中，除定时调方治疗外，还注重“守方易药”。守方治法是中医治疗慢性病的重要治法之一，华江在治疗中强调守法与守方相结合，所谓守法指确定疾病治疗原则，如腰椎管狭窄症多肾虚血瘀，以补肾活血为大法，在立法后处方随症加减，标本并治，守方则是在明辨病机、切中根源的前提下，固定药方，无论短期疗效如何，坚持服用直至病愈。华江强调，坚持守方治疗有时非常困难，需要排除诸多干扰，医患合作尤为重要。在慢性病进展的过程中，会有病情变化或出现兼症，华江强调在守方的同时，可以针对兼症“易药”，更好地使患者配合治疗，长期坚持。这种“守方易药”的治疗在骨伤科慢性病的治疗中获益颇多。

华江的学术思想体现了中医的传统理论和方法，体现了中医的特色和优势，同时兼收并蓄，融合了西医学的精华，在坚守中医初心的同时，吸收现代自然科学的成果，促进中医药的现代化。

（十五）周辉

周辉，男，1960年6月出生于中医世家——浙江龙游劳氏医家，1983年毕业于浙江中医药大学本科，获学士学位，1990年毕业于浙江中医药大学研究生，获临床医学硕士学位，1983年起一直在杭州市中医院骨伤科工作。现为主任中医师，浙江省名中医，杭州市名中医，硕士生导师，浙江中医药大学、浙江师范大学医学院兼职教授。曾任杭州市中医院骨伤科主任，国家中医药管理局重点专科、重点学科中医骨伤科学带头人。曾获浙江省优秀医生、浙江省优秀科技工作者、杭州市优秀共产党员等荣誉称号。《中国中医骨伤科杂志》特约编委，《浙江创伤外科》编委。主持、参与、合作各类科研课题20余项，获浙江省科技进步奖三等奖2项，浙江省中医药管理局科技进步奖一等奖1项，二等奖、三等奖多项，杭州市科技进步奖三等奖3项。在国家一级、二级医学杂志上发表科研论文100余篇，其中第一作者论文30余篇（包括SCI论文2篇）。参编专著2部。获国家发明专利1项，实用新型专利5项，外观设计专利1项。

周辉长期从事骨伤科的临床、科研和教学工作，在总结中医药理论知识、吸收前人经验的基础上，结合自己丰富的临床经验，对骨伤疾病的诊治形成了注重整体、审因察病、辨证施治的临证思路，主张“明机理、中西互参；详辨证、证病结合；论治则，动静结合”。

周辉的学术思想和临证特色如下。

1. 明机理，中西互参

周辉不仅重视对中医理论的挖掘和研究，还注重对临床实践的探索。他主张“处方须明辨病机，药物当随证加减”。周辉指出，临床上认识和治疗某种疾病时，一定要辨析疾病的病因病机，审因察病，辨证施治，这样才能获得良好的治疗效果。中医学的发展植根于中华文化，但中医学也应该海纳百川，广泛兼容自然科学技术之长，为我所用，运用先进的科学仪器设备进行课题研究，为中医病因病机研究提供科学依据，使中医四诊得以延伸，为更好地认识和治疗疾病、进一步发展中医理论提供帮助。

周辉在一系列课题研究的基础上提出“腰神经通道腔隙与内容物比例学说”，用以指导临床腰腿痛的诊治，鲜明地体现了中西互参的学术思想。为明确腰腿痛的发病机理，周辉查阅了大量的古籍和现代医学文献，对大量的腰腿痛患者进行了临床观察分析，结合解剖学研究及一系列相关课题的研究，提出了自己的观点，即“腰神经通道腔隙与内容物比例学说”。该学说的主要内容是腰神经根与腰神经通道之间存在一定的比例关系，腰神经根在通道腔内有一定的活动空间，正常情况下不会受到卡压，只有当各种致病因素引起黄韧带肥厚、小关节突增生、椎间盘突出等造成腰神经通道狭窄（通道腔隙变小），或引起腰神经根炎性水肿（内容物增粗），即腰神经通道腔隙与腰神经根的比例关系出现异常，腰神经根在通道中的某部位受到卡压时，才会出现一系列腰腿疼痛的症状。

这一学说可指导腰腿痛的临床分型论治。对于以腰神经根无菌性炎症、水肿为主的通道相对狭窄型患者，一般采用保守治疗，即中西药物配合局部物理疗法，治疗原则为消炎退肿，恢复通道的正常比例关系。对于通道腔壁增生性狭窄或椎间盘突出的患者，原则上以手术治疗为主（对于单纯椎间盘突出的中青年患者，可先予牵引治疗），手术治疗的方法应根据患者的实际情况而定，比如对于以椎间盘突出为主者，在摘除突出的椎间盘的同时，还要常规检查腰神经通道，必要时扩大侧隐窝及入口区，而对于非椎间盘突出性腰神经根卡压症患者，一般不必摘除椎间盘，但要切除肥厚的黄韧带和部分小关节突，扩大侧隐窝，扩大神经根通道，彻底松解受压的神经根。

2. 详辨证，证病结合

周辉认为，临床上每一位患者的病情在同类疾病中既有共性，又因致病原因、生理功能等多方面的不同而有个性，即特殊性。在掌握疾病共性的基础上，对其特殊性加以细心观察，做到详细辨证、病证结合，才能正确判断病情和选方议药。例如，腰腿痛患者均有腰痛伴下肢放射痛，这是共性，但根据疼痛性质和伴随症状的不同，可分为血瘀证、寒湿证、湿热证、肝肾亏虚证、气血两虚证等，这就是特殊性，临床上需要在腰腿痛这个共性的基础上根据特殊性辨证论治，分别用益气活血壮腰汤、麻桂温经汤、龙胆泻肝汤、补肾壮筋汤、八珍汤加减治之，这样才能获得良好的治疗效果。

3. 论治则，动静结合

周辉强调，伤科治疗讲究动静结合，主要包含以下两层含义。

（1）嘱患者注意动静结合

“动”指运动，即功能锻炼，“静”指静止、制动，即保持骨折断端稳定。动静结合最基本的内涵是有效固定与功能锻炼相结合。早在唐代《仙授理伤续断秘方》中就指出：凡曲转，如手腕脚凹手指之类，要转动，用药贴，将绢片包之，后时时运动，盖曲则得伸，得伸则不得屈，或屈或伸，时时为之方可。清代《救伤秘旨》中也指出：骨折，极难调理，夹后不可时常兜挂于项下，要时常屈伸。患者骨折后，在对骨折断端进行有效固定，保持断端稳定的前提下，应尽早开始进行合理、有效的功能锻炼，这样才能维持患者骨折局部邻近关节的活动，避免长期制动造成关节僵硬强直、失用性骨质疏松症等并发症的发生，而且运动对骨的生长和重建是一种良性机械性刺激，循序渐进的运动能有效促进骨折断端的愈合，有利于肢体的功能恢复。“动”与“静”既对立又统一，没有相对的静止，组织就无法修复；没有恰当的运动，骨折处就无法恢复原有的活动功能。“动”属阳，“静”属阴，只有动静之间达到动态平衡，即阴阳平衡，“其病乃治”。

（2）在用药上注意动静结合

凡药性走窜，能推动气血津液运行，起理气行滞、活血祛瘀、利水通便、化痰消食之功的药物，药性属阳，归之于动药；凡能补气养血、滋阴补阳、生津、收涩的药物，药性属阴，归之于静药。动静结合用药体现在以下两个方面。

①攻伐有度，顾护脾胃：明代张介宾认为，凡欲察病者，必须先察胃气，凡欲治病者，必须常顾及胃气，胃气无损，诸可无虑。胃为阳土，喜润恶燥。用药时须注意勿使温燥之品劫其阴，须防苦寒之剂伤其阳，还忌滋腻之剂滞其气。例如，使用辛燥的药物时应配伍一些生津的药物，使用滋腻的药物时应配

伍一些行气的药物。

②气为血之帅，血为气之母：但凡伤折，既有血瘀又有失血，既有气滞又有气虚，故用药时既要活血又要补血，既要理气又要补气。例如，治疗术后失血过多者时常用补血的四物汤，方中熟地黄、当归、白芍滋阴补血，配伍血中气药川芎活血行气，使该方补血而不滞血。

（胡雪琴　刘迅）

第五章 浙派中医骨伤科名著精要

第一节 明代

一、《秘传刘伯温家藏接骨金疮禁方》

（一）版本概况

《秘传刘伯温家藏接骨金疮禁方》又名《(秘传)刘青田先生家藏禁方》《处州青田刘伯温先生跌打禁方》，约成书于明洪武八年（1375），现存最早的版本为中国中医科学院馆藏清光绪二十八年（1902）沈茂椿抄本，线装，一册，不分卷，共31叶。现代医家对其进行了整理，1991年人民卫生出版社出版的《中国骨伤历代医粹》、2009年人民卫生出版社出版的由丁继华主编的《伤科集成》兵家伤科部分均收录了该书全文。

（二）学术概要

该书手抄本中并无目录，以序号分章节，后世整理时将该书分为以下章节：论跌治法、论斗殴穴道、论治法、脉诊、辨生死、拔捺法、修整法、夹缚法、医治法、宜忌类。其中，“论跌治法”描述各部位跌伤（高处跌伤）的预后评估、手法及药物治疗；“论斗殴穴道”主要描述重要穴位的外力击打损伤的轻重缓急，以及相应的手法、灸法与用药；“论治法”表述了受伤深浅、部位与预后的关系，并描述了一些常见的“死候”；“脉诊”篇幅较短，描述了跌打损伤程度与脉象的关系，以及如何通过脉象判断预后；“辨生死”描述了诸多“不治之症”，提示此类损伤预后极差；“拔捺法”详细描述了一些常见损伤，如“手腕出骱”“肩臂脱骱”“肩胛骨出”等的手法整复，以及后续内服、外用等治疗方法；“修整法”较为先进地描述了开放性骨折的详细治疗方法；“夹缚法”介绍了一些部位损伤的固定方法、固定材料及后续处理；“医治法”详细介绍了特重型损伤，如“腹破肠出”“头颅骨破碎（并白浆流出）”“骨碎筋断皮破”等的外科诊治，并介绍了消毒方法；“宜忌类”介绍了一些常见损伤的治疗宜忌，并详细介绍了诸多方药。全书序言明了，编写有序，行文流畅，偏向临床，专科性强，部分治疗理念先进。

（三）医论精要

1. 论跌治法

本篇通篇描述各类跌伤的诊疗及预后。本篇详细讲述了高处坠落头部外伤气息微弱为不治之候，此时宜灸丹田穴续命，但预后极差：凡人在高处跌下，俗名倒栽葱。天灵盖未破者，可救；如穿者，三魂已散，七魄全无，神不归位，呼吸虽有，是候死之症也，治法灸丹田穴。本篇还记载：凡仰天跌下，背脊骨断者，其人坐卧不宁，虽然势重，其神不散，急宜治之无妨。本篇提倡对脊柱骨折患者进行早期治疗，创造性地提出“连人带板而绑，其人一吊自直”“仰天而卧，不可摇动”等治疗方法，与西医骨科学提倡的绝对卧床、轴线翻身等理念不谋而合。此外，本篇还提出了常见跌打损伤，如“跌断胸膀骨”“跌断肋骨”“断指”等的治疗方法：仆倒跌坠，有跌断胸膀骨者，即搀起仰卧不用动手，即用接骨丹七服，其骨自接，不拘服药，其骨不断者，只用七厘散三服，不拘服别药而愈，凡跌断肋骨，不用动手，照前法而治之，先以膏药贴患处，即用行伤打药去尽瘀血，后服接骨丹七服，其骨凸出，照后用药酒去伤一月而愈……凡人指断者，须凑上，用水蜡烛内膜包裹，待内骨接上方用生肌散以膏药贴之。

2. 论斗殴穴道

本篇主要对一些重要部位（穴位）的击打伤进行描述，包括如何判断击打部位损伤的轻重缓急，并做出相应处理。本篇记载治疗咽喉损伤后昏迷者时，拍打百劳穴上一寸或用艾灸脑骨下一寸五分，如若不效则损伤严重，预后差：霸王开锁一拳，即咽喉下是也，若闷者，即在脑后百劳上一寸，左手衬在穴上，用右手不论轻重连打数下即醒，如不醒急用艾灸之，其穴在脑骨下一寸五分，以麝香连灸四五次而醒，即用顺气散，如不醒则无救矣。本篇记载：打血海，其穴往上第八根肋骨空所为下血海也，第十根肋骨空所为中血海，腋窝中间为上血海也，若打下血海轻者三年死，重者一年死，再重者三月死，打中血海轻者一年死，重者半年死，再重者两月死，打上血海轻者一月死，重者五日死，再重者即死，其穴不拘上下左右，打伤俱要吐鲜血而死，急宜治之无妨。可见，损伤虽急，若及时处理则无妨。本篇对肋骨骨折的治疗进行了详细介绍，损伤较重者早期用“十三味药”一帖，后期用“接骨丹”。肋骨不断者，早期用“十三味药”，后期用补肺丸。本篇还描述了诸多验方及其详细组成、使用方法、适应证、药物加减等，如“顺气散”“十三味行药方”“接骨丹”等。以十三味行药方为例，其应用不拘重伤，凡有瘀血者俱宜用。该方由红花、桃仁、苏木、当归、松节、五加皮、骨碎补、牛膝、枳壳、木通、泽泻、前胡、大生军①、通草组成，水煎，空腹服。如行过，以米粥汤补之，如灸后则血热，可加黄柏。

3. 论治法

本篇开头即描述了一些易导致死伤的跌打损伤部位，如男人伤下部者难医、女人伤上部者难疗等，同时列举了一些“死候”：其死症，痰多者死，眼白者死，唇吊者死，失枕者死，粪者死，口臭者死，斜睹者死，气响者死，喘急胸高者死，耳鼻赤急者死，饮食不进者皆属死症也。本篇还介绍了外伤方药2剂，将断筋接凑好后以旋覆花汁涂之，此乃“续筋方”。取出箭头后，用巴豆、蜣螂同捣后敷在箭头入骨肉处，感觉发痒后取出，此乃“取箭头入骨肉方”。篇尾附用药歌，总结了跌打损伤用药经验，通俗易懂，朗朗上口：阿胶兮女人圣药，藕节吐血之良方，炒蒲黄呕血可用，骨断兮须求土鳖，姜黄破血能止血，瘀血赖丹皮苏木，大黄便闭而可行，生地黄善生新血，破风不醒豨莶一味，跌打后忌姜葱麻油，疮不敛象皮血竭，古钱三七为仙药，延胡索号曰神品无差，手损兮桂枝急用，瘀血在肠桃归须下，散肿兮荆芥为美，止痛兮滴乳堪夸，头顶引以川芎，足损须用牛膝，补血止血兮猴姜②，消血积三棱莪术，理腰伤兮炒杜仲，旋覆花续断疗筋，见肿消能除青肿，橄榄灰止血尤良，柿霜饼血流者无殃，乌药二香顺气之良，金刀泽兰跌仆无双，后人若问作歌者，却是汉庭张子房。

4. 脉诊

本篇介绍了如何通过脉象判断损伤的程度及预后：凡欲识跌打重伤死生，必先察其六脉，起者生，迟细者生，洪大者死，坚强者生，小弱者死，大者二十日死，若命脉和缓关脉实，虽伤重不妨命，脉虚促虽轻亦死。可见，脉象迟细、坚强、起者损伤轻，预后佳，洪大、小弱者损伤重，预后差。若命脉和缓、关脉实，虽损伤重，但无生命危险。脉虚促者虽损伤轻，但也可致死。

5. 辨生死

本篇列举了一些跌打损伤的危重症，因处理棘手，又以“不治”命名。不知痛痒兼发颤者、天柱骨折及太阳二穴伤者、小腹带断心伤破阴囊穿者、伤食

---

① 大生军，即生大黄。

② 猴姜，即骨碎补。

喉、汗出如油尽力叫喊者、两胫具断者、腹内受伤吐粪者、正心口青肿者、夹脊断者，均为“不治”之症。本篇还列举了一些虽损伤严重，但仍“可治”之症，包括一胫断者、顶门虽破骨未入内、食饱受伤三日不死、偏心受伤、男子两乳受伤、正皮破未入腹者。可见，通过损伤表象即可判断各类跌打损伤的预后好坏。

6. 拔捺法

本篇描述了骨折、脱位的治疗方法，以及拔捺的后续中药治疗，其中拔捺前的体位准备、对助手的要求等沿用至今。本篇详细描述了骨折脱位损伤（涉及西医学腕关节骨折脱位、肩关节脱位、髋关节脱位等疾病）的整复方法：凡手腕出骱者，医人用左手仰掌托捻被伤手臂，又用右手在下节手近处骱一把，拿定不可让其退缩，尽力一扯，即入故位，方服接骨丹，仍贴膏药。凡肩臂脱骱者，令患者低处坐定，自用两手叉定抱膝上，将膝借力一扯，视其臂随手直前轻轻放两手，就入骱……凡肩胛骨出，用椅当圈住胁，又用软衣棉被铺好，再令人捉住，两手伸却，坠下手腕，绢布缚之，凡肩井骨在胁下有损，不可夹缚，须捺平正妥贴，以黑龙散敷绢布包好，肋骨亦如此，凡手骨出，须看如何出，若骨向左者，须向右捺入骨，若向右则向左边捺入。本篇提倡视伤情轻重难易选择合理的复位方法并选择适合的助手。药物治疗贯穿其中，比如文中就提到了接骨丹、黑龙散、乌龙散、桃花散等的使用。本篇还创造性地提出了“破伤风”这一概念:（损伤者）不可着风水，犯之则破伤风。

7. 修整法

本篇提出了开放性骨折最基本的治疗方法，主张把穿出皮肤的、污染的骨折断端切除截平，再复位：凡骨跌折又出肉外，折处两头必如锋刀，或长短不齐，不能复入，用麻药麻定方用剉之，或用小锯锯齐，然后按入，方用敷药及膏，外加棉纸数层，再以粉板夹好，过一两日换膏药，日进接骨丹两服。本篇记载了如何通过检查骨擦音、骨擦感了解骨折情况：凡跌打肿处，患者不肯令人着手摸者，又肿硬难辨肉内骨之碎否，必须以麻药服之，然后用手捻其肿处，如骨肉有声即是骨碎，以刀割开，如有血出，再用止血散，并麻药麻住，然后取出碎骨，以别骨补好，膏药贴之，外用油纸包好，与淡盐汤一杯服之，待醒后再服接骨丹药，凡阴子跌出有血者，先用桃仁散止血，以线缝好，再以膏贴之，伤一月内尚可正理，久则难治。本篇多次提出麻药的概念，主张在清创时使用麻醉药物以减轻患者的痛苦。

8. 夹缚法

本篇对骨折的固定方法、处理原则、所用材料进行了描述：凡夹缚，夏二日、冬四五日解开，用温水洗去旧药，洗时不可惊动伤处，仍用黑龙散敷，凡平处骨碎皮不破，可用黑龙散贴敷夹缚，若曲折处其势不可夹缚，恐愈后不能伸曲，可用黑龙散敷贴以便屈伸。本篇对开放性骨折的固定提出了相应的处理措施：凡跌破以没药敷口，又用伞纸包好，再用杉木皮缚定，凡夹缚，用杉木皮如指阔，四边排匀，方用绳扎紧三五道，宜粗，如缚指须用苎麻，若杉木皮用尿浸过方用。

9. 医治法

本篇详细介绍了特重型外科损伤，如腹破肠出、头颅骨破碎并白浆流出、骨碎筋断皮破等的诊治方法：凡出血用桃花散，不止可用三七塞之，另围桃花散，凡骨碎筋断皮破，破处俱用桃花散涂四边，缝好以黑龙散敷之。本篇介绍了一些常用的操作方法，如“凡重伤必用药水洗过敷药”、肠道回纳法等。对于开放性创口的缝合，“线缝时不可露一毫针，孔如稍露亦不可治”。本篇内容详尽，通俗易懂。

10. 宜忌类

本篇详细阐述了伤科疾病用方的注意事项：凡服伤损药，须忌生冷、牛、羊一切发物，服药必趁热服，使血行运而骨易接。本篇认为，运用伤科药方时患者需禁食生冷，禁食牛、羊等一切发物，且需趁热服药，这样可使血液运行更为通畅，从而有助于损伤的恢复。损伤处若出现肿痛等症状提示局部瘀血凝结，不通则痛，可用黑龙散外敷活血化瘀。当损伤较重时不可先用接骨续筋方药，应先服顺气散疏通全身及局部气血。在损伤轻重不明的情况下忌用草药，否则难以痊愈。跌打损伤后出现大便不通的情况时忌服接骨丹，此方内药物的药性火热，且用陈酒送服，易助体内火势更旺，伤津耗气，可先服用四物汤替之。若大便长久不通，宜用承气汤加木通、厚朴、芒硝通利大便，大便通畅后再换用接骨丹治之。治疗颅骨损伤时，宜先用止血散搽之，然后用上部末药加减，并用好酒煎服。本篇还论述了遇皮肉损伤时忌用布绢包之，以免血液凝固，难以更换布绢，宜用油纸伞伞纸包之。在骨折而又无药的特殊情况下，可先将糯米饭加酒、药、姜、葱一同捣碎，熨热后包于患处，同时内服老酒活血散瘀。整复后宜用乌龙散敷于骨折处四周，将桃花散填于瘀处，并用伞纸包裹好。

本篇还提出外伤骨断皮破时宜先用洗药方煎汤，然后冲洗伤口，再内服麻药方，完成后便可切开整复。若整复过程中血液溢出，可用桃花散止血，同时加用外麻药敷之，等疼痛消除后再行整复。整复完毕后再用桃花散敷于患处，外周用收口膏药裹之，同时服用淡盐汤。

本书对各种伤科疾病进行了辨证论治，如破伤风、伤后筋骨不利、阴囊损伤、四肢躯干损伤、跌落伤等。书中提到的验方中多用乳香、没药、桃仁、红花等活血化瘀类药物，以及当归等补血活血类药物，内服、外治并行，临床使用往往能获得良好疗效。

（夏永法　姚新苗）

二、《刘伯温先生跌打损伤秘方》

（一）版本概况

《刘伯温先生跌打损伤秘方》成书于明代，相传由刘伯温收集民间治伤秘方后编纂而成，现仅存抄本，藏于中国中医科学院图书馆。目前《刘伯温先生跌打损伤秘方》原文收录于人民卫生出版社出版的由丁继华主编的《伤科集成》，可供读者查阅。

（二）学术概要

本著作内容主要包括以下四部分。

第一，《刘伯温先生跌打损伤秘方》对医理有相关描述：凡踢打跌仆损伤，伤上部者易治，伤中下部者难治，因气上升故也，凡男女十六岁以上则易治，因其气血有余故也，十六岁以下则难治，因气血不足故也。书中还有根据五行学说判断预后吉凶的论述：春伤肝必凶，夏伤心必凶，秋伤肺必凶，冬伤肾必凶，痰多者死，吊唇者死，粪黑者死，口臭者死，耳臭赤黑者死，眼白者死，失枕者死，伤寒者死。

第二，书中根据受伤部位的不同对损伤进行了简单分类（伤背、伤胸、伤肝、伤心口、伤肾、伤小腹、伤肠、伤脏、伤小便、伤胸背、伤血海、伤两胁），并给出了相应的辨证要点及治疗方法，治疗方法上主张具体问题具体分析，比如“凡受重伤须要看其形状治之”，还根据不同伤者的具体情况判断预后，并在受伤后前期、中期、后期应用不同的药方：伤肝者面主紫红色，眼多红发热，先用流伤饮，次服小续命饮，后服和中丸，如不治，主七日死……伤肾者，耳必聋，耳角必黑色，面浮光白，常有笑容，肿状如弓，先服小续命饮，次服流伤饮，后服大续命饮，不治主七日死，伤小腹，小便不通，作痛发热，口干面肿，先服流伤饮，次服大续命饮，后服和中丸，伤肠者，气急作痛，口有酸水，先服流伤饮，次服小续命饮，后服中续神汤，再服和中丸，伤脏者，粪红大便急涩，面赤气滞，先服流伤饮，次服小续命饮，后服中续神汤，不治主半月死。

第三，书中提出了膏药的使用方法和适应证，并记载了部分膏药的详细制备方法：凡伤胸背、肝、肺、血海、气眼、胁肋、肚腹、心、胃、食堵等处，宜用膏药，唯腰与命门、阴囊、牝户，不宜贴，凡用膏药，先将葱白头打烂，用麻布包紧在伤处擦，烘热贴上，凡人打重伤者，用褥子斜靠起，或烧沉香，或降香，或安息香，以顺其气，如遍身皆痛，用煮酒烧热洗浴，随用黄麻皮灰炙黑存性，两余，将好陈酒送下。

第四，书中记载了内服方，包括丸散方及膏药方共19个，并详细介绍了方剂的药物组成、剂量、制作、使用方法及禁忌证等。这19个方子分别是大续命饮、小续命饮、中续神汤、护心养元汤、流伤饮、和中丸、膏药方、黑神散、桃花散、接骨丹、君臣散、八仙丹、麝香膏、象皮膏、药酒方、内伤方、跌打损伤方、接骨药方、麻药方。现将其中的5个方子摘抄如下。

大续命饮：桔梗八分，乳香一钱，没药八分，山楂一钱，麦芽八分，桃仁一钱，官桂八分，生地一钱，赤曲[①]八分，苏木七分，山甲（炙）八分（穿山甲现不可入药），陈皮六分，香附一钱，生甘草六分，用水一盅半，酒一盅，煎至一盅，不拘时服。

小续命饮：当归（酒洗）一钱，乌药二钱，山甲（炒黄）二钱（穿山甲现不可入药），香附（童便炒）二钱，红花五分，苏木一钱五分，甘草二钱，麦芽（炒）二钱，赤曲（打碎）一钱五分，通草二钱，山楂（研）一钱，丹皮一钱，水、酒各一盅，煎至一盅，不拘时服。

跌打损伤方：归尾五钱，陈皮、赤芍、川芎、桃仁、蓬术[②]、地骨皮、羌活各一钱，山栀、牛膝、杜仲、丹皮、木香各二钱半，五加皮、香附、红花各三钱，麝香三分，红花、茯苓、没药各四钱，杜仲、杏仁、丹皮、赤芍、五加皮、陈皮、蒲黄、乌药各一两，生姜八分，乳香三钱，当归一钱，贝母三钱，麝香一钱，何首乌七钱，自然铜二钱。

接骨药方：川乌三钱，草乌、红花各二钱，当归八分，乳香、羌活各一钱二分，没药七分，阿魏三分，肉桂。

麻药方：蟾酥钱半，白附子二钱，川乌、草乌各钱半，生南星一钱，天麻

---

① 赤曲，即红曲。

② 蓬术，即莪术。

（生切）一钱。

（三）医论精要

《刘伯温先生跌打损伤秘方》一书医理部分的记载受到时代的制约而有一定的局限性，其“凡受重伤须要看其形状治之”的治疗理念及根据受伤部位的不同进行分类的方法在当时有一定的先进性，其收集的用于治疗跌打损伤的验方及膏药的制备方法有较高的参考价值。书中记载了麝香膏、象皮膏的详细制备方法。

1. 麝香膏（打碎骨用，如皮破不可贴）

红花、白芷、牛膝各五钱，归尾一两，苏木、五加皮、灵仙各三钱，防风、荆芥、续断、生地、麻黄、荆皮、黄柏、苦参、桃仁、丹皮、肉桂、独活、发灰、大黄各五钱，将麻油一斤，浸红花等诸药，夏天浸一日，冬天浸四日，入铜锅内熬，候药枯黑色，滤去滓，入姜汁二碗，再熬，再滤过，入好香油二斤，再滤再熬，清，入锅，加黄占一两，净百草霜二两，同熬膏，取起，下细药。麝香一钱，没药、乳香各二两，麝香另入膏摊贴。

2. 象皮膏（跌打断骨皮破骨用此）

大黄二两，川归二两，生地二两，肉桂、红花、川连各三钱，甘草五钱，荆芥（俱切片炒）三钱，白及（研末）、白蔹各五钱，先将片香二斤四两溶化，即下大黄以下八味，在内熬滚，将柳在锅搅打得成灰色，再下黄占、白占各三两，及白及、白蔹末并麻油一斤，再熬滚，滚久用新布七尺，绞油入净水缸内，药滓倾去，将膏在水中，捻长块，再段四五块，渐入大锅熔化，膏带水气油花红黄满锅，且看油花红黄渐渐化尽，其膏如镜面，可照人见，方将膏滴水，看老嫩。试法，膏贴手，以粘肉为度。老加麻油，嫩加松香。看老嫩适宜，以净百草霜收成膏，配细药。土鳖末一两，血竭（另研）五钱，龙骨五钱，象皮（煅）五钱，螵硝（煮七次）三钱，珍珠二钱，乳香五钱，没药五钱，以上俱细药。

（夏永法　姚新苗）

三、《金疮秘传禁方》

（一）版本概况

《金疮秘传禁方》是一本古代伤科医书，成书于明代，假以刘伯温之名，盖因历史上确有刘基编撰的医书，属战伤外科，即兵家伤科范畴，而古人著书有较多以有声望之人冠名，借此提高书的知名度，并凭此使书流传于世的先例，所以《金疮秘传禁方》之名应是著书者借刘伯温之名而起，以此提高名气，使书的内容更具有信服力，可以被更广泛地传播和流传于世，不过现已无法考究。目前《金疮秘传禁方》全文收录于1986年中医古籍出版社出版的《中医骨伤科荟萃》及1991年人民卫生出版社出版的《中医骨伤历代医粹》。

（二）学术概要

本书的内容可分为三个部分：第一部分为刘国师禁方；第二部分刘国师禁方治伤之要方；第三部分为秘传叶保太仙授接骨奇方临症口诀。

1. 刘国师禁方

该部分内容皆为战伤外科治疗之方法，是根据伤情的不同进行编写的，每种伤情都有相应的处理方法，有脑骨伤碎者，有头骨跌碎陷下者，有喉颈刎断者，有刀斧损伤肠胃突出者，有皮破骨出差旧者，其中部分内容摘抄如下：凡喉颈刎断者，用银丝缝合，外用草药敷之，一日一换，二次，待皮肉相合，再换膏药贴之，上生肌散，内服上部汤药，凡刀斧损伤肠胃突出者，用麻油、药和水浸湿青布，搭在肠上，候软托边拔入。可见，当时的医家在喉颈刎断、肠胃突出的处理上已经积累了丰富的经验。

该部分内容还包括骨折的分类，将骨折分为开放性骨折和闭合性骨折，并记载了与之相应的不同处理方法。书中主张治疗开放性骨折时要把穿出皮肤、已被污染的骨折端切除，以防感染，这与当今的治疗理念一致：凡皮破骨出差旧，拔伸不入，撙捺相近，争一二分，用快刀割些捺入骨，不须差，又人拔伸不入，割肉自烂碎了，可以入骨，骨入之后，用黑龙散贴疮之四围肿处，留疮口，别用风流散填，所用刀最要快利，剜刀、雕刀皆可。治疗闭合性骨折时建议使用手法整复，并予外固定制动：凡左右损处，只相度骨缝，仔细捻捺忖度，便见大概，要骨头归旧，要撙捺皮相就入骨……凡夹缚三两日，冬四五日……须用杉木皮夹缚上。

该部分记载了肩关节脱位及髋关节脱位的整复手法，将髋关节脱位分为前脱位和后脱位，并分别处理，具体描述如下：凡肩甲骨[①]出，相度如何整治，用椅当圈住胁，仍以软衣被绵罩，使一人捉定，两人拔伸，却坠下手腕，又着曲手着腕，绢片缚之……凡胯骨从臀上出者，可用两人挺定腿拔伸，乃用脚捺入，如胯骨从裆内出，不可整理矣。

该部分记载了中药外用（包括外敷、熏洗）及煎煮内服治疗的方法：凡跌损，小腹有瘀血作痛者，用当归五钱，大黄五钱，桃仁七粒，红花一撮，用酒

---

① 肩甲骨，即肩胛骨。

一碗同煎，五更早服。该句对损伤部位、病证进行了记述，对中药配伍、剂量及服用方法也有详尽描述。

该部分记载了箭伤的处理方法：一倒须箭射入，骨痛抽箭，扯带筋出，肿痛欲死，服此有命也，大黄、黄连、全蝎、乳香、刘寄奴、侧柏叶各等分，上咀片，姜三片，水一碗，葱三根，煎至七分服，一治毒药箭射入肉，急服此，名曰追毒神楼散，更用另煎药，竹筒吸之，否则毒气入肉，必死莫救。

2. 刘国师禁方治伤之要方

该部分记载了上文出现的常用药方的组成、用量、用法及适应证，涉及的药方有追毒神楼散、箭吸筒药、无价千金散、生肌散、寻痛散等。

追毒神楼散：连翘、知母、甘草、白芷、独活，上咀，姜三片。该方用于治疗箭伤。

箭吸筒药：夏枯草、千层楼、乌杨树皮、铁骨梢（如无不用）、血见愁、山水牛，上水二碗，刮薄薄苦竹筒三五筒，文武火煮，令药水干为度，取筒紧吸疮口上，待筒自脱，又着一个，吸完筒毒尽出，即服去风散，及搽生肌散。该方用于治疗毒药箭射入肉。还治火燎。粪淬苦竹筌者，或被苦竹枪杀伤，有火毒走痛肿痛，服诸药不效，此药大效。

无价千金散：木瓜、僵蚕、全蝎、侧柏叶、川芎、白芷、防已、黄连，共咀片，每服七钱，姜三片，葱三根，水、酒各半盅，煎七分温服，以香辛散频频洗去疮毒，上生肌散。

生肌散加减定式：白芷（新者小者去皮）作极细末，一两一包，名曰千金散。乳香、没药各二钱五分，疮口疮痛加一钱，血竭、白及或加归尾作末入前药内，又能住痛生肌。如疮口干，用麻油调搽。

寻痛散：治百般伤损，折断肢骨，常常服之。乳香、没药、木香、川芎、川归、茴香、木瓜、虎骨（虎骨现不可入药）。

五通散：治伤重及血瘀归肚，攻作闷胀，急宜灌之，连服巴豆七粒（去壳，以油纸七重包，打去油），生姜一块，如脚指[①]大，切作两片，中作一孔，入豆在内，细嚼吞之，未宜饮食，带泻五七次，去尽腹中瘀血，就将冷粥汤补之，如不住，用水洗口面手足即止。

3. 秘传叶保太仙授接骨奇方临症口诀

秘传叶保太仙授接骨奇方临症口诀重点描述了骨折的处理方法，并记载了对骨折患者进行骨擦音检查的方法：凡随跌仆打伤损臃肿之处，不肯令人着手

---

① 脚指，即脚趾。

摸看，或肿硬难辨，肉内骨损，医人用手缓缓捻肿处良久，肿暂软消，如骨损肉内有声，医者用左手仰掌把捉被伤之手，挺直不可让退，恐畏疼，不肯再伸直，用右手施捻骨果碎……

对于闭合性骨折，书中建议使用手法复位，外固定制动一段时间：凡人脚盖骨乃另生者，或跌打磕碎，或脱出，治之之法，极难施巧合，用物亦做成一箍以盖骨，大箍住盖骨，用长线织带缚定，护膝再缚，愈日取箍。

对于开放性骨折，书中记述了先用麻药麻醉，然后磨平骨折断端，防止愈合过程中出现再次移位，刺伤皮肤，再手法复位，最后用外固定物固定制动，促进骨折愈合的方法：凡骨折刺出肉外，折处两头必如利锋，须先用药麻定，然后用锉锉去两头尖头，按入，用药敷贴……

本部分还记载了割喉的处理经验：凡割喉见者必惊惶，多皆奔避，束手待毙，枉死多焉，殊不知事势虽凶，死中可活，于被伤之时，不问气食二喉，急令人以手扶住其头，托凑喉管，紧捻不令气出，急用大针穿银丝隔寸许一缝合讫，用收口药敷膏药贴外，愈日银丝自脱出，其人家银丝多，或不备业此者，当预置备以全好生之心耶！

（三）医论精要

本书中记载了肩关节脱位及髋关节脱位的整复手法，将髋关节脱位分为前脱位和后脱位，并分别处理，记载了中药外用（外敷、熏洗等）及煎煮口服治疗（不仅记述了损伤部位、病证，而且详尽描述了中药配伍、剂量及服用方法），还记载了开放性、闭合性骨折的处理方式及要诀。

（夏永法　姚新苗）

四、《劳氏家宝》

（一）版本概况

明代骨伤科进入了新的发展阶段，但相比于其他诸科，骨伤科医家历来偏少，诚如清人所慨叹：甚至通都大邑，求一接骨上谬、起死回生之人不可得。

明代宁波涌现出了一些治疗骨伤科的专家及专著。严瑞雯，奉化城内人，凡割皮解肌、诀脉结筋，得不传之秘，治疗骨伤有名于时。董宿等人辑录的《奇效良方》所记之骨伤科以元代危亦林为宗。在这些医家中，最负盛名的是明嘉靖年间的劳双龙，其所著《劳氏家宝》标志着地方性伤科流派劳氏伤科的形成。

劳双龙，字天池，相传当年劳双龙习医时，见农民多因体力劳动强度过大，常有筋伤、骨折等发生，于是萌生了单攻伤科的想法，经过数十年临床探索，并结合中医辨证施治原则，终使劳氏伤科自成体系。流传于今的《劳氏家宝》是劳双龙基于多年行医经验编写成的一本秘笈。清代《余姚六仓志》、现代《慈溪县志》《余姚县志》皆明确记载了劳天池及近现代传人的行医事迹。《余姚六仓志》中记载：劳双龙，字天池，不事章句学，胆识绝伦，行事近强梁，独虚心师长，折节士人，中年得异人传伤科秘方，接骨入穴几几生死肉骨，名闻两浙，至今子孙世传其业。

《劳氏家宝》是成书年代较早的伤科专著，据《中国医籍大辞典》记载，该书撰写于明嘉靖六年（1527）：然诸科方论，作者相继，纂辑不遗，而正体科独无其书，岂非接复之功，妙在手法，而按揣之劳，率鄙为粗工，而莫之讲欤。

（二）学术概要

《劳氏家宝》内容丰富，主要阐述了伤损证治、用药要诀、接骨入骱手法，介绍了失枕、刀斧磕伤等的治法，全体骨数、穴道，摘《洗冤集录》尸格及《考骨图》致命处，验证吉凶诀，并载治伤之内服、外用方 81 首，其学术思想源自《黄帝内经》《难经》及《仙授理伤续断秘方》，整体观念和朴素的唯物辩证法思想贯穿其中。书中所载的十余种"接骨入体奇妙手法"，为许多后世医家所引用，如《伤科大成》《伤科全集》《跌打秘传经验方》《少林真传伤科秘方》《穴道拳诀》等十余部医书中均有摘录。

1. 跌打损伤医治诸法

本篇中，劳氏运用气血学说进行各类跌伤的诊疗：凡踢打跌仆损伤，男子伤上部易治，伤下部则难治，因其气上升故也，妇人伤下部者易治，伤上部则难治，因其气下降故也，凡伤须验在何部，按其轻重，明其受伤之久新，男子气从左转属阳，女子血从右转则属阴，要分气血论之，此症既受，必伤脏腑，脉络又伤，验其生死迟速，然后看症用药。劳氏认为，跌打损伤的辨证要点在于辨部位、辨轻重、辨时间、辨气血、辨脏腑、辨预后，只有将这些都辨清，方可"看症用药"。

2. 用药要诀

本篇主要讲述位置损伤的不同对药物选用的影响。劳氏提出：凡踢打跌仆两肋痛者，另有领经药医治，夫领经药为最，必须检点，看得病真切，得脉确，然后用药，庶无忧虑，若伤上部须用川芎，手臂须用桂枝，在背用白芷，胸腹用白芍膝下用黄柏，左肋用青皮，右肋用柴胡，腰间用杜仲，下部用牛膝，足用木瓜，周身用羌活，妇女必用香附，顺气又用砂仁，通窍顺用牙皂，煎剂之法，亦顺随症加减，备合丸散不可不精，如有瘀血凝滞，急将大黄散行之，后当随症加减用药为妙。

3. 接骨入骱手法

本篇主要讲述骨折损伤疾病的诊治原则及方法。

在本篇开头，劳氏提出：夫人之头骨原无臼价，亦无损折，验之则有跌仆损伤之症。若见脑髓出者，难治；骨折者，难治，骨碎如黍米者，可以取出，大者不可取。例如，对于手臂关节脱臼（包括肘部的骨折）的复位，“一手抬其弯，一手按其脉踝，先搁其上，而后抬其弯，竟捏平凑拢可也”。该法与现代临床常用的屈肘复位法相似。关于下颌骨脱位，劳氏认为多由肾虚引起，“用绵裹大指入口，余指托住下边，缓缓纳入，推进而止”。

关于夹板的固定，劳氏说：必用杉板将骨凑合端正，以求缚正勿偏斜曲，再以布扎，切不可因疼痛心软，小致轻松，反为害事，后服内服药，如皮破血出，须用外治药，但骨折而周边皮不伤，即不必用外药，然内外夹攻未尝不佳。可见，劳氏在强调伤科疾病应当内外同治的同时，亦重视绑缚对骨折治疗的关键作用。

本篇还有关于失枕、刀斧磕伤、碎骨补骨之法的介绍：刀斧磕伤头颅额角者，防其身发寒热，一见即以金疮药封之，护风为上，尤须诊脉，细者深而易治，洪大者危而难医。

另外，劳氏重视通过脉诊伤科疾病的预后：从高颠扑内有瘀血，腹胀满其脉坚强者生，小弱者死。

4. 骨数

本篇通篇讲述人体骨数，并对骨形态进行描述：人有三百六十五节，按周天三百六十五度，男子骨白，女子骨黑，偶髅骨，男子自项及耳并脑后，共八片，蔡州人有九片，脑后有一横缝，当正直下至发际，别有一直缝，妇人只有六片，脑后当正直下无缝，牙有二十四，或二十八，或三十二，或三十六，胸前骨三条，心骨一片，状如钱大，项与节骨各十二节，自项至腰共二十四，椎骨上有一大椎骨，人身项骨五节，背骨十九节合之约有二十四，是项之大椎，即在二十四骨之内。可见，劳氏十分重视骨骼系统的解剖知识。

5. 穴道

本篇讲述了 26 个穴位伤，并提出：囟骨，即天廷盖，骨碎髓出不治，两太阳伤重，不治，截梁（即鼻梁两眼对直处），打断不治，突（即结喉）打断不治，塞（即结喉下横骨上空潭处），打伤不治，塞下为横骨，以下直至人字骨，悬一寸三分为一节，下一节凶一节，心坎（即人字骨处），打伤晕闷，久后必血泛，食堵心坎下丹田脐下一寸三分，即肩内耳后，伤透于内者。

书中还有关于提示疾病凶险的论述：左胁下伤透内者、肠全断者、征候繁多者、脉不重实者、老人左股压碎者、伤破阴子者、血出尽者、被伤人于肺者，二七难过。

6. 摘《洗冤集录》尸格、《考古图》致命处

本篇记载了仰面致命十六处、仰面不致命处、合面致命处六及合面不致命处，并附《考古图》致命处：一项颈骨五节内，第一节致命；二脊背骨六节内，第一节致命；三脊背骨七节内，第一节致命；四腰眼骨五节内，第一节致命；五方骨一节在尾祖骨之上，亦系致命；六妇女产门之上，多羞秘骨一块，伤者致命。本篇通过记载致命伤大体的位置，提示后世不同位置疾病的危重性。

7. 验证吉凶诀

本篇通篇记述预后，《劳氏家宝》记有“验证凶诀”，包括五看：一看两眼，内有瘀血，白睛必多血筋，血筋多瘀血亦多，血筋少瘀血宜少；二看指甲，我手击其指甲，放指即还原，红血色无妨，若紫黑色者不治；三看阳物，不缩可治，缩者难治；四看脚指甲，与手指同上第二条；五看脚底，红色易治，黄色难治。以上五色全犯不治，如犯一二件，尚活云云。这种验伤的方法源自长期的临床观察，具有很强的科学性，尤其是看“指甲紫黑者难治”的见解，更具临床诊断意义。

8. 八十一症方

本篇详细记载了损伤常用方剂的组成及疗效，包括损伤膏、七厘散、封口金疮药、琥珀丸、止血定痛散、琥珀膏、代痛散等共七十六种，并载有治损伤丸药，包括紫金丸、黎洞丸、妙应丸、代杖丸、解骨丸等共八十一症方，对其组成、用法及用量皆有详细记载。

9. 并杂证歌附

本篇记载了杂证损伤的治疗方法，记录了箭头入肉歌、铁针入肉歌、铁针误入咽喉歌、杖伤要法歌、夹伤要诀歌及主母刺入肉歌，在很大程度上丰富了不同损伤的治疗方法及原则。

（三）医论精要

《劳氏家宝》具有较完整的理论体系。明代以前的医方虽有论及伤科的内容，但多为兼论，没有形成完整的伤科理论体系。《劳氏家宝》内容丰富，对于伤科基本理论、解剖、病因病机、辨证、脉候、治则、穴位、方剂、手法、绑缚、预后、禁忌皆有论述，是一部具有重要学术价值的伤科专著。由于地理位置偏僻及战乱等原因，该书未能被中医学界的重视，所幸劳氏伤科经过480余年的传承和发展，不仅没有消亡，反而在继承与创新中壮大，其理论体系是留给中医学界的一个值得深入研究的课题。

（周健　姚新苗）

第二节　清代

一、《伤科汇纂》

（一）版本概况

《伤科汇纂》一书是清代胡廷光于1817年著成的，汇集了清代以前有关伤科文献的资料，现存最早的版本为清嘉庆二十三年（1818）博施堂抄本，1962年人民卫生出版社曾出版铅印本。

（二）学术概要

此书共十二卷。其中，卷一、卷二为伤科总论，介绍了与伤科证治有关的中医基础理论、解剖学知识，以及对损伤程度的识别和判断；卷三介绍了正骨理筋的手法，以及治疗的器械工具；卷四介绍了伤科内证的治疗，分述了损伤出血、发热、骨痛等四十余证及八十余医案；卷五、卷六介绍了各部位骨伤的治疗及用药原则，并附以胡氏治验四十一则；卷七、卷八记载了伤科治疗内服、外用的方剂共三百四十四首；卷九、卷十、卷十一、卷十二分别记录了金刃器物损伤、虫兽啮伤及各类损伤的主治药物；卷末补述了伤科常用药物的性状等。本书内容丰富，记录了多种创伤（包括金刃、虫兽），以经义、骨伤、手法、证治为序，结合了历代伤科的主要文献、民间手法、经验单方，辅以解剖图示、正骨手法图示等，详细介绍了中医骨伤疾病的类型，以及其详细的治疗手法、方药。本书选辑精要，分类合理，被誉为“治伤之大全”。

（三）医论精要

《伤科汇纂》一书与以往的伤科著作相比，最显著的特点之一是具有实用性。作者胡廷光（下文简称“胡氏”），立足于临床实践，结合其祖父、父亲及本人三代伤科医生的从医经验，在伤科疾病的治疗过程中，积累了丰富的临床经验。胡氏在家传秘籍的基础上，以《医宗金鉴·正骨心法要旨》为基础，融合清代以前骨伤大家的经验总结，付诸实践，著成《伤科汇纂》一书。该书内容广泛，囊括了跌仆损伤、骨折创伤、虫兽咬伤、金镞损伤、坠落等多种民间常见损伤。更有甚者，胡氏唯恐其所引之书、所举证之例不够全面，缺乏准确性，所以一边寻找各种渠道收集伤科治疗之术，一边用大量的时间来证明是否有显著疗效，并记录于书中。胡氏在广泛收集资料的同时，也适当摒弃“糟粕之法”，如以肉为药饵等不仁之方、用兽体续人体以代残肢等未经检验之方、假借鬼神巫术等迷信之术、民间流传但未有明显效果的伪方，在西医学还未广泛传入我国的时期里，促进了传统中医骨伤学的发展。《伤科汇纂》一书应用了较为精致的插图，细致地描绘了骨关节的解剖结构（骨关节尺寸图 18 幅）、接骨的器具（10 幅）、接骨的手法（上髎手法图 16 幅）等，书中还附有接骨歌诀，朗朗上口，易诵易记，使此书既可以作为相关学者及医务人员学习的参考用书，也可以作为大众学习的科普用书，降低了大众学习骨伤学的门槛。正如盛氏的评价：胡廷光所书，绘图仔细，手法与接法兼传，叙论叮咛，歌诀与丹诀并举。

在编纂《伤科汇纂》的过程中，胡氏曾找寻大量的医案佐证其内容，并在书中一一记载。

治疗伤后不食的医案如下。江西一盗，肋断呻吟不食，用生精猪肉四两，糯米饭一碗，白糖四两拌食，越愈，骨亦完好，想亦秘方也。愚按血闭嗜卧不食，虚者用巴戟汤，即四物加巴戟、大黄，补而行之；实者承气、抵当攻之，如气滞不食，必须枳、术、香、砂以开之。

治疗秘结的医案如下。耀山云：按《正体类要》若胸腹胀痛，大便不通，喘咳吐血者，瘀血停滞也，用当归导通之。肚腹作痛，大便不通，按之痛甚者，瘀血在内也，用加味承气汤下之。凡腹停瘀血，用大黄等药，其血不下，反加胸膈胀痛，喘促短气，用肉桂、木香末各二钱，热酒调服，即下恶血。此因寒药凝滞不行，得辛温而血自行耳，专用苦寒诸剂者察之！《可法良规》云：凡伤损之症，小便不利，若因出血，或平素阴虚火燥，而渗泄之令不，宜滋膀胱之阴。若因疼痛，或平素肺经气虚，不能生化肾水，而小便短小者，当补脾肺之气，滋其化源，则小便自生。若误用分利之剂，复损其阴，祸在反掌。经云：气化则小便出焉。又云：无阳则阴无以生，无阴则阳无以化。亦有汗出不止而小便短小者，汗止便自利，尤忌分利渗泄之剂。

《伤科汇纂》中收录了较多诸如此类的医案，客观、详细地记载了不同情况下的不同处理方式，对当时的社会环境来说是一个很大的触动，丰富了明清时期中医骨伤科学的内容。明清时期，中医学书籍主要侧重于药理学与内科理论，骨伤科学的内容仅散见于各家，很少有骨伤科学的专著，且相关内容少而简单，不是很详细全备，而胡氏的骨伤著作《伤科汇纂》内容较为全面、丰富、生动形象，对后世骨伤科的发展起到了很好的铺垫作用。

（周健　姚新苗）

二、《国术点穴秘诀伤穴治法合刊》

（一）版本概况

明末清初，骨伤科作为社会需要迅速得到发展，并达到发展的鼎盛时期。在这一时期，从事骨伤科专业的医生人数增多，一些内科医生也开始转向骨伤科，医生队伍的整体素质得到提高，临床经验得到了不断的积累和丰富。另一方面，医学基础理论的发展，尤其是朱丹溪的气血痰郁学说、赵献可的命门学说、张景岳的温补学说、王与的法医学等，直接指导了骨伤科的诊疗，促进了骨伤科医生医术的进步，从而使浙江骨伤科得以迅速发展。值得一提的是，由清代梅占春所编并成书于清道光十五年（1835）的中医伤科著作《国术点穴秘诀伤穴治法合刊》有独到见解。梅继春，浙江龙泉县（今浙江省龙泉市）人，清代伤科医家。梅氏将其曾祖梅占春所著家传之作出示曹红伯，遂有清道光十五年乙未孟春之曹序，附正骨止血法。该书以 1934 年上海务本书药社铅印本为底本，并与《正体类要》《伤科汇纂》参校。

（二）学术概要

本书无目录，书内分点穴、治法共两编。

前为点穴编，记载了人身之要害穴道、验症吉凶、跌打损伤穴道要诀。从“功效”“指劲”“练气”“指劲练法”“点法”“认穴”“手眼”“解救”等多个方面论述点穴的功法、手指练功方法、认穴方法、解救方法、各穴的位置及伤后服用药物的原则，并载有歌诀，原书最后一节“点穴注解”中本有图，但因图较粗劣且穴位极不正确，故后世整理时略去穴位图，只记录文字部分。

后为治法编，分“脉法总论”“治法总论”“左右论”“跌打损伤辨生死诀”“损伤用药论”“用药歌”“药中禁忌”，并附方 26 剂，“整骨接骨夹敷手法”附“应用诸方”16 剂，“破伤总论”附方 7 剂。此编按损伤部位分别叙述伤全体、伤背肩、伤胸、伤肝等损伤证治与预后，以及凶险危急重症的救治方法、接骨入骱奇妙手法。此编论述了伤后的脉象、治疗法则、辨别生死、用药禁忌、常用方剂及整骨手法等，载有分明补泻药名及治疗损伤列方四十余首。

1. 点穴篇

点穴篇简述了点穴功效，人之气血流行经络，通达全身，以点法阻其流行，限时取命，并能以解法救之，运柔成刚，指有劲，拳有功，有了指劲，行之则有效，否则纵使点着真穴也是徒劳无功。继而练气，气充则有力，力足则生劲。其次练指劲、单指、拳功，练时内服方药、外搽药汁，并附有方药二则，即“大力方”及“练手药汁方”，使其功成速达。点法是以一指或二指，用拳者使中指节稍凸出，即以指节点穴。附有歌诀二则，即“十二时气血流注歌”“血头行走穴道歌”以助认穴，认穴真而手眼捷，始能告成厥功。天之大德曰生，遂编于解救方法独详焉。

点穴注解中按身体部位描述了头额部、心口部、脐部、乳部、心下部、肋部、身背部穴位的具体分布及归经。例如，头额前属心经，两眉中间属眉心穴，头额两边为两太阳，头脑后为枕骨，又名督脉，脑后两边属太阳经，有藏血穴，近耳后有肝胆经，有厥阴穴。心口上为华盖穴，属心经。心口中为黑虎偷心穴，属心经。心口下一寸五分为巨阙穴。脐上水分穴，属小肠胃二经。脐下一寸五分名气海穴。脐下三寸名关元穴。脐下四寸名中极穴。左乳上一寸六分为膺窗穴，属肝经，右乳上一寸六分为膺窗穴，属肺经，左乳下一寸六分乳根穴，属肝经，右乳下一寸六分为乳根穴，属肺经，左乳下一寸六分，旁开一寸为期门穴，属肝经，右乳下一寸六分，旁开一寸为期门穴，属肺经。心下巨阙穴，两旁各开五分名幽门穴，左属肝，右属肺。左肋近脐处为血门，右肋近脐处为气门，均名商曲穴。左肋梢骨盖处软骨边为血囊，右肋梢骨盖处软骨边为气囊，均名章门穴。左肋梢骨下一寸名腹结穴，为血囊，右肋梢骨下一寸名腹结穴，为气囊。凡人身背上穴道，乃生死所系，背心从上数下第十四节骨下缝间为命门穴。第十四节骨下两旁各开一寸五分软肉处，为肾俞穴。第十四节骨下两旁各开三寸，名志室穴，属肾经。肾俞穴下两旁各有气海俞穴。尾闾骨下，两腿骨尽处中间名龥口穴。粪门前阴囊后为海底穴。两脚底心为涌泉穴。点穴注解中还简述了以上穴位受拳打重者几日死，以及应用十三味方加减、七厘散冲服、夺命丹三服之以救人性命，并强调：以上穴道皆伤人性命，初伤时不知，至后来发病而死，凡人被打伤时，切勿轻意，必须服药为主。随后，文中详述了全身四十七处主要穴位的具体位置、归经，以及穴位受伤后应用方药的加减、剂量，以及具体用药方法。

2. 治法篇

“脉法总论”强调“浮沉迟数滑涩，浮沉以部位言，而虚、实、濡、弱、革、牢六脉从之，迟数以至数言，而紧缓促结代五脉从之，滑涩以形象言，而长短洪微芤弦动伏散细十脉从之，此脉之大概也”的六脉纲领，并概述了人“解素雀啄屋漏鱼翔弹石虾游”之死脉，记录了“精髓气血”之四海、五脏之余、五脏之窍、五脏之绝等论法。

“治法总论”认为“夫跌打损伤，气血不流行，或人事昏沉，往来寒热，或日轻夜重，变作多端”，强调要“审其病因，治宜及早”“随轻重用药”“遇有重伤，解衣谛视遍身血道形色若何，诊脉调和与否”，简述顶门、心胸、小腹伤后的具体表现及预后，强调“在医者临症制宜可也”。

“凡受伤不知左右，若有吐血，症见血自明，血黑者左受伤，血鲜者右受伤，若无血吐出，即看眼珠，亦可知其定所”的“左右论”强调了“左右兼治，其病始愈”的重要性。

“跌打损伤辨生死诀”中，以头顶、太阳、耳后、两肩、心口、小腹等具体身体部位受伤者及孕妇犯胎者为例，简述了伤后“可治”与“不治”的观察要点。

“损伤用药论”中强调“凡跌打损伤之症，不可概论也”，既述“青肿不痛，或肿不消退者，气血虚弱也，用十全大补汤”，又述“若肿，或作寒热者，血伤而肝火动也，用四物加山栀、柴胡”，说明了损伤后的证候及辨证要点，强调了方剂加减宜谨慎，不可妄用方剂。

本书亦根据疾病部位及证候特点编成“用药歌”，以简明扼要的语言传达了用药的中心要旨。“药中禁忌”并附方二十六剂，既有“补中益气汤”“十全大补汤”“四物汤”等常用方剂，亦有“十三味总方”“万应跌打丸方”“飞龙夺命丹”等损伤用方，并附“秘传内外损伤主方（按症加减）”据证候论述用药加减及剂量，无不翔实生动。

“整骨接骨夹缚手法”中，既有对太阳、囟门、脑盖等“诸阳所聚”之处损伤治疗的介绍，亦有对颜面、颊骨、牙床骨等头面部破伤后复位手法及用药的论述，对肩部及四肢骨折脱位的内服、外敷用药，复位手法，应用绢带、棉絮、杉树皮等进行固定的方法均详细描述，并附“应用诸方”十六剂，详述其方药组成、剂量及用法。

“破伤总论”以其“夫刀伤虽易实难，筋断腹破，皮连骨削，刺入骨间，箭镞断在肉内，或破后伤风，如此等症，最宜良方”所述，说明了受刀箭伤之后应用麻药止痛、药线缝合、止血等方法处理伤口，比如“皮开肉长者”应用“细针扯合”，“腹破肠出者”应用药线缝合并敷伤药，“箭镞骨肉间者，须用麻药服之，使不知痛”，“凡头上伤或筋管穴通之处，血来必涌，须先调备止血之药”，“烂坏者用收敛药”，强调了破伤疾病的外科治疗的要点。本论中还强调了“敷贴系缚，均须仔细，勿令粘连至后成脓”“老年虚弱羸瘦，不忍痛苦者，须以救生为本，不必定施整理也”的以“救生”为本的施治理念，并附方药七剂，其中“外伤见血主方（按症加减）”详述了全身各处损伤的加减用药。

（三）医论精要

《国术点穴秘诀伤穴治法合刊》中点穴编主要详述穴位的具体位置和归经，秉持“天之大德曰生”的理念按全身各穴位的损伤程度给予解救方法，每穴位后详细注解组方剂量、药物加减、服药方法、服药时间和预后，多用七厘散、夺命方、十三味方等活血化瘀之方。治法编着重强调跌打损伤病情变化多端，要“审其原因，治宜及早”，根据病情和损伤程度辨证用药。“整骨接骨夹缚手法”对现代正骨和骨折后的夹板治疗仍具有指导价值。“破伤总论”中强调对较严重的刀箭伤要注重止痛和预防化脓，并按损伤的部位和患者的表现提供了药物加减方法以作参考。

综上，本书所载内容均为作者世传治伤经验，对临床有较高的参考价值。

（周健　姚新苗）

三、《救伤秘旨》

（一）版本概况

《救伤秘旨》一书由清代医家赵廷海编写。赵廷海（1821—1861），字兰亭，清代骨伤科医家、拳术技击家，浙江天台人，年轻时曾游历四海，曾推广种植牛痘以防天花，对骨伤科的理法方药尤为重视，对技法所导致的损伤多加关注，博采众家之长，辑成《救伤秘旨》，刊于1852年（刻本），1988年上海科学技术出版社出版排印本。

（二）学术概要

本书为伤科专著，全书不分卷，由序、总论、十二时气血流注歌、通用方、三十六大穴图说、少林寺秘传内外伤主方、王瑞柏损伤用药论、青城山仙传接骨方八个部分组成。本书详述因拳击、“点穴”所致的损伤及骨折诸证之辨证、整复治疗手法，认为应根据患病部位及症状辨证施治，剂型分为内服剂和外用剂，内服剂包括汤、丸、丹、散、药酒等，外用剂包括敷、贴、掺、洗等。本书关于理论阐述的内容较少，以临床实践的内容为主。本书的特色之处是整理了武林界理伤医方，反映了不同武林流派在治伤方面的临证经验，以少林派治伤经验为主。

总论部分主要讲述了六脉脉诊提纲及预后不佳的脉证，以及四海的位置、五脏之窍、五脏绝症等内容，引经据典介绍了脉诊、察病之色等中医诊断学内容。本书在谈损伤之前，先立此总论，提示我们诊断骨伤疾病必须四诊合参，不可就伤论伤，只知局部，不知整体的改变。

十二时气血流注歌的内容是经络学说中的子午流注理论，说明当时伤科的发展不仅以中医诊断学为基础，还吸收了子午流注的经络理论，以指导跌打损伤的诊断和治疗，提示我们在论治各穴道损伤时应注意分析与气血流注的关系。

通用方包含发散方、十三味总方、十四味加减方、七厘散、飞龙夺命丹、地鳖紫金丹六首方剂。此六首方剂为跌打损伤常用方，轻、重症患者均可使用。

三十六大穴图说主要介绍了身体的三十六个致病大穴归属的经脉及对应的损伤治疗方法。在此三十六穴被击打时，要注意服药止损，否则会导致疾病的产生。选方用药时应以通用方为基础，根据损伤的症状轻重等加减药物。

少林寺秘传内外伤主方主要由两部分组成：一是疾病初期多是以血瘀气滞为主的实证，治疗时以活血化瘀为主，同时随症加减用药；二是病久虚实夹杂，治疗时以补肾通络为主。

王瑞柏损伤用药论详细介绍了少林寺伤科僧医的用方经验，由总论、附方、经验单方三个部分组成，总论部分主要讲述了跌打损伤要注意辨证施治，切不可一概而论。介绍的附方及经验单方共计二十首，附方十四首，经验单方六首，并附有用法、用量。

青城山仙传接骨方详细介绍了少林青城山派骨伤流派的续筋接骨特色，包括接骨续断方、四季金疮药、金创方三个部分，载有接骨续断方十八首，介绍了四季金疮药随季节变化的加减用法，载有金疮方二十九首。

（三）医论精要

《救伤秘旨》体现了伤科派系拳术技击家以气血辨治、穴道辨治、脏腑辨治为主要治疗思路，这些人既是技击家，又是僧医或跌打正骨医生，他们倚少林伤科而独成一家，又颇有著述，对后世医家影响很大。少林武术的损伤特点为多见筋伤和内伤，少见开放性损伤。

《救伤秘旨》介绍了拳技击伤和骨折整复的治法方药、十二时气血流注歌、三十六大穴图说，以及少林寺骨伤流派内外伤救治方药，以经络学说、子午流注理论为依据，按穴治伤，按穴位加减用药，形成了一套独特的辨治体系。

少林骨伤学派注重对致命穴道、经络脏腑、损伤部位、脉象气血等的整体辨证诊断，认为气血循行于经络，穴道是内部组织器官之间贯通的特定部位，全身共有穴位一百零八，致命大穴三十六，小穴七十二，血头在十二时辰行走十二穴道，伤病部位与脏腑密切相关，通过经络相互沟通，各部位的伤病反映了特定脏腑的内伤。少林骨伤科流派注重脉学，以浮、沉、迟、数、滑、涩六脉的变化判定伤势轻重，推断预后，辨证施药。本书高度概括了少林骨伤学派的治疗经验，尤其是时辰血头流注、穴位论治和方药三方面，对中医骨伤科学的发展是有推动作用的。

少林骨伤学派倡导气血经络学说，以十二经络学说、经络脏腑子午流注为理论基础，创立了“血头行走穴位论”和“致命大穴论”，以经络、气血循行为理论依据，以十二脏腑经络、一百零八穴道为辨伤基础，以独具特色的少林寺秘传外伤方、内伤损补方、点穴疗法、正骨手法及续筋接骨术为主要治疗方法，形成了少林寺骨伤学派治伤理论体系。

（姚新苗）

四、《伤医大全》

（一）版本概况

《伤医大全》以清代医家骆明贵之《跌损伤》一书为基础，由张炳南整理而成，成书于清同治八年（1869）。张炳南，生卒年不详，字不详，籍贯不详，清代骨伤科医家。《伤医大全》现存荫圃主人抄本，藏于上海中医药大学图书馆。

（二）学术概要

本书阐述了全身各部位损伤证治，对于创伤主张内外兼治，并载有正骨内服麻药方。本书为伤科专著，全书不分卷，由序、伤科总目两部分组成。伤科总目由接骨法、又接骨法、打破脑骨、肚肠出、官刑杖打、夹伤筋骨、棍棒打伤、三熨法、高处跌落、乱打遍身伤、刎伤喉骨、打出眼睛、骷髅裂陷、膝盖骨出、手腕出臼、胯骨出臼、肩骨出臼、斩断颈骨、肩颈骨折、下颌脱臼、整鼻法、肾囊打破肾流出、龟头损坏、翻肚、从高坠下生死症、秘授临证治法、损伤十戒、金枪跌打生死脉诀、跌打损伤十七病症治法、伤后大小便不通论诀、穴诀总论、论破伤风症、脉诀、选用药品、随症加减活套法、损伤秘诀、二诀论等组成。总体来说，本书介绍的内容可概括为官场刑伤、外伤、内伤、临证辨治用药、穴诀、伤后补养禁忌等。本书详细介绍了续筋接骨术的治疗原则、治疗方法及具体用药，介绍了跌打损伤、穴道伤、棍棒伤及刀枪伤的治疗方法及用药原则，并提出了破伤风的施治原则。

在治伤条目中，本书具体描述了对于各种损伤（如棍棒打伤、高处跌落、乱打遍身伤等）应用何法、何药治之，治疗时多用童便、老酒，以通经活络、消肿止痛，治法独具特色。本书提出了详细的治疗注意事项，即损伤十戒：一房事，二暴怒，三寒冷，四忌口，五不食生，六勿用布包，七勿以冷水洗，八勿用热汤，九不可用火气，十不可夫妇同床，恐起欲心。这些注意事项直到现在仍有重大指导意义。

穴诀部分不仅介绍了损伤后脉象的变化，还介绍了所伤之处可治与不可治之脉象。与《救伤秘旨》相同的是，本书同样介绍了一百零八穴中三十六个致命大穴的重要性，但与《救伤秘旨》不同的是，本书以七厘散、八厘散、夺命丹、十三味全方为主加减用药，较《救伤秘旨》更为精简。本书提出：凡跌打损伤，先以发散为主，次看病人相貌气色，后看其病之何成，方可下药治理，不可造次。本书还介绍了杭城拳师的诸突五十穴，讲述了诸突穴损伤后对应的治疗方法。

脉诀部分主要介绍了不同损伤的脉象及对应的方剂，以六经辨证为总体思路，辨证用药，随症加减。脉诀部分介绍的疾病以跌打损伤为主，注重内外结合用药，表里同治。

论破伤风症部分提及了破伤风的病因病机、具体表现及治疗原则，由于破伤风容易误诊，因此需要多加关注，以防贻害人命。

（三）医论精要

《伤医大全》中主要讲述了官场刑伤、跌打损伤、穴道伤、棍棒伤及刀枪伤的治疗方法及用药原则，提出了损伤的病机为“良肉猝然患肢”。在具体治疗方面，对于棍棒伤及刀枪伤，该书重点强调了外治法的重要性及损伤十戒，突出了童便及老酒在治疗中的作用；对于跌打损伤，该书着重强调了内外同治有助于快速恢复；对于穴道损伤，该书增加了诸突穴的对证论治，具有更高的指导价值。该书的特色是提出了破伤风是骨伤疾病的常见并发症，应引起医家的重视，并介绍了自刎喉断的急诊处理。

（姚新苗）

五、《伤科秘诀》

（一）版本概况

《伤科秘诀》是俞应泰编著的一本伤科中医专著，首刊于1916年（绍兴医药学报社铅印本），民国二十四年（1935）发行医学文库单行本。俞应泰，字星阶，浙江绍兴山阴县（现属浙江省绍兴市）人，生卒年不详，本业儒，因妻病为庸医所误，痛苦异常，乃发愤习医，精伤科，兼长内外科，曾任太平军军医。儒学理论与医学理论在许多地方有相通之处，在“不为良相，则为良医”思想的指导下，《伤科秘诀》中包含了许多儒学文化的内容，儒学者胸怀“家国天下”，业儒者大多想通过仕途功名实现兴邦治国、济世救民的远大抱负，但真正实现者少之又少。俞应泰弃儒从医，精内、外科，医术高超，正骨、上骨、理筋手法更是闻名遐迩，撰有《内科摘要》四卷、《外科探源》二卷、《伤科捷径》一卷。

（二）学术概要

《伤科秘诀》共分为序、治法、诊断、药方、方歌五个章节，由著名儒医、上海中国医学院创始人之一许半龙先生题写书名并作序，第一章主要介绍创伤、骨折、脱箭等各种损伤的治法，第二章主要介绍诊断、重症危象和预后，第三章主要介绍药方，载至神散、住痛散等治伤方三十八首，第四章主要介绍方歌，有内伤脏腑主方、外伤紫肿主方、内伤出血主方，歌词简明，易于背诵。

《伤科秘诀》第一章主要讲的是治法，共32种疾病，其中涉及的骨伤疾病有23种，包含颅骨伤、腹部损伤、眼伤、鼻伤、耳伤、舌伤等9大类。在治法上，本书既传承了中医骨伤科治伤特色，也吸收了西医外科手术理念及手术方式。对于脊柱疾病的治疗，作者运用了中药内服、中药外用及牵引等方法，体现了古今结合、传承创新的理念。书中有关骨折疾病治疗的内容，不仅体现了中医骨伤科整复、固定、功能锻炼、内服、外用等治疗的优势，还结合了西医学的镇痛理论及功能复位要领，同时提出了如何预防并发症等，体现了“筋骨并重、动静结合、内外兼治、医患合作”等原则。

《伤科秘诀》第二章主要讲的是骨伤疾病的诊断，从记载的内容看，相关内容通俗易懂，对内伤筋骨疾病的介绍颇具特色，对外伤及开放性损伤的介绍直观明了。基于当时的社会环境，作者重点讲述了骨外伤疾病（主要包括拳击伤，以及刀剑伤、箭伤等冷兵器伤）的诊断。

《伤科秘诀》第三章主要记载了药方，包括至神散、住痛散等治伤方三十八首。本章详细记录了每一个治伤方的药物组成、制法及适应证，比如桃花散是止血治金疮方，其药物组成为生大黄四两，风化灰八两，诸药研细炒成桃花色，再研极细用。

《伤科秘诀》第四章主要记载了方歌，如“硬肿加三棱，出血用三七”“内伤脏腑地芎归，乌药桃兰乳没推”“四肢战动用辰砂，远志胡连酸枣加”等，方剂有内伤脏腑主方、外伤紫肿主方、内伤出血主方等，共计四十首。这些方歌既朗朗上口、通俗易懂，又简明扼要、方便使用。

（三）医论精要

该书作者非常重视损伤与内脏的关系，以及局部与整体的关系，以调气血治损伤，以补肝肾疗骨伤。另外，该书用词精炼，书中的方歌歌词易学易记，这也从反映了俞氏具有深厚的医学和儒学功底，这些方歌是本书的精华部分。这些简明之要诀极易为学习者所掌握和运用，有利于中医骨伤科整体治疗水平的提高。书中记载可在整复固定前给予麻醉镇痛药，如消风散、住痛散等，整复后给予活血住痛散等，以活血通络，促进骨伤的愈合。《伤科秘诀》作为一部对骨伤科续筋接骨实践操作有现实意义的书籍，为后世如何诊治骨伤科常见疾病提供了有益的思路。

（姚新苗）

第六章

浙派中医骨伤科特色

第一节　特色制剂

一、散瘀膏

（一）发展过程

20世纪30年代，罗振玉在总结罗氏先人经验的基础上，整理出适用于各种跌打损伤的万应膏，并在不断的尝试和改良过程中确定其配伍和熬制方法。1956年，罗振玉来到浙江省中医院，将自己研制的万应膏贡献给了医院，后来成为医院的经典膏药方——散瘀膏。散瘀膏可用于各种跌打损伤，以及伤后夹风寒外邪、筋结、筋粗、拘急、酸痛、闪挫伤筋、关节扭挫、触痛拒按，亦可用于骨折、脱位之固定，问世半个多世纪，至今仍深受好评。

（二）组成及功效

1. 成分

黄芩，黄连，黄柏，玄明粉。

2. 功能主治

活血化瘀。用于跌打损伤、瘀肿疼痛等。

3. 方解

散瘀膏投以黄芩、黄连、黄柏等苦寒之药，皆具清热之功，合用则清热之功更甚。药理学认为黄芩、黄连、黄柏具有消炎作用，能抑制毛细血管通透性，黄连还有镇静、止痛作用。玄明粉的成分以硫酸钠为主，可软坚散结消火，具有高渗性，能够利水消肿，可助三黄清热，使火有去处，软局部之结聚，一行一散，开合得宜。又以外敷为剂型，透皮吸收，药效直达病处，使肿即消、痛速解。

（三）用法用量

外用，一次10g，涂在纱布上后贴于患处。本品须在医生指导下使用。孕妇忌用。肝功能不全者慎用。

（四）规格

20g/盒。

（五）典型案例

案例一：钱某，女，24岁，嘉兴县人。1933年5月14日，患者于行走时被木头压伤背部，致胸12、腰1椎体骨折，局部凸出畸形，肿胀疼痛，下肢麻木，活动困难。施以手法正骨，然后外敷散瘀膏，夹板固定，嘱患者卧硬板床，内服补损接骨汤，每周换药1次。7周后患者疼痛消退，步履活动如常，骨折愈合。

案例二：邱某，男，48岁，杭州市灵桥人。1975年11月18日，患者因抬重物致右背部扭伤，2天后来我院门诊，右手撑腰，右臂不能活动，颈项转侧受限，筋络拘急，右肩胛内侧疼痛明显，诊断为"伤筋"，予手法理筋、散瘀膏外贴、杜仲汤内服。5日后复诊，患者疼痛大减，活动已利，后续敷散瘀膏3次，约半月而愈。

（吕帅洁　史晓林）

二、苏吴氏伤膏药

（一）发展过程

早在清光绪十五年（1889），苏步莱先生在永嘉县碧莲创办"苏同德参药号"，研发了"骨伤疗法"，取堂号"同修仁德"之意，前店后坊，自制"伤膏药"。1960年，第三代传承人苏秉赋与吴氏伤科传人吴文霞（阿玲）喜结连理，博采两家之长，潜心钻研医药，后经百余年的改良创新，形成了疗效显著的自制外用药"苏吴氏伤膏药"。苏吴氏伤膏药可用于各种跌打损伤，以及伤后夹风寒外邪、筋结、筋粗、拘急、酸痛、闪挫伤筋、关节扭伤、触痛拒按，亦可用于骨伤，对手术后骨不连、骨迟愈合也有一定效果。苏吴氏伤膏药至今已传承5代，已有约133年的历史，声誉远播浙南各地，至今仍深受好评。

（二）组成及功效

1. 成分

当归、黄柏、骨碎补、地必虫、赤芍、冰片、乳香、没药、人工麝香、水牛骨等。

2. 功能主治

活血化瘀，温经通络，消肿止痛。用于跌打损伤，瘀肿疼痛。

3. 方解

苏吴氏伤膏药可清热凉血，止血活血，祛火温络，软坚散结，利水消肿生肌，补血生津，补肾温阳，方中行散、泻补兼备，外用可透皮吸收，药效直达，使肿痛速解。

（三）用法用量

外用，贴于患处。本品须在医生指导下使用。孕妇忌用。肝功能不全者慎用。

（四）规格

12cm×12cm / 张。

（五）典型案例

案例一：王某，女，80岁，永嘉县人。1998年6月8日，患者行走时不小心摔倒坐在了地上，右髋疼痛不能动，经X线检查诊断为“右侧股骨颈骨折”，施以理筋正骨手法复位后，用牵引架牵引固定，然后外敷苏吴氏伤膏药，每周更换1次，内服接骨补筋汤。3周后患者复诊时骨折位置恢复良好，腿不痛，饮食尚好。5周后复诊时患腿能抬起。2个月后患者能扶板凳走路。嘱咐患者继续锻炼，至能自行走路为止。

案例二：杨某，男，26岁，已婚，永嘉县田垟村农民。2001年5月6日，患者从高处摔下致腰痛不能动，左腿麻木，髋部胀痛，胸闷，两肋胀痛，肚胀，未大便，小便吃力。到某医院就诊，X线检查示胸12、腰1椎体压缩性骨折，椎体后突呈“T”形改变，需手术治疗，患者不同意，便来到本院就诊，予接骨理筋手法正骨，然后用苏吴氏伤膏药外敷，硬纸板固定，嘱患者卧硬板床，内服活血止痛散，每周换药1次。4周后患者复诊时疼痛消退。7周后患者复诊时起坐良好，走路尚好，活动基本正常。

（史晓林）

三、骨健口服液

（一）发展过程

20世纪90年代初，浙江省中医院骨伤科童培建主任根据多年的股骨头坏死临床诊疗经验，逐步形成了补气活血兼补肾阴、肾阳的治疗思路，在归纳了多年的临床医案后，形成了骨健口服液验方，并应用于临床。某天，童培建的门诊上来了一位药学专业的老教授，她因为股骨头坏死在外院接受了左侧髋关节置换术治疗，术后效果不佳，因此当另外一条腿因股骨头坏死加重而出现明显症状时，她拒绝手术治疗，至童培建门诊寻求保守治疗。童培建在一番辨证论治后，给予患者骨健口服液治疗，患者服用6个月后髋关节症状消失，这一病例坚定了童培建对骨健口服液疗效的肯定。此后，童培建围绕骨健口服液做了大量的临床和基础研究，包括颗粒剂开发、制备工艺优化、临床研究等，骨健口服液的注册申请成功获得浙江省药品监督管理局批准。

（二）组成及功效

1. 成分

黄芪，丹参，杜仲，当归，菟丝子，延胡索。

2. 功能主治

补肾壮骨，活血通络。用于股骨头坏死等。

3. 方解

骨健口服液重用黄芪益气调髓补中，是为君药；以杜仲补肾壮骨益髓，丹参活血祛瘀，二者共为臣药；以当归活血养血、通络止痛，菟丝子补益肝肾、益髓调髓，二者共为佐药；取延胡索活血行气、化瘀止痛，是为使药。诸药合用，共奏益气补肾调髓、活血化瘀、通络止痛之功。现代药理学研究发现，黄芪及其活性成分可以有效促进干细胞的体外增殖，也能够诱导其向成骨、成脂，以及神经样细胞和心肌样细胞方向分化。杜仲可诱导干细胞向成骨分化，预防骨质疏松。菟丝子有利于干细胞增殖。益髓中药具有类性激素样作用，其主要机制是调节下丘脑－垂体－靶腺－骨系细胞轴的功能，有报道认为肾气丸、六味地黄丸等均有不同程度促进骨髓间充质干细胞成骨分化与矿化的能力。杜仲、菟丝子、淫羊藿、肉苁蓉等可促进成骨细胞增殖，可通过多环节、多途径调节骨生成与骨吸收。

（三）用法用量

口服，一次20mL，一日3次，30天为1个疗程，一般服用2个疗程。

（四）规格

10mL×10支/盒。

（五）典型案例

案例一：姚某，女，66岁，浙江杭州人。2021年3月4日，患者因右髋关节疼痛数月来我院门诊就诊。患者痛苦貌，坐于轮椅上，固定体位（躯体偏向左侧），右髋关节难以屈伸，活动困难，疼痛明显，综合患者的症状及影像学检查结果，诊断为“股骨头坏死”，治以骨健口服液内服，辅以患肢对侧耳穴压豆。2周后患者因疼痛难忍活动受到限制无法前来门诊，由家人代为配取药物。3 个月后家属代诉患者疼痛逐渐减轻，遂继续服药。5 个月后患者疼痛明显缓解，患肢活动较前轻松，后继续服用药物至今，现患者可自行来院随诊。

案例二：陆某，男，58 岁，浙江杭州人。2021 年 5 月 18 日，患者因左髋关节疼痛一月余来我院门诊就诊。患者步行缓慢、跛行，患肢无法独立负重，主要依靠健侧支撑，患髋屈伸、外展活动受限，活动后疼痛感愈加强烈，综合影像学检查结果诊断为“股骨头坏死”，予骨健口服液内服，双拐支撑减患肢之负重。3 个月后患者复诊时疼痛感减轻。7 个月后患者复诊时疼痛消减，患肢活动度增大，影像学检查提示股骨头骨密度较施治前明显增高。患者至今仍规律服药，偶可脱拐步行。

（吕帅洁　史晓林）

四、和营止痛颗粒

（一）发展过程

20 世纪 80 年代，浙江省名中医华江主任中医师通过临床观察发现，气阴不足、肝肾亏虚、血脉失和是导致老年人腰腿疼痛的主要病机，遂确立滋阴益气、柔肝缓急、活血通络、行气止痛之法，并自拟专方治之，每获良效。华江通过多年的临床实践和经验总结，不断化裁改进自拟专方后形成解痉汤，应用于临床，疗效显著。30 年前的某一天，杭州市某中学一位 56 岁的女老师沈某突发腰痛伴左下肢疼痛，转侧及行走不能，影响生活，心情郁闷，慕名到某医院骨伤科就诊于一老中医处，经望、闻、问、切予以龙胆泻肝汤治疗。患者服用 7 剂药后自觉症状加重，后到华江处就诊，华江详询病史，仔细查体，四诊合参，发现患者左腰臀部疼痛，伴左下肢放射痛，以左臀部疼痛为著，卧床不能行动。追问病史，患者腰腿疼痛反复发作多年，小便黄，形体消瘦，舌红，苔薄黄，脉细弦数。华江辨证分析后认为患者伤筋日久致肝肾阴亏，气虚血滞，筋脉失濡而发病，故以益气养阴、柔肝缓急、行气止痛法治之，予以自拟方解痉汤内服。患者服药 1 剂后自觉左腰臀部及左下肢有温热感，疼痛缓解明显，服药 7 剂后痊愈。自此，华江潜心于解痉汤的研究开发，开展了大量的临床和基础研究，首先进行了剂型改良和制备工艺优化，于 1989 年研制成颗粒剂滋阴壮筋冲剂，并围绕滋阴壮筋冲剂开展了药理学研究和临床疗效观察，发现该药除能有效缓解腰腿疼痛外，还具有抗衰老的功效，相关成果获得 1992 年浙江省医药卫生科技奖二等奖，是浙江省中医院骨伤科最早获得奖项的科研成果。滋阴壮筋冲剂后改名为和营止痛颗粒，于 1994 年由杭州市卫生局（现杭州市卫生健康委员会）批准为院内制剂，2006年由浙江省药品监督管理局批准为院内制剂（批准文号：浙药制字Z20100047），深受患者好评。

（二）组成及功效

1. 成分

生地黄，清炙黄芪，白芍，延胡索。

2. 功能主治

补气养阴，和营止痛。用于腰腿疼痛等。

3. 方解

和营止痛颗粒重用生地黄凉血养阴，是为君药；以清炙黄芪补气通脉，白芍柔肝解痉，缓急止痛，是为臣药；以延胡索活血行气、化瘀止痛，是为佐药。诸药合用，共奏补气养阴、和营止痛之功。现代药理学研究发现，地黄水提液具有镇静、抗炎、促进免疫功能等作用；芍药有解痉作用，所含的芍药苷能够镇静、抗炎、止痛；黄芪及其活性成分具有抗氧化、抗肿瘤、护肝、抗糖尿病、抗菌、抗病毒和增强免疫等作用；延胡索含有多种生物碱，其中延胡索甲素、延胡索乙素和延胡索丙素都可以镇痛催眠，延胡索乙素和延胡索丑素还能够松弛肌肉，改善肌肉痉挛。

（三）用法用量

口服，一次6g，一日3次，15天为1个疗程，一般服用2个疗程。

（四）规格

6g×10袋/包。

（五）典型案例

案例一：马某，女，60岁，浙江杭州人，2021年10月初诊。患者2021年6月开始出现左侧腰腿疼痛麻木，行走不便，曾到某医院就诊，被诊断为“筋膜炎”“腰椎间盘突出症”，准备住院手术治疗，最终因身体虚弱而未行手术治疗，后来病情日渐加重，下肢疼痛麻木不能行走，只能卧床，后经人介绍来本院治疗，经诊断给予和营止痛颗粒治疗。1个月后，患者疼痛麻木症状好转。2个月后，患者能下床行走，生活能自理。4个月后，患者的满头白发逐渐转黑，身体状况明显好转。

案例二：鲁某，男，41岁，浙江杭州人，2020年6月20日初诊。患者腰痛10年，复发3天，伴右下肢放射痛。脊柱侧弯，腰4/5右侧椎体旁压痛、放射痛，屈颈试验阳性，仰卧挺腹试验阳性，直腿抬高试验左80°、右30°，右小腿外侧皮肤感觉减弱，右足趾肌力减弱，经腰椎磁共振检查证实腰4/5椎间盘向后右方突出。口干，舌红，苔薄黄，脉弦细数。给予和营止痛颗粒口服，治疗 4 个疗程后患者的不适症状基本消除，随访至今未复发。

（吕帅洁　史晓林）

第二节　特色手法

一、南山骨伤回春术

（一）发展过程

清光绪年间，处州碧湖人吴振兴医生总结父亲的骨伤从医经历，结合自己的临床经验，整理出了独特的、适用于多种骨折损伤的骨折复位手法，并且总结出了骨伤的治则，即手法整复、杉皮固定、内外兼治、筋骨并重、功能锻炼。

（二）手法复位特色

南山骨伤回春术手法独特，轻巧灵活，顺势借力，可精准复位。南山中医骨伤在继承前贤正骨八法的基础上，针对当前临床上创伤骨折复杂多变的特征，融汇了百家手法的精粹，创立了独特的正骨手法。

1. 手摸心会

手摸心会就是通过用手触摸体会，了解受伤部位的病情，在过去没有 X 线等检查手段时，本法更为重要，是各种正骨手法的基础，贯穿骨伤科疾病的诊疗全过程。由于人体各部骨骼的解剖形态各有特征，损伤后正常结构在暴力作用下遭到破坏，可出现多种异常表现，包括肿痛、畸形、有骨擦感、活动受限、有异常活动等。因此，医者须先熟悉正常的解剖特征，临床检查和手法操作时通过手摸心会了解伤处的肿胀情况、伤处组织张力的异常情况，在不增加患者痛苦的前提下，了解是否有异动和骨擦感，明确局部异常情况，形成立体多维形象。同时，在正骨过程中，手摸心会有助于了解骨折的动态变化和复位的效果。

2. 拔伸牵引

医者沿患者受伤肢体作轴向牵引，对抗肌肉收缩力，使之恢复生理轴线和长度。拔伸牵引法要求顺势操作，动作轻柔，用力适度，以柔克刚。

3. 牵拉扶正

本法贯穿检查、复位、固定的全程，关系到其他手法的顺利施行。在检查治疗前，助手应按患者原畸形方向，扶持稳定，不牵不缩，保持骨折端不摇摆晃动。在手法复位时，助手应配合医者操作，牵拉扶正，复位后维持牵拉，保持稳定，以利固定。在拔伸牵引后，医者双手牵拉把持稳定伤肢，而后根据骨折的情况施以适当的牵拉力，确定扶正的方位，保持骨折对位的稳定。

4. 推按挤压

在牵引后用手指或双手向与骨折移位相反的方向推挤骨折端，可使骨折端复位。推按挤压手法用于纠正前方、后方及侧方移位。

5. 摇摆触碰

通过对患肢进行摇摆触碰，可纠正残存移位、避免分离、判断复位情况。

6. 折顶成角

本法用于横断骨折重叠明显者，操作时在纠正侧方移位后加大成角，然后反推，利用骨皮质的接触点及拇指的顶压作为杠杆力的支点，使骨折复位，但要注意不要损伤血管、神经。

7. 夹挤分骨

本法用于双骨折恢复骨间距，可配合使用其他手法使骨折复位。操作时医者双手拇指及其余四指分别置于骨折的掌背侧双骨间，用力挤夹分骨，以恢复骨间距。

8. 回旋扶正

本法用于斜形骨折“背靠背”移位，医者把握骨折两端，在轻牵引下注意感觉骨折远端的活动方向，此为骨折的原始移位通道，即回旋反绕的途径。

9. 环抱扣挤

本法用于粉碎性骨折的碎片分离移位，操作时医者用双手掌对合环抱挤扣使碎片靠拢，使骨折复位。

10. 屈伸展收

本法用于关节内骨折或邻近关节骨折多方位移位的整复，使用本法时应在使用上述方法的同时，配合进行远侧关节的被动屈伸展收活动，利用肌肉、韧带的松紧铰链作用或牵拉作用使骨折复位。

11. 按摩推拿

通过按摩推拿可改善局部血液循环，促进骨质愈合和关节功能恢复。

（三）祖传外用药

1. 南山伤药膏

南山伤药膏由山木蟹、紫金皮、珍珠皮、薄荷、石膏等药物组成，药物直达伤处，可起到活血化瘀、消肿止痛的作用，促进骨折愈合。

2. 生肌膏

生肌膏由冰片、山木蟹、珍珠皮、石膏等药物组成，有去腐生肌的功效。

二、“王鶗薪堂”中医正骨疗法

（一）发展过程

“王鶗薪堂”中医正骨疗法是运用独特的整复手法纠正骨折之错位，使之恢复正常骨架结构，理顺筋脉，然后利用夹板、外固定器具固定，逐渐配合练功术，且予以中草药外敷、内服促使骨折愈合，恢复机体功能的一种自然、相对无创的疗法。经过王氏数代人的努力，从实践的效果来看，该法疗效显著，具有复位满意、固定确实、愈合迅速、疗程短、功能恢复快、患者痛苦少、医疗费用低等优点，适用于锁骨骨折、肱骨骨折、尺桡骨干双骨折、手部骨折、脊椎骨折、多发性肋骨骨折、骨盆骨折、股骨骨折、胫腓骨骨折、踝部骨折、足部骨折及全身各关节脱位。需要特别指出的是，对于儿童常见的肱骨髁上骨折、肱骨外髁骨折，采用西医手术开放复位内固定后难免会发生畸形，而采用“王鶗薪堂”中医正骨疗法则可有效避免畸形的出现。

（二）手法复位特色

治疗骨折移位时，首先应使用手法整复。“王鶗薪堂”中医正骨疗法的基本整复手法如下。

1. 手摸心会

医者根据肢体畸形和 X 线检查情况，细心触摸骨折部位，确切了解骨折移位情况，这是整复前的必要步骤，有助于使医者在整复时得心应手。

2. 拔伸牵引

本手法用于纠正重叠移位，操作时一般由医者握住患者骨折远端，助手握住近端，逐渐用力相互对抗牵拉。用于纵向移位的骨盆骨折时，一助手牵拉患者上身往头侧牵引，另一助手握住患者健侧下肢往上推，医者将患侧下肢向脚侧牵拉，复位后再作皮肤牵引或骨牵引维持。

3. 旋转回绕

本手法主要用于矫正骨折旋转移位及背向移位。本手法在牵引过程中使用，以远端对近端，使骨干轴线相应对位，旋转畸形即自行矫正。本手法常用于肱骨髁上骨折等，在纠正重叠分离移位后，骨折端经常存在旋转移位，此时医者一手固定患者骨折近端，另一手握住远端作旋转矫正。

4. 屈伸收展

本手法主要用于矫正骨折断端间的成角畸形。靠近关节附近的骨折容易发生成角畸形，比如整复伸直型肱骨髁上骨折时，需在牵引下同时屈曲肘关节才能矫正向前成角畸形，而整复屈曲型肱骨髁上骨折时，要同时伸直肘关节以矫正向后成角畸形。

5. 端挤提按

本手法用于矫正侧方移位，用于在拔伸牵引下骨骼长度已恢复，但骨折对位未复位的骨折。

6. 摇摆触碰

横断或锯齿型骨折基本复位后，可用本手法以使骨折端再次紧密相接。

7. 成角折顶

骨折重叠移位，经牵引拔伸无法矫正时可利用折顶法使骨折端对上。具体方法是将远段骨折端靠近近段骨折端皮质面，再用力使远段骨折端滑到近段骨折端，使两断端对上后再掰直，使骨折端对上。

8. 夹挤分骨

本手法是在并列的两骨之间用力挤压使骨折复位的方法，尺桡骨、掌跖骨骨折时可用此手法。

9. 对扣捏合

本手法适用于分叉或粉碎性骨折。治疗小块骨折时用拇指与食指相互挤压使分叉或粉碎性骨折块相互靠拢；治疗大块骨折时将两手手指交叉合抱挤压骨折部，或用双手掌对向扣挤，把分叉或粉碎的骨折块挤紧、挤顺。治疗胫骨平台骨折、肱骨髁间骨折、跟骨骨折时常用此手法。

10. 牵引压脊

本手法用于脊柱椎体压缩性骨折的复位。患者取俯卧位，一助手在床头，双上肢绕过患者腋下，双手掌压于患者背部，二、三助手站在床尾，双手分别握紧患者踝部，医者站在中间，嘱咐一助手与二、三助手（向后上方牵引）对抗牵引，医者分别以左、右肘顶压患者骨折部位，两手分别置于患者肩前与髂前对抗按压一次，治疗后骨折即复位，后凸畸形即消失。

11. 环抱分离

本手法常用于骨盆骨折。医者将双手掌置于患者髂翼外侧相互环抱，使分离移位的骨盆相互靠拢，或将双手掌置于髂翼内侧往外推，使靠拢移位的骨盆分开至正常位置。

12. 理筋按摩

理筋按摩是指调理因骨折而损伤变位、扭转曲折的筋脉。

（三）骨折固定

治疗骨折时，在手法整复后应选用合适的自制夹板和外固定器具进行固定，使骨折断端相对稳定，且应在最大范围内给伤肢创造功能锻炼的机会，因为合理、符合肢体生理的功能锻炼是保持肢体功能、促进血液循环、增强物质代谢、加速骨折愈合的重要因素。

1. 固定的原则

能不固定的尽量不固定，能小范围固定就不大范围固定，能不超关节固定就不包括关节固定，能早解除固定就尽早解除固定，束带能松就不紧。

2. 外固定用具

（1）夹板

“王熨薪堂”正骨疗法所用的夹板、外固定器具均系自行制作，包括木制夹板、竹制夹板及各种木制支架等，临证时可根据患者的形体、骨折的具体情况临时制作或调整。在临床上，木制夹板与竹制夹板经常联合使用。自创的特色夹板有锁骨骨折、股骨骨折木制夹板，肱骨外科颈骨折、尺桡骨干双骨折木制及竹制联合运用夹板，科利斯骨折、指骨骨折、胫腓骨干双骨折竹制夹板，儿童肱骨外髁骨折伸直型固定竹制夹板等。竹制夹板在临床运用时经常根据患者的骨折情况用火烤，使之弯曲，易于改变形状，富有弹性，使固定效果更佳。对一些多发性骨折、不稳定骨折，在完成夹板固定后，可将其置于自制的可进行功能锻炼的外固定支架上，这样一来可稳定骨折不再移位，二来可使患者尽早进行功能锻炼。

（2）压垫

①纸压垫：选用质地柔软的卫生纸，根据骨折类型、肢体大小、位置临时剪成，常用类型包括平垫、横垫、直垫、梯形垫、塔形垫。

②药垫：用药散（膏）根据患者形体、骨折严重程度及位置临时制作而成，常用于脊柱压缩性骨折、下尺桡关节分离（合骨垫），还用于骨质相对不平整的位置。

③纱布药棉垫：常用纱布和药棉制作，常用类型为哑铃垫、分骨垫。

（3）布带

布带是根据骨折部位的不同用医用绷带制作而成的。

（4）皮肤牵引板

皮肤牵引板由木板制作而成。制作时取合适的木板，锯成方块，在方块的中央钻孔，穿上牵引绳即成。

（5）功能锻炼支架

功能锻炼支架包括上下肢功能锻炼支架、肩关节外展支架、婴幼儿股骨骨折悬吊支架、活动髋关节外展板等。

（6）骨牵引

对一些不稳定骨折，皮肤牵引力量不够时可采用骨牵引。例如，对股骨骨折患者作股骨髁或胫骨结节骨牵引，对胫腓骨骨折患者作跟骨骨牵引。

（四）祖传外用药

“王槊薪堂”正骨疗法除重视骨折整复、固定和功能锻炼外，还重视从整体出发，基于四诊八纲，综合全身及局部症状辨证论治，内外用药，以促进肿胀消退、气血流通、经脉舒畅，加快软组织修复，促进骨折愈合及功能恢复。

“王槊薪堂”正骨疗法外用散是敷在夹板之外的，使用方法与众不同，一是考虑要经常换药，如此操作有助于避免影响骨折移位；二是外用药有很好的穿透力，且该外用散以药酒作引子，可使药效更加显著。对于内服药，则根据患者骨折愈合过程中的病理生理特点，结合患者全身情况，进行早、中、晚三期辨证应用。其中，“王槊薪堂”接骨外用膏药止痛、消肿效果明显，可缩短骨折愈合时间。王步云说，创始人王宗茂接骨使用的是少林寺的接骨药膏，到第二代开始就用自己研制的接骨药散了。

传说某日，第二代传人王积玺上山砍接骨时会用到的乌骨藤，砍藤时只取其中间段，但几天后王积玺又到山上砍藤时发现被他砍断的乌骨藤恢复如初，开始时他以为是自己记错了，但左右观察后，确定自己砍过的就是这根藤，于是这件事成了他的心事。过了一个月，王积玺再上山砍藤，发现上次砍掉的藤又恢复如初，于是他有意再次砍藤，并躲在暗处观察。不久，王积玺看到一只猴子跑过去接上了断藤。猴子走后，王积玺上前观察，发现猴子把藤接上后还给藤包上了药，于是王积玺取药渣，对比药性后研制出了“王槊薪堂”的接骨药。

“王槊薪堂”接骨秘方传承至今，已经成为“王槊薪堂”接骨中药特色之一。王步云说，他曾经用此秘方治疗过一个骨癌患者，这个患者已经在大医院被认定无法治疗，后慕名找到王步云，王步云用祖传的秘方治疗，帮助患者延长了两年的寿命，其间还可以下田种地。

三、绍兴“三六九”技艺

（一）发展过程

“三六九”伤科始于南宋高宗绍兴年间，传承至今，尚有数十名后人承业。2012年6月，绍兴“三六九”伤科被列入第四批浙江省非物质文化遗产名录，傅宏伟为该非物质文化遗产代表传承人，先生秉承家学，勤奋好学，融汇祖传伤科秘技及现代骨科技术，不断发展创新，提炼出了“三六九”伤科内涵，即“三法、六药、九器”。

（二）手法复位特色

前面提到的“三法”是指在骨伤科疾病的诊疗及康复中运用的三大“法宝”，即点穴通经法、分筋错骨法和脊柱平衡法，三者既有区别，又有联系，可根据临床实际情况单独使用，也可联合使用。

1. 点穴通经法

点穴通经法以少林一指禅为基本功法，运用自身内劲，通过手指将力道施加于相应的穴位及经脉，以开穴行气、疏通经脉。

2. 分筋错骨法

分筋错骨法分为分筋法和错（正）骨法，其本质是针对“筋出槽，骨错缝”的整复手法及锻炼方法，整复手法包括分筋九式和正骨八法。

分筋九式分别为推揉式、摩擦式、按拿式、振颤式、拍击式、托转式、拔抻式、拂柳式、温阳式，适用于筋伤疾病（软组织急、慢性损伤）。

正骨八法为摸、拔、扯、提、按、推、拿、摩，适用于骨折、脱位等创伤类疾病。

（1）摸

“摸”系采用拇指指腹触摸，先轻后重、由浅入深、从远到近、两头相对，以确定骨折端在肢体内错位的具体方向。

（2）拔

“拔”主要用于克服肌肉抵抗力，纠正重叠错位，操作时应用力轻重适宜，接续稳要，欲合先离，离而复合。

（3）扯

“扯”与“拔”相似，但动作较“拔”细腻轻柔。“拔”法常须医者与助手同时操作，“扯”法多指医者两手牵扯复位。

（4）提

“提”用于纠正前后错位，操作时用两手四指提正骨折端，用力适当，方向准确，善力稳固，避免摩擦。

（5）按

“按”法操作时用手指点压刺激经穴，用于腰背部劳损、神经损伤等，具有疏通经络、贯通气血、平衡阴阳的功效。

（6）推

“推”法操作时以单手掌根沿后背督脉揉摩，用于腰背部慢性劳损、风湿痹痛，具有活血散瘀、消肿止痛、舒筋通络的功效。

（7）拿

“拿”法操作时用拇指与其余四指相对钳行，用力一紧一松拿捏，用于腰背部劳损、肩颈劳损、风湿痹痛等。

（8）摩

“摩”法操作时用单手或双手手掌、指腹在病灶处做直线或圆形运动，用于肢体表面损伤、各种慢性劳损、风湿痹证等。

另外，锻炼也是不可忽视的内容，常用锻炼方法为关节功法，包括活肩法、活肘法、铁臂法、活腕法、活胯法、活膝法、活踝法、开胸法、活腰法，这是疾病防治一体、养生康复共用的功法。

3. 脊柱平衡法

“三六九”伤科脊柱平衡法是浙江省非物质文化遗产传承人傅宏伟在家传医学及少林武术的基础上，根据自己数十年的临床经验总结而成的，是集手法、针法、药物及功法于一体的脊柱综合治疗方法，既有鲜明的传统骨伤特色，又符合现代运动医学、康复医学的原理，简便验廉，疗效确切。脊柱平衡法包括脊柱整脊法、脊柱疾病针法、脊柱功法及药物疗法。

（三）祖传外用药

1.“三六九”伤科喷雾剂

（1）功效

活血化瘀，消肿止痛。

（2）主治

用于跌打损伤、瘀血肿痛、风湿骨痛等。

（3）使用方法

使用时一般将喷头对准患处，距离为 10 ～ 15 厘米，连续按压喷头顶部，将药液均匀喷至患处。对于急性损伤所致的皮肤瘀血、肿胀、疼痛等症，可将药液直接喷于患处或将药液喷于药棉上，然后将药棉敷贴于患处，每日喷 2 ～ 6 次。本品仅限外用，禁止内服，切勿将本品喷入眼、口、鼻等处，使用后切勿用力摩擦、揉捏、拍打患处。喷药时喷头与皮肤的距离为 10 ～ 15 厘米，喷药持续时间不超过 5 秒，以防局部冻伤。本品适用于闭合性损伤，在皮肤有创面、皮肤溃烂等情况下应谨慎使用，或遵医嘱。孕妇、皮肤过敏者禁用。

2.“三六九”伤科涂膏

（1）功效

舒筋通络，祛风除湿。

（2）主治

用于颈肩腰腿痛等筋骨疾病，以及风湿痹痛等。

（3）使用方法

清洁患处，取适量涂膏，均匀涂抹在疼痛部位，可适当使用轻柔性摩擦、按揉等手法，直至涂膏被皮肤吸收，每日 3 ～ 4 次。本品外用，不可入口。使用涂膏前应注意清洁、干燥皮肤，使用时应注意不要损伤皮肤，使用时间以 4 ～ 6 小时为宜，如出现局部皮肤红肿、瘙痒、刺痛或生皮疹，甚至出现胸闷、气促、头晕、心慌等情况，需停止使用本品，及时就诊。

3.“三六九”伤科敷贴

（1）功效

通络止痛，接骨续筋。

（2）主治

用于颈肩腰腿痛等筋骨痹痛，以及骨折、脱位、筋伤等的治疗及康复等。

（3）使用方法

清洁患处，使用本品时需保持敷贴的弹力方向与肌肉走行或关节活动方向一致。在使用过程中，如出现局部红皮肤肿、刺痛、瘙痒等症状，可适当减少敷贴时间，如出现皮疹，甚至胸闷、气促、头晕、心慌等情况，需停止使用，及时就诊。每次敷贴的时间以 12 ～ 24 小时为宜。儿童必须在成人的监护下使用。皮肤过敏、破溃者，以及孕妇等禁用。

四、张氏骨伤技艺

（一）发展过程

富阳张氏骨伤发源于上图山村，成名于东梓关，发展、壮大于富阳城区，已有170多年历史，历经张永积、张士芳、张清高、张绍富、张玉柱、张玉良五代人的薪火相传。一代又一代的传人在临床实践中不断成熟与完善张氏骨伤学术思想，形成了“整体辨证、手法整复、杉皮固定、内外兼治、骨筋并重、动静结合、功能锻炼”的骨伤诊疗体系。手法整复、祖传百草膏外敷、杉树皮夹板外固定三种疗法，堪称张氏骨伤的“治伤三鼎”。

（二）手法复位特色

富阳张氏骨伤疗法整复强调稳、准、巧、快，开始手法复位前一般不施行麻醉，医者操作时找准作用点，多种手法熟练、连贯地运用，能在“一句话的工夫”精确复位，达到“法使骤然人不觉、患未知也骨已拢”的境界。

1. 手摸心会

手摸心会即摸诊手法，是检查骨折和脱位的主要方法之一，贯穿骨伤科临床检查和正骨复位治疗的全过程。手摸心会是医者与患者的正式肢体接触，是医者全面了解患者骨折脱位情况的重要手段，也是医者取得患者信任的开始，所以在施行本手法时，动作要轻柔，尽量保持患者原有的体位，减少疼痛刺激，减轻患者的恐惧感。医者一般用拇指、食指和中指先轻轻摸捏远离骨折或脱位处的肢体，了解相邻骨、关节及软组织的损伤情况，待患者逐步适应后，再摸触骨折或脱位之处，全面摸清伤处和周围组织是否有压痛、肿胀、畸形及异常活动，以及皮温情况等，全面了解损伤的局部情况，辨别出骨折或脱位的类型、轻重、移位方向及损伤范围等，再结合X线、CT等影像学检查结果，在脑海中形成清晰、立体的骨折或脱位“影像”，做到对骨折移位、组织损伤等情况了然于心。

正如《医宗金鉴·正骨心法要旨》对“摸法”的描述，在“用手细细摸其所伤之处”了解损伤详情后，还需辨明其“表里虚实，并所患之新旧也，先摸其或为跌仆，或为错闪，或为打撞，然后依法治之”。当然，不仅在施行手法之前，在正骨复位治疗过程中也需注重手摸心会，以便动态了解骨折脱位的解剖方位变化和复位效果。

操作时，医者要注意手法轻柔，防止造成继发性损伤。要认真细致地检查，全面了解患者的病情，不能仅着眼于损伤之处而忽视相邻关节、周围组织等，否则会造成漏诊。此处的摸法不仅局限于摸捏，还包含了挤压、叩击、屈伸、旋转等手法，比如对骨盆骨折者采用挤压手法来明确病情、对股骨颈骨折者采用足跟纵轴叩击手法来诊断、对关节骨折脱位者采用屈伸或旋转手法来明确病情等。医者要非常熟悉正常人体解剖结构，并善于将患侧肢体与健侧肢体进行比较，具备丰富的临床经验，即《医宗金鉴·正骨心法要旨》所说的“必须素知其体相”，才能达到“以手扪之，自悉其情”的境界。通过手摸心会，对骨折脱位情况有了认识，才能施以手法，或牵或接，或端或提，对症治之，达到“机触于外，巧生于内，手随心转，法从手出”的目的。

2. 牵拉扶正

操作时医者及助手轻柔地牵拉把持，在稳定患者受伤肢体的同时，轻柔地改变患者因疼痛而采用的强迫体位，将患肢转置于功能体位或方便进行正骨复位操作的体位。此操作为手法治疗的前奏与基础，操作是否到位关系到其他手法能否顺利施行。施行该手法时要注意在适当的牵引力量下，保持骨折脱位处的相对稳定，使变动、扶正肢体体位时不致造成骨折脱位处疼痛，从而减轻患者的恐惧、焦虑，提高患者的配合度，因此牵拉时忌用暴力。牵拉方向与正常肢体纵轴并非完全一致，如治疗关节脱位时，需维持其弹性固定下的关节畸形，沿畸形肢体远端纵轴方向进行牵拉稳定，并在牵拉下作用变动患肢体位，达到扶正的目的。

另外，牵拉扶正操作常须医者与助手一起施行，医者在施行前应与助手和患者进行良好的沟通，让助手了解手法操作的步骤与关键，让患者知晓即将进行的操作，以达到医、助、患和谐一致的协同配合。手法正骨复位结束后，助手仍需施以牵拉扶正，保持复位后骨折脱位处的稳定，以便进行外固定等治疗。

3. 拔伸牵引

“拔伸牵引”是用手、脚、背等身体部位或器械等，对抗牵拉患肢近远端，使重叠、成角移位的骨折端和脱位的关节头在施加的牵拉应力作用下恢复到原位的治疗手法。“欲合先离，离而复合”，拔伸牵引多沿伤肢轴向徐徐进行，由轻到重逐渐施以拔伸之力，使患肢复位，恢复生理轴线及长度。作用力与反作用力必定同时存在，在对骨折脱位远端肢体进行拔伸牵引时，一定要有反拔伸力作用于近骨折端，所以拔伸时需将患肢近端固定，可用布带系住患肢近端和躯干固定于床上或墙上，也可利用患者自身重量牵引，目前临床上多由助手反向拔伸力牵引，以便有效对抗拔伸力，克服肌肉的收缩力。清代赵廷海的《救伤秘旨》所载“双手捉定患肘，脚踏腋下，倒腰向后，徐徐用力拔伸断骨”，即为医者在单人正骨复位时，用脚踩踏于患侧腋下作反拔伸。元代危亦林首创的治疗脊柱骨折的悬吊复位法，则是利用患者的体重与悬吊绳作拔伸牵引之法。

拔伸牵引的力量以患者肌肉对抗力的强度为依据，对于儿童、老人及女性患者，一般拔伸牵引力不能太大，对于青壮年男性患者，尤其是体力劳动者、运动员等，考虑到其肌肉发达，则需要使用大力、强力牵引。对于肌群丰厚处的肢体骨折，如成年人的股骨干骨折等，一般手法整复及复位后的稳定固定较为困难，故应结合骨牵引，以帮助矫正重叠移位。而对于肱骨干骨折，虽然肱骨干周围的肌肉比较丰厚，但在重力作用下，上肢的重叠移位比较容易矫正，若拔伸牵引用力过度，常易引起断端分离移位。拔伸牵引手法是骨折正骨手法的根基，可直接复位或为做下一步手法创造条件，且在施行其他手法时或整复后，仍须维持一定的拔伸牵引力，直到外固定妥善后方可终止。

拔伸牵引并非一成不变，而应顺势而为，根据正骨复位的进程改变力量、方向等，可配合其他手法施治，比如对于肱骨髁上骨折、股骨髁上骨折等，进行手法治疗时不可盲目伸直关节后进行轴向牵引，而应屈曲关节后拔伸，否则骨折断端会因远端肌肉牵拉力加大而出现继发性血管、神经损伤。

4. 推压捏挤

“推压捏挤”是医者根据患者受伤肢体粗细的不同，分别在患处同一水平面上通过用手掌作相对推压或用手指作相对捏挤进行正骨复位的手法，其原理是在相对的方向上，在断端间施以推压或捏挤之力，在骨折处形成向轴心挤压的合力，从而使分离的骨折端或骨折片得到复位。对粗大骨骨折，如骨盆分离骨折、股骨干骨折等，医者通过用双手掌对向推压骨折脱位的近远端进行复位；对细小骨骨折，如尺桡骨干双骨折、胫骨螺旋形骨折或骨折处骨片分离等，医者用单手拇指与食指等，在断端同一水平面上进行对向捏挤，以纠正移位，恢复断端的对合。根据伸屈肌力量优势施以拔伸牵引手法后，在关节活动方向上的移位（如股骨的前后移位、桡尺骨的掌背移位等）易于复位，而与关节活动方向垂直的侧方移位往往难以复位，此时在用拔伸牵引法基本矫正了断端的重叠移位情况后，可用推压或捏挤手法纠正侧方移位。

推压捏挤手法在脱位治疗上多用于微动关节或小关节的复位。例如，对于骶髂关节脱位、耻骨联合分离、下胫腓关节分离等，可用推压手法复位；对于指间关节脱位、下尺桡关节脱位等，则用捏挤手法复位。操作时推压捏挤的作用点要选择准确，确保相向的作用力分别位于骨折近端与远端，否则会造成更大的移位。推压法用力较大，捏挤法多用巧劲，均可反复多次施行。推压捏挤手法相当于《医宗金鉴·正骨心法要旨》提及的“接法”中的一部分，骨折后“或碎而散乱，或歧而傍突”，采用手法“徐徐接之，使断者复续……碎者复完，突者复平”。

5. 端提捺正

在医者相同的手势下，依据作用力的不同可将该手法分为端提法与捺正法。端提法是用力提拉托顶骨折移位凹陷的骨折端或脱位的内陷骨的复位手法，其用力方向多从下到上或由外向内，并由远及近，医者施以提、收之力；捺正法是用力重按骨折移位突起的骨折端或脱位骨的复位手法，用力方向多从上到下、由近及远，医者施力当顺势而为。

端提捺正法需在拔伸牵引后施行。拔伸牵引后骨折处的短缩移位、旋转移位、成角移位已得到改善，脱位的关节头已靠近关节盂缘，此时施行端提捺正手法可即刻奏效。此手法多用于有侧方移位或成角移位的横行、短斜行、螺旋形骨折，也可用于肩关节脱位、肘关节脱位、跖趾关节脱位等。

治疗侧方外突移位时多采用两点捺正法，医者一手按住骨折近端，另一手用力按压外突之骨折远端，使其向纵轴线靠拢，最终使骨折近远端轴线连成一线，达到复位的目的。根据杠杆原理，捺正点应位于最高突出点，即近骨折断面处，这样可使作用力最大，易于复位。治疗新鲜或陈旧性成角移位时则采用三点端提捺正法，将医者作为参照，成角开口背向医者的，采用按压捺正手法，医者两拇指用力按压成角顶点，其余手指分别握于远离骨折线的同一骨干的近远端，作反压力对抗，以纠正成角畸形；成角开口面向医者的，则医者两手分握断端近远端，通过双手掌根端压、手指用力端提来复位，也可利用布带等器具进行提拉复位。医者进行三点端提捺正操作时要注意控制力度，防止因过分用力而矫枉过正，造成与原成角方向相反的成角移位，或使青枝骨折变成完全性骨折。正如《医宗金鉴·正骨心法要旨》所云：必量所伤之轻重浅深，然后施治，倘重者轻提，则病莫能愈，轻者重提，则旧患虽去，而又增新患矣。

与推压捏挤法相同，端提捺正法亦是《医宗金鉴·正骨心法要旨》中“接法”的一部分，骨折脱位后“歧而傍突”“折而陷下”，施行手法后“突者复平”“陷者复起”。施行手法时，在拔伸的基础上，医者用一手或双手将患者骨折断端或关节脱位外突之骨按压捺正于原位，或将凹陷之骨端提复位，从而使骨折后产生的断端分离、重叠、成角畸形、侧方移位及关节脱位等情况得到矫正。

6. 屈伸展收

“屈伸展收”是指通过对关节进行被动屈伸及（或）展收活动，利用肌肉、韧带、关节囊的牵拉作用或铰链作用，使移位的骨折块或脱位关节的外突骨受牵拉而复位的手法。本手法用于关节脱位、关节内骨折或邻近关节干骺端骨折的整复，也可用于松解陈旧性骨折或脱位的周围软组织挛缩和关节内粘连。除常在拔伸牵引下进行屈伸展收复位外，治疗关节内骨折时，可使复位后的关节在一定应力下做被动屈伸展收活动，用完整的关节骨头部对复位后的关节臼部进行“研磨”，通过磨造塑形使关节面恢复平整。对于一些屈、伸、展、收肌的肌腱附着部位的骨折，屈伸展收关节时，骨折块会随着所附着肌肉的收缩与松弛发生移位活动，从而利于进行手法整复，比如对于肱骨外上髁Ⅳ度骨折，手法复位时用力屈曲腕关节，可使前臂伸肌总腱紧张，对骨折片造成牵拉，再配合使用肘关节内收手法扩大外侧间隙，就能把嵌入关节的骨块拉出，此后再背伸腕关节使前臂伸肌总腱松弛，施以推压捏挤手法，即可使骨折复位。明代王肯堂的《证治准绳》说整复骨折时“左右拨入，一伸一缩，动摇二三次”，描述的即为此手法。

另外，近关节骨折容易发生成角畸形，这是因为骨折后短小的、近关节侧的骨折远端受单一方向的肌肉牵拉。此类骨折单靠拔伸牵引不但不能矫正畸形，甚至会因牵引力量越大，附着的肌肉拉力越大而造成成角移位也越大。对于单轴性关节（肘、膝）周围骨折，只有将骨折远端连同与之形成一个整体的关节远端肢体共同牵向骨折近端所指的方向，成角移位方能矫正。例如，对于伸直型肱骨髁上骨折需要在牵引下屈肘整复，而对于屈曲型肱骨髁上骨折在牵引下伸肘方能复位。对于多轴性关节（如肩、髋关节）周围骨折，一般可有水平面、矢状面、冠状面三个平面上的移位，复位时除伸屈外，还需要进行展收，要改变多个方向才能将骨折整复。

在施行屈伸展收手法时，应注意动作轻柔，依据骨折脱位的具体情况相应地控制关节活动度，防止过度活动造成新的移位或损伤。关节内骨折复位后，对不平整的关节面进行关节面磨造塑形复位时，需对骨折块进行临时保护，防止磨造时骨折块发生过度移位，同时关节屈伸范围不宜过大，可在小范围内反复多次进行活动。治疗关节脱位时多需施以本手法复位，脱位复位后应再施行适度的屈伸展收活动，这样不仅可以检验关节脱位是否复位，而且可以使关节周围软组织得以恢复原位。治疗陈旧性关节脱位或关节周围骨折时，通过施行本手法可以松解关节周围软组织挛缩和关节内粘连，确保下一步复位手法的安全施行。

7. 夹挤分骨

“夹挤分骨”是医者将指尖置于垂直于两骨平面的两侧，在两骨中间轴线上对指夹挤锲入骨间隙，再分别用两手捏住同侧骨折端，作背离中间轴线的牵拉复位，使靠拢的骨端分离，矫正成角移位，恢复正常骨间距的手法。本法在临床上最常用于尺桡骨干双骨折，除此之外也用于掌骨、跖骨、胫腓骨干双骨折等。骨折时因受到骨间膜或骨间肌的作用，并列两骨的骨折端向骨间轴线成角移位，造成“X”“K”形等的移位，导致骨间距狭窄，这种移位如不能复位，易造成骨桥形成，将严重影响肢体的旋转功能。

本手法多用于腕部和足部关节脱位，当腕掌关节或跖跗关节脱位，而且脱位处位于第 2 ～ 4 掌骨或跖骨之间时，医者可在拔伸牵引下施以本手法进行复位，但要注意牵引力量不可过大，否则会因肌肉紧张而难以施行分骨。分骨时两手指尖应做对指夹挤，不可用力扣挤皮肤，不然会造成皮肤损伤。

8. 环抱扣挤

“环抱扣挤”是一种将粉碎性骨折分散移位的骨折块或分离脱位的关节头向心性聚合靠拢复位的手法。操作时医者用双手掌对合环抱骨折处，施以扣压挤按之力，使骨折块靠拢复位。施行本手法时，医者可以明显感觉到骨擦感，正骨复位后，原来因增宽、增粗而肿胀畸形的骨折处可以得到明显的改善。以跟骨粉碎性骨折骨折块向内侧、外侧移位，造成跟骨体增宽为例，治疗时可采用环抱扣挤法，用双手掌根部从内外两侧环抱足跟用力扣挤，即可复位骨折块。本法也可用于肱骨髁间骨折、胫骨平台骨折、多发性跖跗关节脱位等的复位。

9. 成角反折

“成角反折”是指将重叠的骨折端推顶为成角移位，使两骨折端背向成角侧的骨皮质或断面相抵触，再从成角的顶角处施压反折，消除成角，使断端复位的手法，用于横断骨折有短缩重叠移位，虽经拔伸牵引，但因短缩严重或病程较长，短缩移位无法被完全矫正者（因持续重叠移位，无法采用端提捺正等手法进行正骨复位）。正骨复位时助手用力拔伸后改用轻力牵引，医者两手分别握持骨折近远端，先对骨折端进行推压或端提，使之形成成角移位，成角的方向应选择骨折端突起的最高点的方向，其间结合侧方捏挤等手法，使医者成角作用力的方向、骨折近端和骨折远端三者处在同一平面上，即在施力的方向上无侧方移位，与重叠平面一致。成角一般需达到30°~60°，到使成角开口面断端骨皮质相连、断面相抵触为止。然后，医者在反成角方向，用双手拇指用力按压成角的顶点，将此处作为杠杆力的支点，两手除拇指外的四指分别对拇指施加反向作用力，将骨折处复直还原即可复位。还可采用相反的成角折顶方法治疗，医者两手环握骨折近远端，先用双手拇指用力挤压骨折处加大成角，然后骤然反折，待断端皮质骨相抵触后，对患肢进行用力端提复位。同法也可进行侧向成角折顶复位。

成角反折手法常用于关节脱位，如掌指关节、指间关节、跖趾关节、趾间关节脱位等。这些关节脱位时，有时由于关节囊破口较小，关节头从破口脱出后，其颈部被关节囊破口嵌顿锁住，因此一般的拔伸、捺正、屈伸等手法无法使之复位，此时就需使用成角反折手法，将远端骨向脱位方向推挤，加大成角与脱位，配合回旋反绕与摇摆等手法，使关节囊破口扩大，周围痉挛的肌肉、关节囊等松弛，从而使关节头从嵌顿中解脱出来，最后采用拔伸牵引、捺正、屈伸等手法复位关节。

运用成角反折手法时要注意不要损伤血管、神经，如果预计成角顶角处有重要血管、神经通过，可先用捏挤手法将断端重叠面旋转一定角度，使重叠成角平面避开血管、神经，再施以成角反折手法。另外，为防止皮肤受损，成角部位尽量选择肌肉丰厚处。

10. 回旋反绕

“回旋反绕”是指对患者有旋转移位的骨折或脱位的患肢远端，向逆损伤移位方向进行旋转绕解，从而取得骨折复位或软组织嵌顿锁扣解除效果的手法。其中，回旋手法包括旋前旋后、内旋外旋等。

回旋反绕手法常用于斜形、螺旋形骨折骨皮质“背靠背”移位；旋转移位骨折，如肱骨干骨折等；部分关节内或近关节干骺端骨折，如肱骨内上髁骨折翻转移位等；骨折端有软组织嵌入，阻碍复位；陈旧性骨折畸形愈合或骨不连断端硬化（施以手法折骨时使用），或伴有关节僵硬（正骨前松解关节时使用）；部分关节脱位，如髋关节脱位、肩关节脱位等的旋转复位，以及掌指关节脱位关节头嵌顿时的复位。

当斜形、螺旋形骨折骨皮质“背靠背”移位时，医者先与助手作大力拔伸牵引，以松解断端周围软组织，然后助手握持、固定骨折近端，医者持骨折远端并保持轻度牵引，依据骨折部位肌肉附着点等的解剖结构，或参照X线检查结果，初步判定骨折旋转方向。医者持捏骨折远端根据判定的旋转方向作轻度试探性旋转，如方向正确，旋转时手感较松，无软组织阻挡感，该方向即为骨折移位的原始路径所在；如有阻挡感，则旋转方向错误，改为反向旋转。明确移位路径后，医者将骨折远端沿此路径回旋，将骨折远端反绕回原位，即可矫正“背靠背”移位。医者使骨折面对合，再施以推压捏挤等手法使骨折面接触紧密，即可复位。当骨折断端间有软组织嵌入阻碍复位时，医者除采用上述手法进行回旋反绕外，还可反复旋转骨折远端，利用旋转后软组织的张力改变使嵌入的软组织从断端间逸出，此时再施加叩击推顶手法即可感受到断面相触而发出的骨擦音和产生的骨擦感。

该法应用于关节脱位时，根据部位的不同，旋转轴或旋转圆心可相应地改变。例如，对肩关节脱位进行复位时，在拔伸牵引后肱骨头处在关节盂缘，此时施以外旋肱骨干的手法就能将肱骨头转入复位，此手法以肱骨干为旋转轴；对桡骨头半脱位进行回旋法复位时，以尺骨为旋转轴，将桡骨头回旋至上桡尺关节即可复位；治疗髋关节脱位时，常采用拔伸牵引下髋关节“问号”法进行回旋复位，此手法是以股骨头为圆心进行的额状面旋绕复位。

在使用回旋反绕手法时应注意，拔伸牵引力量要适中，如力量太大，会造成肌肉紧张，无法回旋反绕；如力量太轻，回旋时不易感受到骨折的软组织移位径路，且可造成骨折端插入肌肉或肌肉嵌入断端。回旋时骨折端应紧贴骨皮质旋转，防止造成血管、神经及软组织的继发性损伤。采用大范围旋绕复位手法治疗关节脱位时，应在拔伸牵引下关节头接近关节盂后进行，这样能减少旋转中关节头的活动范围，减少对周围软组织造成的损伤。

11. 摇摆触碰

“摇摆触碰”是一种通过对骨折断端或脱位关节进行反复、小幅度、垂直于骨干方向的摇摆，或进行平行于骨干轴线的纵向触碰来复位的手法。该手法主要应用于纠正骨折整复后的残存移位、部分关节脱位，以及检查、判断复位情况。骨折断端复位后尚存轻微移位，或断面间因有骨锯齿阻碍而无法紧密咬合时，可通过本手法进行进一步复位，消除断端间的间隙。对于陈旧性骨折畸形愈合、骨不连、假关节形成等，进行手法治疗时可通过反复摇摆使周围软组织松弛，断端分离，然后经过多次断端间触碰，造成微小的新鲜骨折面，以利骨折的整复与愈合。对于关节内或关节周围骨折，以及部分关节脱位，可通过施行摇摆触碰手法松解关节周围软组织，使脱位或轻度移位的骨折块在软组织牵拉下复位，或使关节恢复平整，这与屈伸展收手法有异曲同工之妙。另外，通过摇摆触碰，可检查骨折或脱位整复后的效果，判断复位后的稳定情况。

施行本手法时，助手握持骨折近端并固定，医者握持骨折远端，反复做小范围的摇摆与触碰活动。新鲜骨折复位后，医者可用双手在前后方向、内外方向对捏断端，保持断端稳定后，再用双手一起在同一方向上进行摇摆，纠正尚存的轻度移位。如有断端分离，可同时令助手握持骨折远端，向近端轻轻触碰、推顶。注意，初步复位后施行本手法时不可过分用力，需同时用手法稳定断端，防止骨折处再移位。治疗横断骨折时可在轴向用力推顶触碰，以消除分离移位，而治疗斜行、螺旋形骨折时应在牵引力与侧方应力下施行摇摆触碰。

12. 叩击推顶

叩击推顶是通过对骨折邻近关节进行轴向叩击或对骨折近远端进行推顶，将分离移位的骨折断端向骨折线尽量靠拢进而复位的手法，也谓“合骨”之手法。明代王肯堂的《证治准绳》记载治疗髌骨骨折分离移位时应分别从近远端向骨折线推顶骨折块进行合骨复位：凡膝盖骨损断，用手法捺进平正。除髌骨骨折外，本手法还用于尺骨鹰嘴骨折、肱骨干骨折分离移位等。肱骨干骨折由于远端受到肢体重力作用，会出现分离移位，复位时助手一手握持、稳定患臂骨折近端，另一手扶前臂保持屈肘 90°，医者握住患臂肱骨远端，沿肱骨轴线向上推顶复位，使两断面相触，再握拳在肘部作纵向叩击，使两骨折端相互嵌插吻合，这样可以加强复位后的稳定性，并有利于促进骨折愈合。此法也可用于检查横断骨折的复位情况，比如在复位后两骨折端已大部分对合时采用推顶或轴向叩击，医者可以明确感觉到断端有相互抵触感，推顶叩击时有反馈力，不会有空虚感，伤肢也不会短缩。

本手法在关节脱位的治疗中使用较少，当关节周围骨折合并关节脱位时偶有用之。例如，对于肱骨外科颈骨折伴肩关节脱位，当肱骨头脱位难以复位时，可先复位将两断端相对，临时稳定住肱骨头后，将肱骨远端推顶复位，再在肘部多次轴向叩击，使断端紧密嵌插，随后利用复位后延长的肱骨杠杆力臂，撬动肱骨头一起复位滑入关节盂中。

施行本手法时应注意，在复位近关节骨折时，应同时采用屈伸展收手法，使附着于骨折块的肌肉处于松弛状态，便于对分离的骨块进行复位。施行本手法时要固定骨折近端，在推顶作用下以远端触碰近端，至有骨触碰感出现即可，避免断端间有软组织嵌入。作轴向叩击时应环抱或捏挤断端以临时固定，防止叩击后出现成角移位等。治疗斜行、螺旋形及粉碎性骨折时不适宜采用本手法。

除上述张氏骨伤正骨十二法外，张氏骨伤在复位后还注重理筋，根据“骨错则筋挪”的原理，采用捋、揉、按、摩等手法顺筋理骨，使骨折部位周围受到损伤的筋脉得到恢复，以减轻痉挛、消除疼痛，达到行瘀活血、理气通络之效果。

关节脱位的复位除上述手法外，尚有其他手法。例如，足蹬膝顶法通常只需要医者一个人进行操作，施行本手法时医者在充分拔伸牵引患者脱位肢体的基础上，通过足蹬或膝顶关节处作反拔伸进行复位，本手法常用于肩关节脱位、肘关节脱位以及髋关节前脱位等。又如杠杆复位法，本手法将杠杆作为支撑点进行复位，因其复位力量较大，多用于难以整复的肩关节脱位或陈旧性脱位，操作时取圆木棒或椅背等作支点，在患者患侧腋窝处加棉垫起到保护作用，医者双手握住患侧腕部，并外展40°向下牵引，解除肌肉痉挛后内收肢体，利用杠杆支点复位。整复陈旧性关节脱位时外展角度需增大，并充分屈伸展收和摇摆关节，以松解肩部粘连。施行本手法时需要选取支点，因牵引力量、活动范围较大，操作时应注意不要损伤神经及血管，如果患者患有骨质疏松症或其他并发症应慎用。

另外，除应用上述手法进行正骨与复位治疗外，对一些特殊类型骨折或不稳定骨折，张氏骨伤也采用皮肤牵引、骨牵引的方法，结合手法整复进行联合复位，复位后继续进行皮肤牵引或骨牵引，结合杉树皮夹板进行外固定治疗。

（三）祖传外用药

百草伤膏由生川乌、生草乌、冰片、没药（制）、肉桂、樟脑、甘松、细辛、人工麝香、白芷、乳香（制）、三棱等制成，具有温经通络、化瘀止痛的功效，适用于筋骨损伤，临床效果显著。

（吕帅洁　史晓林）

参考文献

[1] 魏蓉，吴鸿洲．明清时期外科、骨伤科外治方主要学术思想探讨 [J]. 中医外治杂志，1999（05）：3–4.

[2] 王明亮，田思胜，王功国，等．明清时期中医骨伤科学术成就探讨 [J]. 中医正骨，2016，28（09）：75–77.

[3] 佟乐康，王岩，叶枫．明代凤阳门骨伤流派学术思想研究 [J]. 中国骨伤，1999（04）：49–50.

[4] 颜思思，王昕．《针灸大成》腰痛病治疗规律浅析 [J]. 中国乡村医药，

2021，28（01）：17–18.

[5] 沈钦荣，傅宏伟，孟永久，等．“三六九”伤科治伤成就概述 [J]. 中华中医药学刊，2010，28（10）：2101–2103.

[6] 傅宏，金杰．李汝安骨伤经验与特色 [M]. 上海：上海科学技术出版社，2003.

[7] 沈敦道，陆海善，叶海．陆银华治伤经验 [M]. 北京：人民卫生出版社，1984.

[8] 沈钦荣．顾氏伤科经验与特色 [M]. 北京：中国中医药出版社，2015.

[9] 朱德明．浙江医药曲折历程（1840 ～ 1949）[M]. 北京：中国社会科学出版社，2012.

[10] 丁继华，单文钵．中医骨伤历代医粹 [M]. 北京：人民卫生出版社，1991.

[11] 刘时觉．永嘉医派研究 [M]. 北京：中医古籍出版社，2000.

[12] 陶御风，朱邦贤，洪丕谟．历代笔记医事别录 [M]. 天津：天津科学技术出版社，1988.

[13] 王明亮，卢承顶，田思胜．《救伤秘旨》伤科学术特点探讨 [J]. 中华中医药杂志，2017，32（08）：3424–3425.

[14] 王明亮，田思胜．明清时期中医骨伤科“武术伤科派”的学术思想 [J]. 中医正骨，2019，31（06）：73–74，76.

[15] 张波，李良松，周华．少林伤科学术成就在当代骨伤流派中的体现 [J]. 湖南中医杂志，2015，31（10）：66–68.

[16] 丁继华．伤科集成（上册）[M]. 北京：人民卫生出版社，1999.

[17] 李剑，曾召．治则治法与针灸学 [M]. 北京：中医古籍出版社，2006.

[18] 邵田田．越医文化研究文集 [M]. 杭州：浙江工商大学出版社，2018.

[19] 张居适．清代医家俞应泰及其《伤科秘诀》[J]. 浙江中医杂志，2014，49（11）：781–782.